康复治疗理论与实践

主编 王雪松

科学技术文献出版社

SCIENTIFIC AND TECHNICAL DOCUMENTATION PRESS

·北京·

图书在版编目（CIP）数据

康复治疗理论与实践 / 王雪松主编. —北京：科学技术文献出版社，2020.3
（2021.4重印）
ISBN 978-7-5189-6467-3

Ⅰ.①康…　Ⅱ.①王…　Ⅲ.①康复医学　Ⅳ.①R49

中国版本图书馆 CIP 数据核字（2020）第 033774 号

康复治疗理论与实践

策划编辑：付秋玲　　责任编辑：付秋玲　何惠子　　责任校对：张永霞　　责任出版：张志平

出　版　者	科学技术文献出版社
地　　　址	北京市复兴路15号　邮编 100038
编　务　部	(010) 58882938，58882087（传真）
发　行　部	(010) 58882868，58882870（传真）
邮　购　部	(010) 58882873
官 方 网 址	www.stdp.com.cn
发　行　者	科学技术文献出版社发行　全国各地新华书店经销
印　刷　者	北京虎彩文化传播有限公司
版　　　次	2020 年 3 月第 1 版　2021 年 4 月第 2 次印刷
开　　　本	787×1092　1/16
字　　　数	521千
印　　　张	25.25
书　　　号	ISBN 978-7-5189-6467-3
定　　　价	108.00元

康复治疗理论与实践

主　编　王雪松

副主编　王　玥　仇莹莹　刘　磊

编　委（按姓氏拼音排名）

陈　龙　陈语迟　丛　娜　高　硕　郭铁瑜　洪　雷
贾冉君　贾秀雅　静　越　李　瑶　李永焕　林婧鑫苗
刘　磊　卢欢欢　罗　丹　马文宇　倪雅茜　齐凯悦
仇莹莹　任保辉　任高飞　石晨怡　苏　倩　覃　莹
陶　林　童子岚　王　玥　王晓伟　王雪松　王一峰
徐　凡　杨海玥　张　晶　张　迎　张宇宽　赵　涵
朱亚轩

前　言

随着社会生活水平的不断提高和人们对生活质量的重视，越来越多的患者听说或被推荐去做"康复治疗"，越来越多的临床医生也开始关注康复治疗。

如果说，临床医学以生存为主要目的，让患者生存下来，那么，康复医学则是以生活为目的，让患者更好地回归社会。"临床医学赋生命以岁月，康复医学赋岁月以生命"。康复医学关注的是功能。很多疾病临床治疗的结束或暂停并不意味着患者的真正"康复"，仍然会遗留不同程度的肢体功能、言语功能、心理功能、日常生活活动、社会和职业参与障碍等，例如，神经内/外科的药物或手术治疗完成后，骨科骨折、关节置换、颈腰椎等术后，遗留偏瘫、截瘫、脑瘫等，需要后期更长时间的恢复或康复，这就需要专业的康复医生和治疗师来帮助、促进患者各项身心功能障碍的恢复，或改善，或代偿，或替代，以提高生活质量，回归社会和家庭等。

现代康复治疗的对象不再仅仅是残疾人士，更扩展到有功能障碍的各类人员。康复治疗与临床的结合日趋紧密，同时也派生出许多新的分支，例如，骨科康复、神经康复、运动康复、儿科康复、心肺康复、老年康复等康复学科。在实际康复治疗中，往往采用多种形式的治疗和训练，这是由于严重的残障常以复合形式出现，累及多种功能，需要进行多方面和多种类的康复治疗和训练，其功能改善的效果也会更好。

在当前康复治疗需求呈现快速增长的背景下，从事康复治疗工作的各级各类医疗卫生机构立足于自身实际能力，为广大人民群众健康提供了经济、实用、及时、有效的康复治疗服务。鉴于我国康复医疗服务工作正处于发展起步阶段，面临着经验不足、资源缺乏，尤其是缺乏与康复治疗有关的理论和实践等问题。因此，康复医疗工作迫切需要实用、有效的专业技术教材，以便于医疗卫生工作人员培训，并作为康复工作人员的手头读本。

本书借鉴国内外康复理论和康复技术的最新进展，结合北京市第一康复医院治疗师团队近十年在PT、OT、ST等专业领域的理论探索和康复治疗实践经验总结，按照康复治疗各相关专业构成和业务发展的需要，共设置了康复治疗概论、物理治疗、作业治疗、言语和吞咽障碍治疗、骨科康复治疗、神经康复治疗、吞咽康复治疗、心肺康复治疗八个篇章。力求理论与实践、规范与操作、国内与国际相结合，突出实用性、指导性和可操作性。

"健康中国 2030"规划纲要提出"早诊断、早治疗、早康复"，缩短医疗过程，提升诊疗疗效，实现"临床康复一体化"。在实施"健康中国"战略的今天，康复医学越来越得到全社会的重视，人们开始关注综合康复干预下降低老化、伤病以及躯体或精神功能障碍造成的不利因素。康复医学的发展将有利于构建以预防为主的医疗保障体系，更有助于实现全方位、全周期保护人民健康。康复医学的终极目标是让生命更具功能、更有活力。因此，唯有康复医学元素的融入，才能实现生命"全周期"的健康，才能实现全民幸福的健康中国梦！

本书的编纂可能有疏漏之处，敬请广大读者不吝赐教。

王雪松

目　录

第四篇　言语吞咽障碍治疗

第五篇　骨科康复治疗

第六篇　神经康复治疗

第七篇　吞咽康复治疗

第八篇　心肺康复治疗

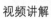

视频讲解　　　　　　扫码学习

第一篇
康复治疗概论

第 1 章

康复治疗概述

一、康复医学的背景

自 20 世纪 80 年代起，康复医学由西方传入我国，在我国快速发展起来，多数二级以上综合医院均建立有康复医学科，科内设有康复治疗师岗位。进入 21 世纪以来，随着康复服务需求的不断增长，我国康复医学进入高速发展期，随之而来的是康复治疗师在需求上的巨大缺口。教育部批准一部分高校开展康复治疗学教育，但我国的康复治疗教育和西方发达国家之间仍然存在差异。西方的康复治疗教育大多按照物理治疗和作业治疗进行专业细分，每个专业有各自的教育标准和规范，也具有相对独立的执业资格认证；我国多数高校所设置的康复治疗专业，并不再细分成物理治疗和作业治疗两个专业，两部分内容在基础教育阶段均需要学习。

在 WHO 的定义中，康复是综合应用医学、社会、教育、职业和其他措施，对残疾患者进行训练或再训练，以减轻致残因素造成的影响，尽可能地提高其生活自理能力，改善其生活质量，使其能够尽早地参与更多的社会生活。《国际功能、残疾和健康分类》（ICF）从功能、残疾和健康的角度，为认识损伤所造成的影响提供了一种全新的理论模式。ICF 从功能、残疾和健康的角度，评价身体结构、身体功能、活动和参与、环境因素以及个人因素四项。分别用字母 B、S、D 和 E 代表身体功能、身体结构、活动参与以及环境因素。

身体结构和功能（Body Function and Structure）是指身体各系统的生理及心理功能。身体结构指身体的解剖结构，如器官、肢体及其组成部分。身体功能和身体结构是两个不同但又平行的部分，它们各自独立，又不能被对方替代。活动（Activity）是指个体进行的任务或行动。活动受限是指个体在完成活动时可能遇到的困难，这里指的是个体整体水平的功能障碍（如学习和应用知识的能力、完成一般任务和要求的能力、交流的能力、个体的活动能力、生活自理能力等）。参与（Participation）是个体进行与他人相关的社会活动（如家庭生活、人际交往和联系、接受教育和工作就业等）。参与受限是指个体的社会功能障碍（图 1-1）。

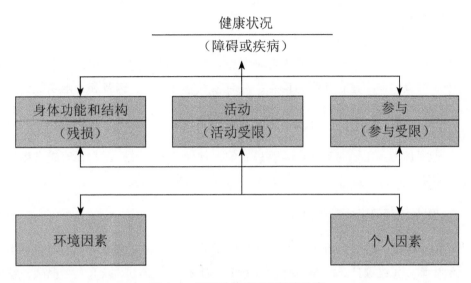

图 1-1　国际功能残疾和健康分类

二、康复治疗的开展

（一）康复团队

康复工作的开展离不开各专业领域的通力合作，以共同致力于恢复患者的功能，一般可采用多专业和跨学科协作工作的形式，以实现患者全面康复的目标。康复团队包含的专业人员主要有：康复医生、物理治疗师、作业治疗师、言语治疗师、心理治疗师、假肢和矫形器师、社会康复服务人员、护士等。

（1）康复医生：主要负责接诊患者，认真采集病例，以及进行详细的体格检查。经过评定后找出患者在功能上存在的问题，制订进一步观察、评定及康复治疗计划，制定康复目标。同时还需要指导、监督、协调各个部门各专业的康复治疗工作，组织康复治疗团队人员开展康复评价会、病例讨论会等。

（2）物理治疗师：主要的工作内容是对患者进行专业的评定和检查，确定该患者的预后和主要治疗目标，实施物理治疗、书写治疗记录，并对患者的治疗进展进行总结，参加由医生组成的康复团队会议、康复查房，以及进行家庭随访等。

（3）作业治疗师：主要的工作内容是对患者的日常生活能力，尤其是患者的自理、学习和职业工作能力进行详细的评定，制定专业的回归生活和回归工作的康复目标，进行有目的的作业活动，指导患者进行感觉、知觉和认知的训练，指导患者进行家务活动和生活自理能力的训练，对于永久性残障的患者，还应教会他们使用生活辅助工具，包括轮椅、假肢、助行器的使用，指导患者进行回归职业的劳动型作业训练，对患者的家庭和社会回归做好规划和评定，如有不利于患者回归的环境因素，可以进行日常生活环境的改造，加装辅助装置等。

（4）言语治疗师：主要的工作内容是对患者的言语功能进行评定，包括构音功能检查、失语症检查、吞咽检查和听力检查，并对患者进行言语、构音和吞咽功能的训练；指导患者使用非语言性沟通器具，观察并记录治疗的效果，参与病例讨论，修改和完善康复治疗计划等。

（5）康复护士：主要的工作内容除患者的日常护理工作外，还需要对患者康复治疗项目的注意事项保持高度警惕，对患者进行风险防范的宣教等。

（二）康复治疗的临床思维模式

康复治疗团队的临床思维模式基于临床医学的思维模式，但绝对不等同。各类疾病的康复治疗临床思维模式，均是以疾病导致的功能障碍为核心，以 ICF 为框架，按照以下 6 个临床步骤进行。

（1）明确临床诊断。在进行康复之前，医生应了解患者的真实病史，对其及时完善系统的体格检查、相关实验室检查、影像学检查等，通过综合分析与鉴别诊断，明确临床诊断。

（2）进行康复评定。康复治疗师在清楚地了解患者的临床诊断之后，应以 ICF 为框架，对患者进行系统的初期康复功能评定，为接下来的康复治疗做准备。

（3）明确康复诊断。依据上一步的评定结果，分析患者的功能受损情况，明确其康复诊断，包括功能障碍与结构异常、活动受限、参与受限。

（4）明确康复目标。此时，基于康复诊断，可以进一步确定患者的康复目标，有时候患者的康复诊断较为复杂，功能受损涉及多方面问题，应在仔细的分析与讨论后，确定其康复的近期目标与远期目标。

（5）确定康复方案。基于共同的康复目标，康复团队的不同成员应选择具体的康复治疗方法，制定个体化训练内容，互相配搭，促进患者功能恢复。

（6）实施康复方案。基于以上方案，由专业的康复治疗师实施康复训练，确保康复治疗的科学性与安全性。

以上 6 步通常由康复治疗团队共同完成，在康复治疗实施前，团队成员之间必须就患者的康复目标与方案等问题进行充分的沟通，直到达成康复目标与方案的意见一致。康复评定应当贯穿康复治疗的全程，治疗师应对患者定期评定，并重复以上 3 ～ 6 的步骤，必要时可重复进行 1 ～ 6 的步骤，旨在适时调整康复方案，帮助患者达到预期的康复目标。

由于整个康复治疗团队是以患者为中心来开展工作，因此，治疗师应当加强与患者的沟通，了解其康复愿望与心理状态，更合理地制定与实施康复方案。另外，良好的沟通也可以帮助患者更好地配合康复治疗训练，使其积极主动参与，争取达到预期的康复目标。

（三）康复评定

（1）运动功能评定：包括肌张力评定、肌力评定、关节活动范围评定、步态分析、神经电生理评定、感觉与知觉功能评定、平衡与协调功能评定、反射的评定、日常生活活动能力的评定等。

（2）精神心理功能评定：包括智力测验、情绪评定、心理状态评定、疼痛评定、失用症和失认症评定、痴呆评定、认知评定、人格评定等。

（3）语言与吞咽功能评定：包括失语症评定、构音障碍评定、语言失用评定、语言错乱评定、痴呆性言语评定、言语发育迟缓评定、吞咽功能评定、听力测定和发音功能的仪器评定等。

（4）社会功能评定：包括日常生活活动能力评定、社会生活能力评定、生存质量评定、职业能力评定等。

（5）电诊断技术：包括肌电图、神经传导速度测定、神经反射检查、诱发电位、低频电诊断等。

（四）康复治疗的原则

（1）因人而异原则：病情和目标的差异；年龄和性别的差异；兴趣和文化的差异；经济和环境的差异。

（2）循序渐进原则：积累训练效应；学习治疗方法；建立安全的治疗。

（3）持之以恒原则：治疗效果的维持与消退；行为模式的价值；康复预防价值。

（4）全面康复原则：运动中枢调控；神经元的募集；心理参与。

（5）主观能动原则：功能障碍的多样性；功能恢复的多渠道；锻炼手段的多样性。

（五）康复治疗的风险管理

风险管理，是指研究风险发生的规律和风险控制技术的管理科学。风险是指实际情况与预期结果偏离，具有客观性、永恒性、不确定性和危害性的特征。康复医疗风险管理的目的，是通过风险的预防、控制和规避，降低风险成本，减少患者的健康权益损失。

康复治疗中易出现的风险主要有：休克、脑卒中复发、心肌梗死、骨折、肌肉肌腱撕裂、疼痛、烧伤、尿潴留、失禁、异位骨化、压疮、癫痫发作、脊髓和马尾神经的损害、外周神经损害、呼吸困难、低血糖、血压过高和过低、心律失常、感染、肺栓塞以及猝死等。

三、康复治疗记录的书写

（一）康复治疗记录简介

1. 概述

在临床治疗中，物理治疗师、作业治疗师、言语治疗师等治疗人员均需记录每位患者的评估结果和治疗经过，将治疗内容、流程等记录在案。国际上治疗师常用的记录形式有：SOAP 格式记录、描述形式、问题导向医疗记录和功能性治疗结果报告等，其中，最为广泛使用的是 SOAP 格式。充分熟悉该书写格式并熟练运用它进行康复记录，也是美国等西方国家的每一位执业治疗师或助理治疗师的基本素养。

在国内，SOAP 格式却并未得到广泛的推广与应用，尽管在受教育期间或许接触过 SOAP 格式，但在实际临床运用中，大部分治疗师对此还是比较陌生。但随着我国不同康复治疗专业人员逐步加入国际相关治疗师联盟，康复治疗技术不断发展，日趋规范。国内的康复治疗师一定要掌握 SOAP 格式，完成规范的康复治疗记录书写。

2. 物理治疗记录书写的意义

（1）了解患者的治疗及康复方案：在国际上，患者的康复治疗记录会归入患者的医疗档案中，这既可保障治疗师的权益，同时还可使患者在任何与其治疗相关的问题出现时得到权益保护。治疗记录既被归入医疗档案，就属于法律文书，在出现诉讼时，就可作为证据被采集，必要时治疗师需要到法庭出庭作证，并以康复治疗记录的内容作为证词。纵观近年国内的医患关系，形势愈发紧张，因此，治疗记录的书写尤显得重要和必要。

（2）便于与其他医务人员交流：一方面，因为康复治疗记录可以呈现诊断、检查结果、评估结果、预后、康复目标、患者康复愿望、康复治疗计划与治疗等内容，所以当患者需要更换治疗师时，这些信息可以帮助其他治疗师了解患者的基本情况和之前的康复相关信息，更好地为患者提供后续治疗。另一方面，记录对于其他参与到患者治疗中的医务人员也十分重要，比如内科医生在同意脑卒中患者出院前可能需要了解患者的转移能力、步行能力等，此时，查阅治疗记录将是一种很便利的了解方式。

（3）作为治疗合理且必要的证据：SOAP 格式记录能帮助治疗师全面了解患者的情况，有助于治疗师明确患者的功能障碍与康复需要，以理清治疗思路，制定合理的方案。在大多数情况下，治疗师会在初次记录中写明康复治疗的合理性与必要性，但如果经过一定时间的治疗，患者的疗效已经达到了预期目标，或患者不再从中获益，那么治疗的合理性与必要性就需要重新斟酌，此时，应在记录中阐明患者需要停止康复的理由。

（4）制订出院计划：明确患者的治疗信息，可以辅助医务人员根据患者的疗效情况、康复治疗内容、护理方案等，制订合理可行的出院计划。

（5）此外，还有改善质控、用于预后相关研究、方便医疗赔付等作用，此处不一一展开介绍。

3. 物理治疗记录书写的基本原则

大部分医疗机构康复治疗记录的书写风格，与通常学术论文或报告的风格截然不同，书写的文本或图表记录，需要使用医疗术语和缩略语，强调简洁。以下是一些记录书写的基本原则。

● 准确　康复治疗记录要求治疗师记录准确的信息，无夸大、无错误、无猜测、无捏造，以保持记录的客观性。

● 简洁　使用简明扼要的语句陈述相关信息，在保证信息完整性的前提下，避免冗长，同时避免混淆。缩写有助于保持语句的简洁，所使用的缩略语可以来自治疗师所在单位的缩略语表。

● 清晰　所有有关患者康复治疗的文字记录，都应该让人一目了然，避免使用含糊不清的词汇，争取保持条理清晰，避免内容中逻辑和时间的混乱等。另外，手写的康复治疗记录要尽量书写工整，字体易于辨认。

● 及时　治疗师在检查与评估患者后，应尽早记录相关情况。如果治疗师的患者较多，为避免混淆和遗忘，治疗师应随身携带小记事本，以便随时记录。

● 无涂改或伪造　治疗记录不允许涂改、毁坏等，这些都可能被认为是想"掩盖"不法行为。因此，在记录时，应使用黑色中性笔，黑色墨水不易褪色，可保留更长时间；不要擦掉或涂去书写错误的地方，遇到书写错误时，可在错误的地方画一条线，并在其上方签上姓名和修改日期。

除此之外，书写还应注意保持标点符号正确，避免谈及自身，注明日期和签名。

（二）最常用的记录方法介绍（SOAP）

SOAP 的具体含义如下：S（Subjective），主观资料；O（Objective），客观资料；A（Assessment），评估；P（Plan），康复计划。该方法能系统、简洁地记录患者的信息，它强调患者的功能障碍、功能活动与治疗干预之间的关系，是一种非常实用的记录方式。

下面将以 SOAP 为例，简单介绍治疗记录书写的规范与注意要点。

1. 主观资料的记录

包括以下几个方面内容：①主观资料必须和患者的临床表现有关；②信息按类别整理，通常分为一般信息、主诉、现病史、既往史、个人史、情感和态度、治疗反应、患者的目标等；③当患者的资料由他人提供时，须注明提供者身份；④进展记录的书写无须涵盖所有主观内容，仅需记录患者的最新目标，以及患者对治疗的反应、依从性、功能活动水平等与治疗相关的信息。

2. 客观资料的记录

包括以下几个方面内容：①初始记录时，为方便日后查阅，需按系统进行整理，如神经系统、肌骨系统等；②记录方式按照量表评估及测试结果和患者的功能情况，进行整理与描述；③可采用缩写和医学术语记录。

3. 评估与分析的书写

（1）初始记录的书写，首先是对主客观资料进行解释，阐明以上资料的含义、患者的现存问题。

（2）书写按照治疗诊断、长期目标与短期目标、治疗结果（初次评估时不写）进行。

（3）进展记录的书写，应包括患者长期目标及短期目标的实现情况，当主、客观资料不一致时，应做出相应的分析并记录。

（4）所有的评估与分析都需要主、客观资料的支持。

4. 康复计划的书写

（1）初始记录中，康复计划的书写需包含如何完成治疗目标，详细描述所采取的治疗方式及训练内容。

（2）书写内容应包括所选择的治疗方式、持续时间、治疗频率、总治疗次数、注意事项、签名和日期等。

（3）进展记录中，应包括现下阶段治疗的具体项目内容、治疗时间、频率、总次数等。

（三）其他常用的记录方法介绍

1. 叙述形式

在叙述形式中，记录者通常会以段落形式记录患者的状况。该记录方式曾是一种最受欢迎的方式，可以按顺序记录发生的事件、与患者交流的内容、与医生或其他相关人员的对话等，但该形式缺乏结构性，记录者可能会遗漏重要的细节，不利于后期查找相关信息。

　　举例：患者某某，今天与患者的主管医生进行了交谈。讨论内容是：患者步行时左下肢（患肢）可以承受的最大负重公斤数占体重的百分比。医生表示患者股骨骨折的部位恢复较好且较稳定，左下肢可全负重，因此，今日起引导患者尝试左下肢全负重步行训练。

治疗师：某某某

日期：年/月/日

2. 问题导向医疗记录（POMR）

POMR 是一种以患者的问题为中心的结构性文件记录。相对于叙述形式，该方式极大提高了记录内容的结构性、组织性；全面记录患者的现存问题；针对不同问题记录详细的计划；针对不同问题记录康复疗效等。但在 POMR 记录中，由于记录者将不同问题单独记录与处理，所以当面对一些复杂的病例时，可能会使治疗师看不到患者的整体情况。

举例 1：

患者某某

问题 1：左侧肘关节的主、被动活动度下降。

问题 2：左侧肩关节周围肌群力量减弱。

治疗师：某某某

日期：年 / 月 / 日

跟进治疗和进展，会根据每个问题单独展开记录，治疗师将对每个问题从主观资料、客观资料、评估结果、治疗措施、治疗计划，进行详细讨论与记录。

举例 2：

患者某某

问题 1：左侧肘关节的主、被动活动度下降。

主观资料：患者说上次治疗后无不良感受，肘关节处的肿胀稍有减轻，活动度有扩大。

客观资料：左肘关节主动活动度　屈 60°/ 伸 15°；被动活动度　屈 70°/ 伸 15°。

评估结果：患者的主动、被动活动度都有改善。

治疗措施：左肘关节被动松动、肌肉放松，10～15 分钟；主动屈伸训练，重复 3 组，每组 8 次。

治疗计划：嘱患者继续进行居家康复计划，三日后复诊。

治疗师：某某某

日期：年 / 月 / 日

3. 功能性治疗结果报告（FOR）

FOR 形式的记录核心，在于患者的功能，其注重清晰地阐明患者的功能损伤与执行功能性活动之间的关系。与其他格式相比，FOR 更容易被非医学专业人员理解，甚至有学者建议将 FOR 与 SOAP 相结合，以达到更好的记录效果。

第 2 章

康复治疗与内科疾病

一、概述

内科疾病康复，是指结合内科疾病的特点，运用康复医学与康复治疗学的基本理论和干预手段，对内科疾病引起的身体功能障碍、结构异常、活动与参与受限，进行康复评定、康复治疗的一门学科。因此，这是一门要求康复治疗师与医生、护士等团队成员，有更加充分交流的学科。内科疾病康复，以内科疾病直接或间接引起的功能障碍为中心，以残疾预防为准绳，以康复治疗为手段，以提高个体生活活动能力与社会参与水平、改善生活质量为目标，应用康复医学的理论与技术，促进患者内科疾病的康复，它也是临床康复的重要组成部分。

内科疾病分为呼吸系统、循环系统、消化系统、泌尿生殖系统、血液系统、内分泌及营养代谢系统、风湿免疫系统疾病等。目前，常见的内科疾病康复主要涉及肺康复、心脏康复、糖尿病康复、重症康复、癌症康复、疼痛康复和老年康复等。近年来，随着康复治疗专业技术水平的不断提升，研究的不断深入，康复治疗疗效的临床认可度在不断提高。

二、内科疾病康复治疗的基本原则

针对内科疾病的康复，康复治疗师应当遵循以下原则，即残疾预防原则、复原原则、代偿原则和适应原则。

1. 残疾预防原则

即不论是对住院患者还是门诊患者，康复治疗师都应采取相应的康复措施早期介入。对于尚未发生功能障碍的患者而言，早期的综合康复治疗措施可以帮助预防残疾与残障的发生。对于已经发生残损的患者而言，此时介入康复治疗，可以防止功能障碍的进一步加重。以冠状动脉粥样硬化心脏病的康复治疗为例，经典的急性期康复模式，首先是由美国学者 Wenger 提出的。根据该方案，一旦患者病情稳定，通常是在第 1 天或第 2 天，治疗师就应鼓励患者下床坐在椅子上；第 2～第 3 天起，可开始短距离行走；

第4～第5天起，开始进行家庭日常活动训练、上下楼梯，并鼓励患者延长步行时间等。

2. 复原原则

即疾病与损伤一旦导致患者出现身体结构的异常与功能障碍，就应首先采用医疗与康复手段，尽可能使其异常的功能复原。

3. 代偿原则

分为体内代偿与体外代偿。体内代偿是指患者通过自身系统的相互代偿，弥补缺损部分的功能。例如：当股四头肌中某一部分受累时，可以通过训练加强其他残余部分的力量，来代偿受损部分的伸膝作用。体外代偿是指利用假肢、自助具、轮椅、拐杖、人工喉等代偿身体的功能，以尽量达到不影响日常生活活动、提高生活质量的目的。

4. 适应原则

包括功能适应、心理适应与环境适应。功能适应要求康复治疗团队通过综合协调的康复措施，帮助患者功能状态恢复到最佳，以适应生活、工作的需要。心理适应要求康复团队通过与患者充分的沟通交流、心理疏导，使其及时调整心态，以积极乐观的心态面对目前的身体状况与功能状况，更好地配合康复治疗，早日回归家庭与社会。

三、常见内科系统疾病的康复治疗

1. 循环系统疾病的康复治疗

循环系统疾病是我国目前最严重的健康问题之一，尤以冠心病为首，2014年，中国心血管病死亡率居疾病死亡构成的首位。由于患者长期处于疾病状态，病情反复发作或进行性加重，使得患者的循环功能、心理健康状况、日常生活活动能力、社会参与能力、生活质量等都受到严重影响，给家庭和社会带来沉重的负担。据研究统计，冠心病患者出院后6个月内发生卒中、死亡和再住院率高达25%，4年累计病死率达22.6%，而其中有50%的患者死于复发性心肌梗死。即使是存活下来的患者，其中30%的人可能活动受限，30%的人无法回归正常的工作，还有45%的人处于焦虑、抑郁状态。由此可见，循环系统疾病，已经成为重大的公共卫生问题。

循环系统疾病的康复治疗，主要包括对冠心病、原发性高血压、周围血管病、淋巴系统疾病、静脉血栓栓塞、先天性心脏病的康复，以及循环系统疾病的术后康复等。以冠心病的康复治疗为例，心脏康复治疗师所提供的康复计划，是针对患者个体的、全面的、综合的长期计划，涉及康复评定、运动处方、危险因素控制（如血脂异常、吸烟、饮酒、血糖、血压、饮食结构不良等）、患者教育和咨询等。其中运动训练是康复计划的核心组成部分。研究表明，心脏康复有助于降低总死亡率、心血管疾病死亡率、再住院率，还可以改善心理健康、缓解焦虑抑郁状态、提高运动能力和生活质量等。另有研究表明，尽管不同机构心脏康复的具体运动项目有所不同，但以运动为核心的康复训练对这些患者的功能和生活质量的改善几乎是一致的，且都可降低患者的长期死亡率。

因此，康复治疗团队应当介入到这类患者的治疗中，全面了解患者病情，关注患者各项功能的康复需求，及时开展相关评定工作，必要时在心电图等监测措施下实施物理治疗、作业治疗等。

2. 呼吸系统疾病的康复治疗

呼吸系统疾病是严重危害人民健康的常见病、多发病，也是影响公共健康的重大问题。其中，慢性阻塞性肺疾病（COPD）居世界当前死亡原因的第四位。预计到 2020 年，全球 COPD 的病死率将进一步上升到第三位。据统计，我国截止到 2012 年，40 岁及以上人群中 COPD 的患病率为 9.9%。纵观国内外，呼吸系统疾病患者人数多、死亡率高，社会经济压力大，俨然已成为一个严重的公共卫生问题。

呼吸系统疾病的康复治疗，常见于 COPD、支气管哮喘、肺纤维化、坠积性肺炎和肺源性心脏病等。以最为常见的 COPD 为例，这是一种以持续性气流受限为特征的疾病，其气流受限多呈进行性发展。英国国家卫生与临床优化研究所（NICE）指南指出，COPD 患者的治疗应由多学科团队共同提供，其治疗内容应该包括各项相关评定、肺康复训练、学习正确使用呼吸正压装置和呼吸循环技术、焦虑和抑郁情绪的识别与管理、药物管理、体重管理或营养支持、职业康复训练、患者教育等。研究表明，COPD 患者不仅存在通气限制、气体交换受限，也可能存在心脏功能障碍，如周围血管阻力增加，右心室后负荷增加等。相较于正常人而言，中重度 COPD 患者的股四头肌力量平均下降 20% ~ 30%，且在进行较低强度的运动时，COPD 患者的血液乳酸水平升高更为明显。因此，肺康复可以帮助患者减轻呼吸相关症状，缩短住院时间，提高患者对肺部疾病的了解与自我管理能力，增强呼吸相关肌肉与周围肌肉的力量和耐力，提高运动耐力，以及帮助管理焦虑和抑郁等，逐渐改善患者的日常生活活动能力与生活质量。

肺康复作为慢性呼吸系统疾病患者管理和健康维护的重要组成部分，被美国胸科学会和欧洲呼吸学会定义为符合循证的、多学科的综合干预措施，用于有症状且因此减少日常生活活动的慢性呼吸道疾病患者，比如 COPD，支气管炎，囊性纤维化，特发性肺纤维化等。由于多数患者虽然经过标准的药物治疗，但仍然存在一些躯体症状或功能持续下降的现象，所以肺康复是一个广泛的概念，它为呼吸系统疾病患者及其家人提供了一系列的康复治疗，最终目的是为了改善患者的生活质量。因此，凡是有康复需求的患者及其家人，都可以寻求肺康复相关的治疗师的专业指导，进行康复训练。

3. 内分泌及营养代谢系统疾病的康复治疗

人体为了适应不断改变的内外界环境，保持机体内环境的相对稳定，必须依赖于神经、内分泌和免疫系统的相互配合与调控，使各器官系统的活动得以协调一致。内分泌系统疾病十分常见，也十分复杂，它可由多种病因引起，表现为功能亢进或减退，接受某些药物治疗也可导致医源性内分泌系统疾病。

　　人体生命活动的基础之一，是机体不断进行着新陈代谢，新陈代谢既包括营养物质进入体内经过众多化学反应，最终转化为自身的营养物质，也包括机体分解体内的糖原、蛋白质和脂肪，将其转化为小分子并为身体活动提供能量。营养不足、过剩、不均衡，都可能引起营养性疾病，中间代谢环节出现障碍，则可能引起代谢性疾病。营养性和代谢性疾病关系密切，常常二者并存，相互影响。例如，维生素 D 缺乏症属于营养性疾病，但常表现为钙、磷代谢失常。

　　常见的内分泌及营养代谢系统疾病的康复治疗，主要包括糖尿病、骨质疏松症、肥胖症、痛风及高尿酸血症等的康复。以较为常见的 2 型糖尿病为例，这是一种以高血糖、胰岛素抵抗和胰岛素相对缺乏为特征的疾病，肥胖和缺乏运动是引起疾病的主要因素，其治疗方案主要涉及药物、运动、饮食结构调整和患者教育等。其中，饮食调整和运动是糖尿病患者治疗的基础。2016 年，Smith A D 的研究表明，较高强度的运动可产生更好的控制血糖的效果（与非活动状态相比，每周进行 150 分钟中等活动的人患 2 型糖尿病的风险降低了 26%，而当增加两倍该运动量时，可降低 36% 的风险，并且当运动量进一步升高时，患病风险会进一步降低）；Thomas D E 等人经过研究发现，运动可改善血糖控制，降低体内脂肪含量与血脂水平，即使是在体重未能减轻的情况下，这些作用仍然很明显；Zanuso S 等发现有氧运动可降低糖化血红蛋白，并改善胰岛素敏感性，且抗阻训练与有氧运动两种运动的组合可能会产生最有效的疗效。目前常用的运动处方为每周至少 3～4 次的中高强度有氧运动，运动时间 30 分钟左右，配合柔韧与抗阻训练。

　　然而有研究统计发现，在日本接受运动疗法治疗的糖尿病患者只占 40%，而在美国只有 28.2% 的糖尿病患者达到了建议的运动强度、时间和频率。或许是目前推荐的运动强度和持续时间给糖尿病患者带来了负担，导致运动治疗的终止。因为与没有糖尿病的受试者相比，2 型糖尿病患者表现出更低的能量消耗水平、每日步行步数、体力活动时间以及心肺耐力。此外，2 型糖尿病患者肌肉力量显著低于没有患病的人，这也可能会成为进行运动疗法训练的阻碍。2016 年，Hidetaka Hamasaki 在一项队列研究中发现，患有 2 型糖尿病的群体如果进行低强度体育锻炼（被定义为每天 15 分钟或每周 90 分钟），全因死亡率可降低 14%，预期寿命延长 3 年。该研究表明除了中度至剧烈强度的运动锻炼之外，轻至中等强度的日常活动（如园艺、家务活动），也应被视为糖尿病患者的替代性和支持性运动疗法。

　　除此之外，临床上还有重症康复、恶性肿瘤康复、感染性疾病康复、泌尿生殖系统疾病康复等。近年来随着康复治疗的发展，以及医护人员对临床康复的重视，越来越多的疾病开始开展康复治疗工作。

　　总之，进一步开展除骨科康复、神经康复、外科术后康复以外的内科疾病康复治疗，对提高临床疗效、缩短住院时间、防治并发症、改善患者结构与功能、提高日常生活活动能力与社会参与能力、改善生活质量等，都具有十分重要的意义。

第 3 章

康复治疗与外科疾病

一、概述

外科疾病所引起的功能障碍，是指身体功能与结构异常（包括生理功能和心理功能）、个体活动及社会参与能力的受限。外科疾病康复是以外科疾病引起的功能障碍为中心，残疾预防为准绳、康复评定为依据、康复治疗为手段，以改善和消除外科疾病引起的功能障碍、提高个体的独立生活能力和生活质量、促进患者的社会参与能力、早日回归社会为目标的一门学科，它是康复医学的一个重要分支。作为康复医学的重要组成部分，康复治疗根据外科疾病是否需要手术，分为外科非手术疾病和外科手术疾病的康复治疗。

二、外科非手术疾病的康复治疗

1. 软组织损伤

例如，在急性腰扭伤的临床诊疗措施后，应用物理因子治疗，包括短波治疗等、微波治疗以及中频治疗等，达到解除痉挛、加速血液循环、促进新陈代谢和治疗深部组织炎症的目的。

2. 慢性疼痛

慢性疼痛患者通常病程较长，疼痛种类多样，有脊柱退化、椎间盘突出导致的颈腰痛，肩周炎或肩袖损伤导致的肩痛，骨关节炎或类风湿关节炎导致的膝关节痛等。临床上大部分慢性疼痛患者只需要保守治疗，就能得到很好的疗效，而物理治疗在各类疼痛指南中均为首选治疗方式。疼痛发作的急性期，可采用制动休息，配合消炎止疼的物理因子治疗，物理治疗师也可利用专业轻柔的手法对患者的疼痛和肿胀进行处理。急性期后，皮温下降，可采用康复手法、运动疗法、物理因子等康复治疗手段，以起到改善局部血液循环、减轻疼痛和肢体功能障碍的作用。

3. 疲劳性损伤

例如，腱鞘炎、网球肘等是机体局部某处的肌肉、肌腱等软组织长时间使用造成的损伤，主要症状是疼痛。康复治疗打破传统的疼痛诊疗模式，其中物理治疗利用处理疼痛的手法和物理因子治疗，缓解疼痛、促进炎症消退，作业治疗利用制作支具和患者宣教，来保护患肢，通过合理用力来优化机体对损伤部位的自愈机制。

4. 骨折保守治疗

骨折早期，患肢经复位固定或牵引3天左右，物理治疗师可指导患者开始进行患肢未被固定关节在各个轴位上的主动运动，并逐步增强活动范围，及时使用物理治疗来减轻骨折部位的疼痛和肿胀；同时对健侧肢体进行一定的康复训练，以保持其正常功能。骨折愈合后将固定解除，物理治疗师经过评定，可开始对患肢固定部位的关节进行活动度训练，并开始患肢逐步负重下的运动训练，以期恢复肢体的关节活动度和肌力。作业治疗师可根据对患者日常生活能力的评定，采取有针对性的作业治疗训练。

三、外科常见手术的康复治疗

外科手术康复包括术前、术中和术后康复。术前康复的目的：一是教会患者相关的训练动作，以维持肌力和关节活动范围；二是帮助患者定制术后康复辅助具，并教会患者如何使用术后辅助具；三是帮患者消除对手术的恐惧心理，强调康复治疗依从性的重要性。术中康复的主要工作在手术室进行，相关人员要在体位摆放、麻醉及手术操作中，尽可能避免对患者造成影响，避免术后功能的损伤及并发症，为术后康复打下良好的基础。术后康复是整个康复周期中的重点，外科手术多种多样，针对骨、软骨、肌肉、肌腱、韧带、神经、脏器等组织进行处理，最后进行缝合、固定。外科术后康复是在保护、促进这些组织愈合的同时，展开针对功能恢复的康复治疗，目的就是使患者在疾病治愈的基础上使机体功能得到最大程度、最快的恢复。

1. 骨科手术康复

手术治疗是骨科疾病治疗的重要手段，我国骨科发展水平较好，在发达地区骨科手术的发展与国外水平相当，但是骨科术后康复开展得尚不够广泛与深入，与世界先进国家有较大差距，并且严重影响了我国骨科疾病的治疗效果。在西方发达国家，骨科围手术期康复治疗是骨科疾病手术治疗不可或缺的一部分。骨科疾病主要是四肢、脊柱等运动系统疾患，这些疾病或多或少，或轻或重地会引起四肢、脊柱的功能障碍，所以骨科疾病的手术治疗都必须有康复医学的介入，这样才能更快、更好地恢复患者的术后功能，达到最终的治疗效果。

2. 肺手术康复

肺康复的标准治疗策略，是在胸外科医生、护理人员、康复治疗师、心理治疗师等多个专业人员协作下，通过对患者的心肺功能评定，制定有针对性的康复方案，对患者进行运动疗法、健康教育、营养干预和社会心理支持等综合性活动。肺手术康复的核心内容，是合理的运动训练以及心理支持。康复训练对于不同肺部疾病侧重点各不相同。康复治疗的重点在于术前提高患者运动耐力，改善身体一般状况，加强正确的咳嗽方式、呼吸方式指导；术后加强辅助咳嗽、咳痰等胸部物理治疗，鼓励患者术后早期离床活动，进行患侧上肢功能训练。下肢耐力训练可成为术前、术后肺康复的常规项目。

肺康复在肺部疾病围手术期有积极意义：①减少心肺并发症的风险和健康相关支出；②缩短住院时间；③增加运动耐力、肺功能和动脉血氧分压；④减轻精神症状，如焦虑、抑郁等；⑤提高生存质量。

3. 心脏手术康复

我国心脏康复公认的五大处方，包括合理的运动训练、合理用药、心理疏导、戒烟限酒、良好的饮食和生活方式。既往心脏病治疗存在两大误区，一是重视治疗而忽视预防和康复，没有做到防患于未然，而相当一部分已经治愈或缓解的患者又旧病复发，甚至加重；二是过分强调"静养和卧床休息"，忽略了专业指导下的康复运动治疗的重要性。在德国，心脏康复中心主要收治心脏外科术后的患者，包括冠状动脉搭桥术、心脏瓣膜手术、复杂性先天性心脏病手术、大血管外科、心脏辅助循环装置植入和心脏移植术等术后患者。上述患者经过约 2 周系统的康复治疗，心脏功能均明显改善，活动量增加，心理负担减轻甚至消除，不少患者重返工作岗位。大量研究已证明，以个体化运动训练为基础的心脏康复治疗，可使冠心病死亡率下降 20% ～ 25%，同时降低了术后并发症和疾病复发率，进而降低总体医疗费用约 20%。

4. 腹部手术康复

腹部手术后，胃肠道处于暂时性麻痹状态，胃肠蠕动减弱甚至消失，导致患者腹胀，引起患者极度不适，同时膈肌上升引起呼吸困难、下腔静脉回流受阻，均不利于肠道吻合口和腹壁切口的愈合。由于腹腔内脏器较多，腹部术后易发生腹胀、粘连性肠梗阻，早期康复锻炼有利于术后胃肠功能的恢复。根据手术类型，患者于术后 24 ～ 96 小时进行离床适度活动，有利于恢复肠道功能。术后早期康复可以促进胃肠功能恢复，改善血液循环，消除患者焦虑心理，缩短手术恢复期和住院天数，使患者尽早恢复日常生活能力。

5. 加速康复外科

加速康复外科（Enhanced recovery after surgery，ERAS）最初是由丹麦外科医生 Henrik Kehlet 在 10 余年前提出的，并引入到结直肠手术。其实践主要包括：术前宣教；肠道准备不作为术前常规，而是有选择性运用于需要进行结、直肠手术的患者；缩短禁食水的时间；优化麻醉方案；积极采用外科微创技术；避免常规应用鼻胃管；避免术中低体温；限制性液体输注；积极处理术后疼痛和恶心呕吐；鼓励患者术后尽早下床活动；鼓励患者尽早经肠道进食等。ERAS 主要是根据现有的循证医学证据，采用多模式策略，优化围手术期处理措施，减少手术患者围手术期的生理及心理创伤应激，最终达到改善外科患者术后恢复情况，并缩短住院时间的目的。从目前资料来看，ERAS 的发展现状，跟常规围手术期策略相比，加速了结直肠手术患者术后的器官功能恢复（包括肠麻痹的时间缩短，心肺功能、肌肉力量和体能状态等都有所改善），明显缩短了住院时间，降低了住院费用。此外，和常规治疗措施相比，围手术期并发症的发生率和再住院率，并无明显不同。其理念及相关路径的实施，以循证医学及多学科合作为基础，既要体现以加速康复为主要目的的核心理念，也要兼顾患者基础疾病、手术类别、围手术期并发症等具体情况，更需要开展深入的临床研究以论证 ERAS 相关路径的安全性、可行性及必要性。ERAS 已在骨科、乳腺外科、心胸外科、胃肠外科、妇产科等多个外科领域开展，且取得显著的临床结果。

第 4 章

康复治疗与肿瘤

一、概述

生物 - 心理 - 社会医学模式认为，疾病是人的心理、生理和环境（自然的和社会的）体系中所有相关因素相互作用的结果。因此，在实施防治疾病和促进健康时，要全面考虑生物、心理和社会诸因素的共同作用。良好的健康状况可以给人一种良好的体验，意味着生活质量较高。疾病状态下患者忍受着各种痛苦，生活质量自然就会下降。肿瘤的康复治疗正是围绕提高患者生活质量、促进患者恢复全面健康而展开的。肿瘤康复治疗在整个肿瘤的治疗中占有极其重要的地位。

肿瘤康复的概念于 1971 年由美国人提出，它是以提升患者生活质量为主旨的辅助治疗体系。康复治疗的目标应由医生、患者及家属等共同制定，在康复治疗方案实施的过程中，目标应反复权衡，以使癌症患者达到最大程度的临床获益。除了对癌症患者进行包括年龄、生理功能、并发症等内容的综合评定，以期制定最佳治疗策略外，癌症康复决策的重点是应该为患者建立治疗信心，并帮助其积极配合和参与治疗。

以提高患者的生活质量为肿瘤康复治疗的核心，已成为业界共识，但在临床实践中，患者的实际需求仍不能被完全满足，因此，应开展与心理学、营养学、老年学等多学科间的协作，共同探索肿瘤康复的医疗服务模式。

二、恶性肿瘤治疗所致的常见功能障碍

（1）手术损伤：如全喉切除患者术后丧失发声功能；乳腺癌患者术后肩关节及上肢功能障碍；颅底肿瘤患者术后吞咽功能障碍等。

（2）化疗损伤：脊髓造血功能抑制、消化道反应、脱发、出血性膀胱炎、免疫功能抑制、肝肾功能损害、心脏毒性等。

（3）放疗损伤：鼻咽癌患者放疗后唾液减少、黏膜损伤等。

三、功能障碍的康复治疗

1. 康复治疗的基本原则

明确临床症状的处理与功能障碍恢复的关系；尽量减少内在限制因素和外在限制因素；ICF 体系作为功能障碍康复计划制定的基本框架；急性病患者以相应的临床治疗为主；随着病情的进展，出现功能能力的进行性下降，康复计划应随之调整，应以减缓功能下降的程度为目标；对于一些确实难以精确判明功能受限程度，只能对躯体病损做出粗略估计的患者，应调整其期望值，不应制定与现实不符的康复目标；对于不可逆的功能障碍，帮助患者降低期望值，渡过突发功能障碍导致的心理改变的各阶段，使其正确面对现实；对患者进行宣教和咨询，协调康复治疗小组（包括患者及其家庭）多学科的合作。

2. 常用的康复治疗

（1）综合呼吸功能康复训练：肺肿瘤手术患者因手术操作可引起肺组织出现损伤，对患者呼吸运动功能造成不良影响，再加上术后伤口疼痛及心理因素的影响，患者自主呼吸难度较大，影响患者术后肺功能的恢复。给予肺肿瘤手术患者综合呼吸功能训练，通过引导患者主动进行用力吸气及呼气训练，有利于患者吸气肌、呼气肌主动参与收缩，增强呼吸肌群耐力，有效改善患者呼吸肌肌力，减轻其术后疼痛程度，合理调整呼吸模式。

（2）关节及肢体功能训练：研究表明，无论术前、术后还是放化疗期间，适当的运动治疗对不同种类、不同阶段的肿瘤患者均有效。肿瘤患者常因手术、化疗等原因长期卧床，使得身体的各项机能处于废用状态，如肌肉萎缩、关节僵硬、骨质疏松、心肺功能下降等。卧床的时间越长，身体功能恢复的时间越长，需要循序渐进地进行运动治疗。治疗师对患者进行康复评定后，分阶段实施运动疗法。

首先是床上运动，患者卧床时即可进行的活动。通过活动使患者恢复一些体力，根据患者情况调节运动强度。当患者可以起床活动时，就可以开始第二阶段的训练，目的在于增加患者的体能储备，为恢复正常活动做准备。

当患者可以长时间离床活动时，运动强度进一步加大，针对不同肿瘤患者，不同治疗造成的后果进行运动方案的制定，促进患者康复。研究发现，运动可以提高机体的免疫功能，可以疏导精神压力所引起的各种生理和病理反应。主动运动不仅可以增强体质，而且还是有效的心理治疗方法。

运动疗法的作用包括：保持肌肉的力量和功能；促进血液和淋巴回流；减少深静脉血栓的形成；保持关节的活动度；防止关节挛缩和畸形的形成；增强消化功能；提高机体免疫力；增强体质。

运动方式的选择，要根据患者的情况，予以具体化、个体化。例如，乳腺癌患者术后的肢体康复，包括上肢处于功能位、肩关节被动活动；术后第一天起练习前臂、肘、手关节的主动活动；术后2周后加大活动范围，做上肢钟摆样运动，耸肩旋肩运动；还有淋巴水肿康复，形体康复，幻乳觉康复，日常生活活动训练等。

物理因子疗法虽然没有化学药品的多种副作用，还具有无创等自身优势，但在对肿瘤患者的治疗实践中还存在很多未知和禁忌，因此，在给患者选择实施物理因子疗法时应严格掌握适应证和禁忌证。

（3）吞咽障碍康复训练：由于颅底肿瘤手术后患者的吞咽障碍，可造成营养不良、吸入性肺炎、窒息等并发症，使患者的生存质量明显降低，因而对吞咽功能障碍患者的早期康复训练越来越予以重视。吞咽功能障碍发生的原因，与食物运行过程中的唇、腭、舌、咽、喉的结构，及参与吞咽运动的肌群的完整性受损密切相关。吞咽康复训练操可以对参与吞咽活动的各个结构及肌群进行系统的、有的放矢的物理刺激，以达到促进吞咽功能康复的目的。

（4）作业治疗：作业治疗常被描述为功能性的治疗手段，特别是在上肢的使用、日常生活能力、职业技能和支持方面的应用。一般来说。肿瘤康复中作业治疗内容包括日常生活活动能力训练、职业训练。

通过作业治疗，使肿瘤患者达到以下目标：①达到身体功能的最佳化；②获得充分的心理支持；③进行患病后重返社会的职业咨询；④协助患者达到社会功能的最佳化；⑤通过安全、有效的康复治疗方式，帮助患者减轻疼痛，促进恢复个体独立性。

作业治疗师可以在医院、社区、患者家中和患者工作场所开展工作，帮助患者克服自身活动能力与参与活动之间的障碍，提升肿瘤患者的生活质量。作业治疗的开展要根据作业治疗师对患者功能障碍问题的评定分析，制定个体化的治疗方案，循序渐进的实施，需要长期进行指导、干预和训练，直到患者能够重返生活和社会。

第二篇

物理治疗

概　述

第1节　物理治疗的定义

　　物理治疗的定义在世界各国不尽相同，但所表达的含义基本一致。其中，英国对于物理治疗的定义是指利用物理手段，在预防、治疗疾病和损伤的同时，改善和恢复包括日常生活在内的各种功能。美国对于物理治疗的定义，是指在医院、诊所、疗养院、个人诊所利用物理手段进行的健康保健和康复治疗。世界物理疗法联盟对物理治疗的定义是：物理治疗是康复医学的重要组成部分，包括运动疗法和物理因子治疗。

　　物理治疗的概念涉及对象、目标、手段等多方面。狭义的物理治疗针对的对象，是指除盲、聋、哑之外的躯体残疾障碍者，而广义的物理治疗针对的对象，是指精神残疾者、体弱的年长者、亚健康状态者与健康者。狭义的物理治疗目的是对躯体功能障碍的恢复、改善和维持，而广义的物理治疗目的是功能恢复、预防残疾以及增进健康。狭义的物理治疗所运用的手段，包括物理因子治疗和运动疗法，而广义的物理治疗所运用的手段除物理因子治疗和运动疗法外，还包括康复辅助器具的使用，各种环境的调整和改造等。

第2节　物理治疗的内容

一、运动疗法

1.运动疗法定义

　　运动疗法是指以运动学、生物力学和神经发育学为基本原理，采用主动和（或）被动的运动，通过改善、代偿和替代的途径，来矫正人的身体、心理、情感及社会功能障碍，是提高健康水平的一类康复治疗措施。运动疗法的原则是需要患者主动参与，治疗方案因人而异、循序渐进，治疗过程强调患者主动参与。运动疗法可以通过进行徒手运动或借助于器械进行运动来改善患者各种功能障碍，包括体位变换训练、姿势改善训练、关节活动度维持与改善的训练、肌力维持和提高的训练、改善机体平衡和运动协调性训练、步行训练等。

2. 运动疗法适应证

运动疗法可用于许多疾病患者的康复，其可改善因运动系统疾病引起的疼痛、肌力下降、关节活动度减小等症状；可缓解因神经系统疾病引起的肌张力异常、肌力下降、平衡功能障碍等症状；可提高心肺系统疾病患者的心肺功能；可帮助肿瘤患者提高整体功能；改善生活质量等；可减轻因盆底疾病造成的子宫脱垂、尿失禁、阴道膨出等症状。

3. 运动疗法的目的

运动疗法的目的是预防病损、功能受限、残疾，或由于外伤、疾病等其他原因导致的身体功能障碍。一级预防，就是预防可致残的病损和发育缺陷等的发生，即预防"身体组织和结构损伤"的发生，它是人们保持身体健康、灵活、强壮的重要手段。二级预防，即对于已经存在的疾病，在疾病的初期阶段就进行相应的诊断和治疗，防止产生进一步的恶化，即在患者发生伤病后预防"活动受限"的发生。在这一阶段的主要目标，是使患者重新恢复功能和获得独立能力。运动疗法是达到这一目标的重要手段，患者通过运动疗法，可以重新行走、转移，获得上肢功能和灵活性。三级预防，是对于已经固定了的疾病，使患者重新获得最佳功能，减少并发症的发生，即在患者发生残疾后采取措施，预防"参与局限性"的发生。通过运动疗法来保持现有功能是这一阶段的重点，如牵伸运动可以防止挛缩；运动疗法可以促进血液循环，防止静脉血栓和／或压疮形成。此外，运动疗法还可以调动和激发残疾患者的积极性，减少患者的痛苦。

4. 运动疗法的实施流程

运动疗法的实施贯穿于疾病的发生、发展和恢复的整个过程。在疾病发生的早期，由主管医生对患者进行全面细致的检查，根据患者的疾病诊断、障碍诊断及相关临床影像与实验室检查结果，在患者或其家属签署康复治疗同意书之后，以处方的形式，下发到各相关的康复治疗科室。物理治疗师接到运动疗法康复治疗申请单之后，就可依据工作流程开始着手对患者实施运动疗法。

临床实践中，运动疗法的实施流程主要是根据运动疗法的治疗流程而展开的，此流程将涉及与运动疗法专业相关的检查、运动疗法专业诊断、确定治疗目标、确定治疗方案和选择治疗技术、参与初期评定会、实施运动疗法、判断治疗目标是否达到、参与中期评定和末期评定，以及出院后家庭随访等。

5. 运动疗法的风险管理

（1）运动疗法的风险因素

1）病情变化的复杂性以及既往史的影响：

运动疗法的主要服务对象，比如脑卒中患者，大多既往有高血压、糖尿病、心脏病等基础疾病。运动强度、情绪、睡眠等因素，会使患者的血压出现较大的波动，而血压异常升高会突发脑出血或引起脑血管病复发。再如颈髓损伤患者往往合并体位性低血压，如果处理不及时则会引起晕厥。

2）人为因素：

● 操作失误。主要由注意力不集中导致，原因包括操作者疲乏、厌倦、过度疲劳或紧张等。

● 知识不足。通常发生在解决问题时，因对问题缺乏必要的知识而出错。例如，骨折术后的早期康复，不恰当的活动等会引起骨折移位，轻者需要再复位，重者需要重新进行内固定。

● 责任心不足。当患者出现不适或疏于管理时，由于不能及时把握患者的状态而导致意外。

3）环境因素：

强音、强光刺激、突发精神刺激等，可直接造成大脑神经功能紊乱，导致癫痫发作；纷杂的环境还会引起患者注意力不集中、精神紧张等。另外，肢体功能障碍的患者多数存在平衡问题，拥挤的场地、不完善的设备等更是导致事故的重要原因。

（2）运动疗法的风险管理

1）跌倒风险管理：

康复患者多数是脊髓损伤、颅脑损伤、脑卒中、骨质疏松、骨折等疾病的高龄患者，患者常伴有一些基础疾病，容易造成跌倒事件。例如肌肉力量和关节灵活性减退导致运动系统功能下降；帕金森病、痴呆、脑萎缩、小脑共济失调、视听功能障碍、骨关节病及肌肉萎缩无力等，造成步态不稳；高血压、脑卒中、冠心病等，导致大脑缺血、缺氧而发生眩晕；使用影响老人的神志、精神、视觉、步态、平衡、血压的镇静催眠药、抗焦虑抑郁药、降压与利尿药、扩血管药、维生素及钙剂等药物。此外，还应注意脑梗死患者，由于其偏瘫肢体无力、大脑锥体束受损，可出现平衡失调、步态不稳，跌倒发生率更高。

因此，做好入院评估，收集老年人的既往史、用药史，以及视力情况，评估步态和平衡能力，判断患者是否有潜在跌倒的风险尤为重要。有效的健康教育是防止老年患者跌倒事件的关键措施之一。同时还应加强药物指导，根据不同疾病，指导患者正确、合理用药，告知用药的注意事项，并注意用药后的反应，让老年患者掌握自己有哪些跌倒的倾向因素，给予预见性的指导，最大限度减少跌倒事件的发生。

2）人为因素的影响及风险管理：

所有理疗设施一定要接合格的地线，并使用安全的电压和电流。操作人员要有安全用电常识，并告知患者应注意的问题。操作人员在治疗患者前，要检查设备的性能和完好性，发现问题，及时检修。如有电击伤的情况发生，要立即采取安全措施切断电源，对患者及时进行抢救。严格执行仪器设备操作规程，做好患者和操作人员的防护，使用合适的治疗剂量进行治疗。在治疗过程中，治疗师要经常询问，随时听取患者的反映，以便及时调整治疗的强度和时间，避免发生损伤，发现有过度刺激反应的患者，要立即中止治疗。认真掌握各种物理治疗的适应证和禁忌证，杜绝风险的发生。

实施运动疗法时，治疗师要熟练掌握适应证、禁忌证，熟练掌握各种运动疗法的治疗技术，掌握治疗中应注意的问题，并对患者机体的运动功能、感觉功能、认知功能、心肺功能进行仔细的评价，制定合适的康复治疗方案。要向患者认真解释治疗内容、目的、方法和注意事项，使患者配合。治疗师在实施运动治疗方案时，要注意观察患者的反应，及时与医生沟通，以调整和修改康复治疗方案。医生和治疗师要共同做好康复前、中、后期的评价。治疗师在使用器械前，要常规检查设备的完好程度，以确保使用安全。不允许患者未经许可自行操作康复器械。

3）环境因素的影响及风险管理：

提供安全环境，病房内要有充足的光线，地面保持清洁干燥，有水时要及时拖干，设置明显防滑标志。床旁应有护栏设施，楼道、厕所、浴室装有高度适中的扶手，定期检查扶手的稳定性。走廊宽敞、明亮、无障碍物，活动室桌椅放置有序。患者的鞋物需整齐放在床边易取的地方，医疗仪器的电线需卷放好，以免松散下垂在地上绊倒患者。老年患者穿的衣、裤、鞋要合适，尤其是长的裤腿会直接影响老年人的行走。在走动时最好不要穿拖鞋。行动不便的患者，有专人陪护搀扶行走。

二、物理因子治疗

1.定义

物理因子治疗是指利用电、光、声、磁、冷、热和力等物理因子，对患者疾病进行康复治疗的方法。

2.物理因子治疗作用

（1）消炎作用：由于各种病因所引起的急慢性炎症，都是物理因子治疗的适应证。治疗过程应该针对不同症状而采用不同的物理疗法。对于急性化脓性炎症，应采取紫外线治疗或者抗生素离子导入的治疗方法；对慢性炎症，应用温热疗法。物理因子的抗炎作用，一方面是直接杀灭病原微生物，还可以参与改善微循环，加速致炎物质排出和增强免疫机制。

（2）镇痛：众所周知，引起疼痛的原因有很多，如损伤、炎症、缺血、痉挛、肌力不平衡、反射性乃至精神因素等，要针对不同病因来进行对症治疗。炎症性疼痛，以抗炎性治疗为主；缺血性和痉挛性疼痛，宜采用温热疗法，改善缺血、消除痉挛；神经性疼痛、神经炎，应用直流电导入麻醉类药物，以阻断痛觉冲动的传入，或应用低、中频疗法，以关闭疼痛闸门，激发镇痛物质的释放，来达到治疗效果。

（3）抗菌：紫外线以杀菌作用著称，杀菌效力最强，对于金黄色葡萄球菌、绿脓杆菌、溶血性链球菌都具有很强的杀菌效果。紫外线杀菌的机理，主要是引起细菌 DNA 的代谢功能受限，使细菌失去正常的代谢、生长、繁殖能力，直至死亡。

（4）镇静和催眠：镇静、催眠的物理疗法通常有电睡眠疗法、镇静性电离子导入疗法、超短波疗法、静电疗法、磁场疗法、温水浴、按摩疗法等。这些物理疗法均能增强大脑皮质的扩散性抑制，解除全身紧张状态，因而产生明显的镇静和催眠效果。

（5）兴奋神经－肌肉：各种参数的低、中频电流，均能引起运动神经及肌肉的兴奋，通常用于治疗周围性神经麻痹及肌肉萎缩，或增强肌力。其作用机理是细胞膜受电刺激后，产生离子通透性和膜电位的变化，形成动作电位而发生兴奋，从而引起肌肉收缩反应。

（6）缓解痉挛：通常有以下几种缓解痉挛的方法　作用于深部组织的短波、超短波和微波疗法；作用于浅部组织的石蜡疗法、湿热包疗法、太阳灯和红外线疗法；作用于全身的热水浴、光浴疗法等。理疗缓解痉挛作用的机理，主要在于热能降低肌肉传出神经纤维的兴奋性，使牵张反射减弱、肌张力下降。

（7）软化瘢痕、消散粘连：通常的治疗方法有超声波疗法、碘离子导入疗法等，物理因子治疗可以改善结缔组织的弹性，增加瘢痕组织的延展性，有明显的软化瘢痕和消散粘连的作用。与此同时，适当的温热作用也可使肌腱、韧带、关节囊等组织延展性加强。

（8）加速伤口愈合：通常使用小剂量紫外线照射治疗，不仅能够防止和控制伤口感染，还能刺激新生肉芽组织的增生。

（9）加速骨痂形成：弱直流电阴极、TENS、干扰电疗法和脉冲磁场，均能促进骨质生长，加速骨折愈合。

（10）调节免疫功能：紫外线、红外线、磁场等方法，均有调节机体免疫功能的作用，不仅改善血液循环，还可以增强吞噬细胞功能，增加体内的抗体。

（11）脱敏：紫外线照射具有脱敏作用，其作用机制是增加组胺酶含量，分解过量的组胺，从而发挥脱敏作用。

（12）抗癌：常用加温、低温冷冻、激光光敏效应、激光气化碳化、聚焦超声，以及强磁场等方法，进行抗癌，并取得较大进展。

（13）增大挛缩关节的关节活动度：电刺激对于中度甚至重度因关节挛缩导致的

关节活动受限的症状，都有很好的治疗效果，尤其是由于中枢性瘫痪导致的关节活动受限。

（14）治疗中枢性瘫痪引起的肌肉萎缩：对于萎缩肌肉，电刺激能够很好地引起肌肉刺激性收缩，从而预防严重的肌肉萎缩。

（15）治疗中枢性或周围性的瘫痪：只要神经支配有恢复的可能，即可进行神经肌肉电刺激疗法的治疗。这种治疗方法既可以减轻疼痛，又可以选择性刺激病变神经或者肌肉，而产生最佳的治疗效果。

（16）预防深静脉血栓形成：严重创伤或者手术后，由于制动常常会形成粘连，在静脉系统中容易形成血栓，血栓栓子脱落后会引起肺栓塞等严重并发症。电刺激治疗下，通电时肌肉收缩可促进静脉和淋巴管排空，断电时肌肉松弛可使静脉和淋巴管易于充盈。如此反复地收缩和松弛，从而促进静脉和淋巴管的回流。

（17）增加残端皮肤的耐磨性和耐压性：紫外线照射后，局部皮肤的上皮细胞增厚，感受器的敏感性降低，从而增强了皮肤对于机械摩擦的耐受性，并减轻了残端的痒感和受压迫感。

第2章

物理治疗技术

第1节　运动疗法技术

一、运动疗法的分类

（一）按原理分类

（1）基于生物力学原理进行的运动疗法：包括关节活动度训练，增强肌力、耐力的训练，牵伸疗法，呼吸训练，平衡与协调功能训练，步行训练，牵引治疗等。

（2）基于神经生理、神经发育原理进行的运动疗法：统称为促进技术，亦称易化技术。这是根据神经生理和神经发育的原理和规律，利用各种方式刺激运动通路上的神经元，调节神经兴奋性，以获得正确运动控制能力的一类康复治疗方法。常用的易化技术包括：Bobath 技术、Brunnstrom 技术、本体感觉神经肌肉促进技术（PNF 技术）、Rood 疗法等。

（3）基于运动控制理论的治疗技术：包括运动再学习，强制性使用运动疗法等。

（4）增强心肺功能的技术与方法：包括放松性运动和耐力性运动等。

（二）按运动方式分类

（1）被动运动：完全依靠外力帮助来完成的运动称为被动运动。外力可以由器械提供，也可以由治疗者或患者本人健侧肢体提供。适用于各种原因引起的肢体运动功能障碍。

（2）主动运动：依靠患者自身的肌力进行运动的方式称为主动运动，包括随意运动、助力运动、抗阻力运动。

（三）按肌肉收缩的方式分类

（1）等长运动：指肌肉收缩而肌纤维不缩短的运动。即等长运动时，关节不发生活动，肌肉长度不变而肌肉张力增加，如举重、推墙等。

（2）等张运动：运动时肌肉缩短，关节角度发生变化，而肌肉张力不变。如步行或慢跑等。

（3）等速运动：借助特定的仪器，确立一定的收缩速度后，使肌肉进行收缩，仪器提供随时可变的阻力，使运动过程中肌肉收缩的速度恒定。

（四）按治疗作用分类

（1）改善关节活动的技术和方法。
（2）增强肌力、耐力的运动。
（3）改善呼吸功能的运动。
（4）改善平衡与协调功能的运动。
（5）步行训练。
（6）改善脑损伤患者运动控制能力的运动。

二、运动疗法技术

（一）关节松动术

目前康复治疗中常见的关节松动技术有 Maitland 松动术、Kaltenborn 松动术和 Mulligan 松动术。Maitland 关节松动术由 Geoffrey Maitland 提出，主要是分级振动技术的关节松动术，这也是目前国内使用最多的关节松动手法技术。Kaltenborn 松动术是 Freddy Kattenborn 结合了 Dr. James Gyriax 的骨科检查方法与自身在骨科治疗方面的从业经验、心得而建立的 the Kaltenborn method。该技术主要是应用机械原理，如凹凸法则、持续牵张；而 Maitland 则以神经生理学为理论基础，如痛觉闸门。Mulligan 松动术又称为动态关节松动术（Mobilization with Movement，MWM），由新西兰的物理治疗师 Brian R. Mulligan 和他的同事历经数年的研究提出的，其核心主要为通过利用关节内的持续滑动，并配合关节的生理活动，可由治疗师被动完成、受试者主动完成（后者为主）的一种松动技术，并可在一次治疗中应用选择多种治疗技术相结合，来取得最佳疗效。

1. 定义

关节松动术是一类用于改善关节功能障碍（如关节活动受限、疼痛）的手法治疗技术，是康复治疗技术中的基本技术之一。

2. 适应证与禁忌证

适应证包括由力学因素（非神经性原因）引起的关节功能障碍。障碍来源主要有：疼痛、肌肉紧张、可逆性 ROM 减小、进行性关节活动受限、功能性关节制动等。

禁忌证包括：关节活动过度、外伤或疾病引起的关节肿胀（渗出增加）、关节的炎症、恶性疾病，以及未愈合的骨折。

3. 作用

（1）生理效应：关节松动术的生理效应，主要是通过力学和神经作用来实现。关节松动可以促进关节液的流动，增加关节软骨和软骨盘无血管区的营养。关节松动的力学作用，体现在当关节肿胀或疼痛不能进行全范围活动时，通过关节松动可以缓解疼痛，防止因活动减少引起的关节退变。关节松动的神经作用，表现在松动可以抑制脊髓和脑干致痛物质的释放，提高痛阈。

（2）保持组织的伸展性：关节松动技术，特别是Ⅲ、Ⅳ级手法，由于直接牵拉了关节周围的软组织，因此，可以保持或增加关节的伸展性，改善关节的活动范围。

（3）增加本体反馈：目前认为，关节可以提供感觉信息，包括关节的静止位置和运动速度及其变化，关节运动的方向，以及肌肉张力和变化。而关节松动则可以增加这种反馈。

4. 关节松动术手法的基本理论

关节的生理运动是指关节在生理范围内完成的运动，如关节的屈、伸、内收、外展、旋转等运动，可以主动完成，也可以被动完成，手法操作时即由治疗者被动完成。关节的附属运动是指关节在自身及周围组织允许的范围内完成的运动，是维持关节正常活动不可缺少的一种运动，一般不能主动完成，需要他人或对侧肢体帮助才能完成。附属运动又可以分为滑动、滚动、旋转、挤压、牵引和分离。

（1）滑动（Slide）：从一个骨表面滑向另一个骨表面，两骨表面的形状要一致，若骨表面是曲面，两骨表面的凹凸程度就必须相等。在骨的角运动中，滑动的方向是由关节面的凹凸形状来决定的。这里引入一个法则"凹凸定律"，固定的关节面为凹面，活动的关节面为凸面时，滑动方向与骨的角运动方向相反；固定的关节面为凸面，活动的关节面为凹面时，滑动方向与骨的角运动方向相同。滑动手法经常用于缓解疼痛，此外若与牵拉手法一起应用，可达到松解关节囊、增加关节活动范围的目的。

（2）滚动（Roll）：从一个骨表面转到另一个骨表面，两骨表面的形状可以不一致。滚动的方向与关节面的凹凸形状无关，常与骨的角运动方向相同。功能正常的关节不产生单纯的滚动，一定伴随着滑动和旋转。

（3）旋转（Spin）：指骨围绕机械轴进行的旋转运动，此运动常与滑动和滚动一起进行，也就是说，在关节面上进行的运动是滚动、滑动和旋转的组合运动。如果两个关节面比较符合，一个关节面向另一个关节面运动，滑动比例比较大；如果两个关节面不甚符合，一个关节面向另一个关节面的运动，滚动的比例比较大。

（4）挤压（Compression）：使关节腔骨与骨之间的间隙变小，挤压时由于肌肉收缩产生一定的压力，可以提高关节的稳定性；当一个骨向其他骨方向滚动时，在骨的角运动方向引起压迫，这种正常间歇性的挤压负荷使得滑膜液可以流动，从而维持软骨的营养；不正常的高强度挤压负荷，会使软骨发生退行性病变。

（5）长轴牵引和分离（distraction）：外力作用于骨长轴使关节远端位移，称为长轴牵引。当外力使构成关节的两骨表面呈直角相互分开时，称为关节的分离。换言之，长轴牵引和分离最大的区别，是长轴牵引时两骨的关节面可以不分开，但分离时两骨的关节面必须分开。此法经常用于减轻关节周围组织的疼痛。

5. 手法分级

关节松动术的一个最大特点，是对操作者施加的手法进行分级。这种分级具有一定的客观性，使治疗者在工作中有比较一致的共同语言，不仅可以用于记录治疗结果，比较不同级手法的疗效，也可以用于临床研究。手法分级中以澳大利亚麦特兰德（Maitland）的 4 级分法比较完善，应用也较广泛。麦特兰德根据关节的可动范围和操作时治疗者应用手法的幅度大小，将其分为 4 级：

● Ⅰ级：治疗者在患者关节活动的起始端，小范围、有节律地来回松动关节。

● Ⅱ级：治疗者在患者关节活动允许范围内，大幅度、节律性地来回松动关节，但不接触关节活动的起始和终末端。

● Ⅲ级：治疗者在患者关节活动允许的范围内大幅度、节律性地来回松动关节，每次均接触到关节活动的终末端，并能感觉到关节周围软组织的紧张。

● Ⅳ级：治疗者在患者关节活动的终末端，小范围、节律性地来回松动关节，每次均接触到关节活动的终末端，并能感觉到关节周围软组织的紧张。

在 4 级手法的应用选择上，Ⅰ、Ⅱ级手法用于治疗因疼痛引起的关节活动受限；Ⅲ级手法用于治疗关节疼痛并伴有僵硬；Ⅳ级手法用于治疗关节因周围软组织粘连、挛缩引起的关节活动受限。

手法分级可用于关节的附属运动和生理运动。当用于附属运动时，Ⅰ～Ⅳ级手法皆可选用。而生理运动治疗时，关节活动范围要达到正常的 60% 才可以应用，因此，多用Ⅲ～Ⅳ级，极少用Ⅰ级手法。

（二）淋巴引流手法技术

淋巴引流手法技术，属于淋巴水肿综合消肿治疗中的一种方法，淋巴水肿综合消肿治疗，也称 CDT（Complete Decongestion Therapy），适用于大多数淋巴水肿的患者，也是目前世界上应用最广泛、效果最为肯定的淋巴水肿治疗方法。淋巴水肿综合消肿治疗的核心为手法淋巴引流，最初由丹麦医生 Vodder 在 20 世纪 30 年代用于治疗肿大的淋巴结。

1. 定义

人工手法按摩进行淋巴引流，将水肿液从深部淋巴系统和邻近的淋巴通路排出，从而减轻和消除水肿，从而有效的减小患病肢体的体积。每次治疗需半小时左右，适用于肢体及面部淋巴水肿的治疗，治疗过程无创、安全、舒适。

2. 适应证和禁忌证

淋巴引流适应证比较广泛。禁忌证包括肾源性水肿、心源性水肿、黏液性水肿、过敏性水肿，及肿瘤非稳定期（活动性）患者。针对术后早期循环不畅、组织液水肿的患者，效果显著。

3. 作用

手法淋巴引流按照淋巴系统的解剖及生理通路，通过手法打开/关闭淋巴结集中的体表区域的开关及召回（Call Up）和重吸收（Reabsorption），增加或促进淋巴液和组织间液的回流，激活淋巴系统，以有效的改善淋巴回流的途径，高效率的减少滞留在组织间的水肿液。此外，手法淋巴引流能减轻组织纤维化，减少皮肤增厚，增加患部的免疫防御功能。作为综合消肿治疗的一部分，手法淋巴引流有助于恢复肿胀肢体的正常外形和功能，特别是由于手术、放疗导致的淋巴管运输功能障碍。

正确使用徒手淋巴引流，可增加淋巴流量（比正常大 20 倍）。不过手压过大会使淋巴管萎陷，反而造成淋巴液滞留，加速毒素堆集的状况。因此，治疗过程中治疗师给予相应淋巴系统的压力大小非常重要。此外，需要注意的是，手法淋巴引流的治疗效果只是暂时的，不可能持久地清除组织间的水肿液，因此需结合其他加压治疗、患肢体位摆放、适当运动、物理因子治疗，以及医护人员和患者共同对术后早期淋巴水肿的管理这些方法来综合治疗淋巴水肿。

（三）整体调整技术

1. 定义

整体调整技术（Body Adjustment，BA）是基于人体自身的调整、修复能力，通过四肢、关节及躯干的旋转，放松整体肌肉及筋膜，继而使神经及其他系统恢复正常功能状态的一种治疗技术。

2. 适应证与禁忌证

整体调整技术适用于骨骼－肌肉－神经系统问题的保守治疗，无特殊禁忌证。

3. 作用

整体调整的理论认为，人自身具有一定的自我修复及调整的能力，治疗师通过一定的方法，从四肢到关节，再到躯干部，继而到全身，给人体一个相对放松、适合自我修复的环境及条件，从而达到治疗的目的。

4. 常规手法

整体调整技术的手法，重点是治疗过程中治疗师开始至结束的手法顺序和方向，通常由足底的被动背伸/跖屈开始，继而到右－左侧髋关节，再到右－左侧肩、肘、腕关节，最终到躯干的调整。这一常规的顺序一般是固定的，治疗师可根据患者具体的问题来选择部位治疗，可以不用全部做完所有关节，但顺序要固定。

（1）旋转：治疗师在施以手法时，每个关节的活动方向均已逆时针旋转为起始。

（2）支点及杠杆：当选择关节进行旋转治疗时，四肢的长骨即为杠杆，近端想要放松的位置以手掌顶住，这一点即为支点，通过杠杆的活动来放松支点处近端及躯干的肌肉和神经。

（四）牵伸技术

1. 定义

牵伸技术是指运用外力（人工或机械/电动设备）牵伸短缩或挛缩的组织，并使其延长，利用该技术能明显改善组织的短缩或挛缩状态，以达到重新获得关节软组织的伸展性，降低肌张力，改善或恢复关节活动范围的目的。牵伸力量的方向应与肌肉紧张或挛缩的方向相反。

2. 适应证与禁忌证

牵伸技术的适应证：因粘连、挛缩、瘢痕组织挛缩引起的关节活动受限；影响日常生活活动的挛缩，肌无力导致的拮抗肌紧张。

牵伸技术的禁忌证：骨性关节活动受限，新发骨折、血肿及软组织创伤，关节、肌肉活动时出现剧烈疼痛，肌肉组织紧张和周围有急性炎症或感染，挛缩能增加关节稳定性或为日常活动的基础时，神经损伤或吻合术后1个月，重度骨质疏松。

3. 作用

（1）牵伸技术通过刺激肌肉的运动感觉器官的肌梭，来调整肌张力。

（2）持续牵伸可提高肌肉的兴奋性，有利于发挥肌肉的收缩力。

（3）某些疾病可引起痉挛，导致活动减少，影响血液循环。痉挛或挛缩会压迫神经末梢导致疼痛，从而加重肌力失衡和疼痛，造成恶性循环。牵伸可阻断恶性循环，减少疼痛，防止肌力失衡。

4. 常规方法

常用的牵伸方法：①被动牵伸　包括手法被动牵伸和机械被动牵伸；②主动抑制在对患者实施牵伸之前和牵伸过程中，放松肌肉并使其伸展，让阻力降至最小；③自我牵伸　利用自身重量作为牵伸力进行的牵伸。

（五）肌力训练技术

1. 定义

肌力是肌肉在收缩或紧张时所表现出来的力量，是肌肉发挥其生理功能的形式。肌肉的运动方式，可分为被动运动、助力运动、主动运动、抗阻运动、牵伸运动。根据不同肌肉收缩方式的不同，也可将肌肉训练分为等长训练、等张训练和等速训练。

2.适应证与禁忌证

（1）适应证：肌肉骨骼系统疾病，包括伤病直接引起的肌肉功能损害、运动减少或制动造成的失用性肌力减退、骨关节疾患引起的关节源性肌力减退等（如截肢、骨折、关节炎、手外伤、烧伤等）；神经系统疾病，包括神经系统（中枢神经系统和外周神经系统）损害造成的神经源性肌力减退等疾病；其他系统、器官疾患，如外科手术后、慢性阻塞性肺病、冠心病等。

（2）禁忌证：关节不稳、骨折未愈合又未做内固定、急性渗出性滑膜炎严重疼痛、关节活动范围极度受限、急性扭伤、骨关节肿瘤、严重的心脏病或高血压、病情尚不稳定者（如不稳定性心绞痛等）。

3.作用

通过刺激肌肉收缩来增大肌肉横截面积、加强运动单位募集、降低肌肉收缩的速度，从而达到提高肌力的目的。

4.训练方法

（1）按肌力选择：训练方法主要包括电刺激，传递神经冲动的训练，主动训练和抗阻训练等。

1）0级肌力：

● 电刺激：延缓肌萎缩的发生。

● 传递神经冲动的训练：通过患者的主观努力，试图引起瘫痪肌肉的主动收缩，此时大脑皮质运动区发放神经冲动，通过脊髓前角细胞向周围传递，直至神经轴突，再达到瘫痪肌群。这种主观努力，可以活跃神经轴突流，增强神经营养作用，促进神经本身的再生。传递神经冲动的训练可与被动运动结合进行。

2）1～2级肌力：

● 肌肉电刺激疗法：此时由于肌肉已有随意的肌电活动，因此，既可以进行肌电反馈训练，也可使用肌肉电刺激训练。肌电反馈训练和肌肉电刺激相结合，有可能取得较好的疗效。

● 主动辅助训练：在肌肉主动收缩的同时施加外力，以帮助患者完成大幅度的关节运动。注意应强调主观用力仅给予最低限度的助力，避免以被动运动替代助力运动。

3）2级肌力：

在此肌力阶段主要开展免负荷运动，即减除重力负荷的主动训练。可用带子悬挂肢体，或把肢体放在敷有滑石粉的光滑平板上进行水平面上的运动，或在温水浴中运动，利用水的浮力消除部分肢体自身的重力，使训练易于完成。

4）3～4级肌力：

在此肌力阶段由主动运动进展到抗阻运动。对抗较大阻力进行收缩，可增加运动单位募集率，从而提高训练效果。使肌肉对抗它所能承受的最大阻力，从而竭尽全力的进行收缩训练。最大收缩或接近最大收缩的训练，重复次数较少或持续很短时间，即可引起肌肉疲劳，但只能募集Ⅱa型、Ⅱb型肌纤维，对增强肌力有较好效果。相反，较低强度的次大收缩训练可以重复较多次数，或持续较长时间亦不易疲劳，可募集Ⅰ型纤维，对增强肌肉耐力有利。

（2）按肌肉收缩形式选择：训练方式包括等长训练，等张训练和等速训练。

1）等长训练：

等长训练又称为等长性力量训练或静力性训练，是肌肉以等长收缩的形式，使人体保持某一特定位置，或对抗固定不动的阻力练习方式。这种练习方法使肌肉在原来静止长度上做紧张用力，也可以在一定程度上做肌肉缩短的紧张用力，对增强肌肉力量和耐力具有显著的效果。

2）等张训练：

等张训练是肌肉进行收缩和放松交替进行的力量练习方法，又称为动力性训练，如哑铃、沙袋、功率自行车等。等张训练法的优点，是肌肉运动形式与竞技运动项目的运动特点一致，既可有效提高肌力，还可以改善神经肌肉协调性。

3）等速训练：

等速训练是肌肉在整个关节运动范围内，以恒定的速度进行的最大用力收缩，且肌肉收缩产生的力量始终与阻力相等。在一般生理活动状态，很难产生等速收缩，只有在特定的仪器上才能进行等速运动。利用等速仪器，根据运动过程中患者肌力大小的变化，由机器提供相匹配的阻力，使整个关节按照预先设定的速度进行运动，又称可调节抗阻训练或恒定速度训练。等速训练也分为向心性训练和离心性训练两种不同的肌肉训练方法。大量证据表明，等速训练是在专门的器械上进行的速度恒定不变的运动，是肌力训练最佳的选择。

（六）平衡与协调训练技术

1.定义

平衡能力是指身体在运动或受到外力作用时，自动调整并维持姿势的一种能力，分为静态平衡和动态平衡。影响机体平衡能力的机制，包括本体感觉输入、前庭系统、中枢整合、运动控制等。协调是指人体产生平滑、准确、有控制的运动的能力。所完成运动的质量，应包括按照一定的方向和节奏、采用适当的力量和速度、达到准确的目标等几个方面。协调功能障碍又称共济失调。平衡与协调训练技术，是针对患者的协调功能障碍情况而进行的一系列功能训练，以提高上述各方面的能力，使机体的平衡和协调能力有所提高。

2.适应证与禁忌证

（1）适应证：平衡与协调训练适用于平衡功能障碍和协调功能障碍的患者，也适用于正常人群。

（2）禁忌证：关节不稳、骨折未愈合又未做内固定、急性渗出性滑膜炎严重疼痛、关节活动范围极度受限、急性扭伤、骨关节肿瘤、严重的心脏病或高血压、病情尚不稳定者（如不稳定性心绞痛等）。

3. 作用

运动疗法技术可以提高肢体的稳定性，防止摔倒，提高日常生活活动能力，提高生活质量；可以增强背部和腹部肌肉核心肌群的稳定性，改善平衡稳定性；可以提高肢体的柔韧性，通过牵伸训练方法，让肢体活动更加灵活；提高视觉神经与本体感觉功能协调性，增加身体抗重力的能力，通过协调重心，达到稳定步态、增加平衡性的目的。

4. 训练方法

（1）根据状态进行的平衡训练：包括静态平稳训练法和动态平衡训练法。

● 静态平衡训练法：即在任一体位采用加负载的方法，刺激姿势反射。可先从比较稳定的体位开始，然后转至不稳定体位。大致顺序为：前臂支撑俯卧位、前臂支撑俯卧跪位、前倾跪位、跪坐位、半跪位、坐位、站立位（扶平衡杠站、独站、单腿站）。

● 动态平衡训练法：在支撑面由大到小、重心由低到高的各种体位下，逐步施加外力完成。具体可通过摇晃平衡板、圆棍（上铺塑料布）及大小不同的充气球进行。

（2）根据体位进行的平衡训练：可分为坐位平衡训练和站立位平衡训练，并根据外力情况可再分为Ⅰ～Ⅲ级平衡训练。

● 坐位平衡训练：患者取坐位，手置于身体两侧或大腿部，保持心情放松。Ⅰ级平衡训练，指不受外力和无身体动作的前提下，保持独立坐位姿势的训练，患者通过协调躯干肌肉以保持身体直立。开始时需要有人在身旁保护，逐步过渡到无保护独立坐位。Ⅱ级平衡训练，指患者可以独立完成身体重心转移，躯干屈曲、伸展、左右倾斜及旋转运动，并保持坐位平衡的训练。可以采用拾取身体周围物品或坐位作业的方式进行。Ⅲ级平衡训练，指可以抵抗外力保持身体平衡的训练。患者在胸前双手抱肘，由治疗者施加外力破坏患者坐位的稳定，诱发头部及躯干向正中线的调整反应。

● 站立位平衡训练：Ⅰ级平衡训练，指不受外力和无身体动作的前提下，保持独立站立姿势的训练，患者用下肢支撑体重保持站立位，必要时治疗师可用双膝控制患者下肢，或使用支架帮助固定膝关节。开始时两足间距较大，以提高稳定性，在能够独立站立后逐步缩小两足间距，以减小支撑面，增加难度。Ⅱ级平衡训练，指患者可以在站立姿势下，独立完成身体重心转移，以及躯干屈曲、伸展、左右倾斜及旋转运动，并保持平衡的训练。开始时由治疗师双手固定患者髋部，协助完成重心转移和躯体活动，逐步过渡到由患者独立完成动作。Ⅲ级平衡训练，指在站立姿势下，抵抗外力保持身体平衡的训练。患者可以采用平衡板训练，站立作业训练等。

（3）应用设备的平衡训练：包括平衡板上的训练、大球或滚筒上的训练、平衡议训练和水中训练。

● 平衡板上的训练：患者在平行杠内保持站立姿势和双下肢重心的转移训练。患者与治疗师均立于平衡板上，治疗师双手调整患者的立位姿势，然后用双足缓慢地摇动平衡板破坏身体的平衡，诱发患者头部及躯干的调整反应。患者与平行杠呈垂直位（即旋转90°），站立于平衡板上，治疗师双手协助控制患者骨盆，缓慢摇动平衡板，诱发患者头部及躯干向中线调整，以及一侧上肢外展的调整反应。注意将平衡板置于平行杠内，平衡板摇摆的速度要缓慢，减少患者精神紧张。

● 大球或滚筒上的训练：患者双手分开，与肩同宽，抓握体操棒，治疗师与患者手重叠，协助握棒动作，并使腕关节保持背伸位。患者用患侧下肢单腿站立，健侧足轻踏于大球球体，治疗人员用脚将大球前后滚动，患者下肢随之运动，但不得出现阻碍大球滚动的动作。健侧下肢支撑体重，患足置于大球上，随大球的滚动完成屈伸运动。注意事项：患者膝关节不应出现过伸；健侧下肢支撑时，要防止患侧髋关节出现内收和骨盆向健侧偏歪的代偿动作；治疗师应始终给予协助，固定患者双手及体操棒。

● 平衡仪训练：患者站在平衡仪装有传感器的平台上，双上肢自然下垂，掌心朝向体侧，用镜子矫正姿势，通过观看平衡仪屏幕上的各种图形，按图形要求完成立体重心的调整。图形的设计可根据患者的年龄、平衡水平，采用数字、图案、彩色图标等。注意保持室内安静，让患者精神集中。该训练适用于各种原因导致的平衡反应低下的患者。

● 水中平衡训练：患者在泳池中站立，水平面与颈部平齐，依次完成Ⅰ～Ⅲ级不同难度级别的平衡训练。

（4）根据训练目的进行的训练：包括针对运动系统疾病的训练、增强前进功能的训练。

1）运动系统疾病：

● 躯干的平衡训练：主要针对腰痛等脊柱疾患。腰痛患者的平衡问题为姿势摆动过多，平衡反应差，平衡对策发生改变（在平衡活动中，常以髋和腰为支点，保持直立姿势而非正常人以踝为支点）。躯干的平衡训练以本体感觉训练为主要内容，开始时可在坐位进行，通过上肢在矢状面的运动稳定其屈、伸肌力量，改变运动至对角线方向，以增加水平面上的稳定。以后可坐于治疗球上，进一步增加训练难度，要求患者在上、下肢发生运动前更多地采用躯干活动的对策，控制平衡。逐渐可进展至站立位，站于半柱泡沫筒或全柱泡沫筒上（双足或单足）。在稳定站立训练时，通过躯干直立位下髋的运动，完成侧向及物，在控制性活动时，应用髋的运动结合脊柱的旋转（其中主要是利用胸椎旋转，而非腰椎旋转）。

● 髋的平衡训练：主要针对预防老年人失衡跌倒所导致的髋部骨折，以训练不采用跨步和抓握对策预防跌倒为主要内容。具体训练为：单腿站立平衡；单腿站立同时头部旋转；单腿站立同时上肢完成矢状面、额状面和水平面运动；单腿站立，上肢、头部和眼同时运动；单腿站立，躯干向对侧屈曲和旋转（同侧手够及同侧内踝）；单腿站立，躯干向同侧伸展和旋转（同侧手向前方、侧方及头后部及物）等。同时从稳定支持面渐进至不稳定支持面，以增加练习难度。

● 踝的平衡训练：主要针对踝关节扭伤及其邻近肌肉的拉伤，以恢复本体感觉为主要内容。具体训练为：睁眼，患侧下肢单腿平地站立，30 秒；闭眼，患侧下肢单腿平地站立，30 秒；睁眼，患侧下肢单腿枕头上站立；闭眼，患侧下肢单腿枕头上站立。此外，也可采用患侧下肢单腿站立时，健侧下肢晃动的方法（先屈曲、伸展，后外展、内收；逐渐增加晃动的速度和范围）。

● 策略水平的平衡训练：即建立相对于支持面基础成功地控制重心的运动对策，例如：站立时的踝策略和髋策略；在支持面基础变化、重心移至基础外的跨步策略和保护性抓握等。

2）增强前庭功能：

● 患者双足尽可能并拢，必要时双手或单手扶墙保持平衡，然后左、右转头；随后，单手或双手不扶墙站立，时间逐渐延长并仍保持平衡，双足尽可能再并拢。

● 患者步行训练，必要时他人给予帮助。

● 患者训练在行走过程中转头的动作。

● 患者双足分立，与肩同宽，直视前方目标，通过逐渐缩短双足间距离至 1/2 足长，使支持面基底变窄。在进行这一训练时，上肢位置变化的顺序为前臂先伸展，然后放置体侧，再交叉于胸前，以此增加训练难度；在进行下一个难度训练前，每一体位至少保持 15 秒。训练时间共为 5 ~ 15 分钟。

● 患者双足分立，与肩同宽，直视前方目标，通过逐渐缩短双足间距离至 1/2 足长，使支持面基底变窄。在进行这一训练时，双眼先断续闭合，然后闭眼且时间逐渐延长；与此同时，上肢位置变化顺序为前臂先伸展，然后放置体侧，再交叉于胸前，以此增加训练难度；在进行下一个难度训练前，每个体位至少保持 15 秒。训练时间共为 5 ~ 15 分钟。

● 患者站立于软垫上。训练时，患者可从站立于硬地板开始，逐渐过渡到在薄地毯、薄枕头或沙发垫上站立。

● 患者在行走中转圈训练。训练时从转大圈开始，逐渐缩小转圈半径，顺时针、逆时针两个方向均应训练。

● 前庭损害时，平衡训练可采用诱发眩晕的体位或运动的方法进行，5 次为一组，2 ~ 3 组 / 天，练习难度自然渐增；从相对简单的训练（如坐位水平的头部运动等）逐渐过渡到相对复杂、困难的训练（如行走过程中的水平转头运动等）。

（5）增加复杂性的平衡训练：可在上述两种训练方法的基础上，通过遮断视线的方法，或训练中增加肢体和躯干的扭动进行。

（6）训练原则

• 从静态平衡（Ⅰ级平衡）训练开始，过渡到自动动态平衡（Ⅱ级平衡），再过渡到他动动态平衡（Ⅲ级平衡）。

• 逐步缩减人体支撑面积和提高身体重心，在保持稳定性的前提下，逐步增加头颈和躯干运动，从睁眼训练逐步过渡到闭眼训练。

• 训练时注意患者安全，避免发生意外损伤。

（7）协调训练

• 无论症状轻重，患者均应从卧位训练开始，待熟练后再在坐位、站立位、步行中进行训练。

• 从简单的单侧动作开始，逐步过渡到比较复杂的动作。最初几天的简单运动为上肢、下肢和头部单一轴心方向的运动，然后逐渐过渡到多轴心方向；复杂的动作包括双侧上肢（或下肢）同时动作、上下肢同时动作、上下肢交替动作、两侧肢体做互不相关的动作等。

• 可先做容易完成的大范围快速的动作，熟练后再做小范围缓慢动作的训练。

• 上肢和手的协调训练，应从动作的正确性、反应速度、动作节律性等方面进行；下肢协调训练，主要采用下肢各方向的运动和各种正确的行走步态训练。

• 先睁眼训练，后闭眼训练。

• 两侧轻重不等的残疾者，先从轻侧开始，两侧残疾程度相同者，原则上先从右侧开始。

• 每一动作重复 3～4 次。

（七）体位转移训练

1. 定义

体位转移是指人体从一种姿势转移到另一种姿势的过程，包括卧、坐、站、走之间的转移。为了帮助患者早日生活自理，回归家庭、社会，必须早日开展日常生活动作训练，体位转移技术是日常生活活动能力（ADL）运动训练的重要内容，而体位转移一般分为独立转移、辅助转移和被动转移三类。

2. 适应证与禁忌证

（1）适应证：肌肉骨骼系统疾病，神经系统疾病，重症患者，卧床患者。

（2）禁忌证：无绝对禁忌证。

3. 作用

为了帮助患者早日生活自理，回归家庭和社会，必须早日开展日常生活动作训练，体位摆放及转移技术是 ADL 运动训练的重要内容，并且体位转移可有效预防褥疮的形成，大量文献证明体位转移对于重症患者的机体恢复有重要意义。

4. 训练方法

（1）需他人帮助的转移：一般不需要仪器设备，可由护理人员帮助完成。必要时，可采用升降机、悬吊带等。

1）床旁坐起与躺下：

● 偏瘫患者：患者侧卧位（健侧、患侧卧位均可），双膝屈曲。帮助者先将患者双下肢置于床旁，帮助者一手托住患者腋下或肩部，另一手按于患者位于上方的骨盆或两膝后方，命令患者向上侧屈头部，帮助者抬起下方的肩部，以骨盆为枢纽转移成坐位。在转移过程中，鼓励患者用健侧上肢支撑。

● 截瘫患者：帮助者面对患者，扶抱患者双侧肩部，拉起患者成坐位。

2）坐位 – 站立的转移：

偏瘫患者可通过骨盆扶抱法、前臂扶抱法、肩胛后扶抱法，双人或单人帮助站起。截瘫患者可参考偏瘫患者的方法进行。

3）抬起：

当患者的瘫痪程度使其在转移过程中，即便是有帮助的情况下，也不能对抗重力转移时，帮助者须将患者整个抬起，从一处转移至另一处。

● 标准式（或椅式）抬起法：优点是在整个过程中，可观察到患者的表情和反应。对胸部和上肢疼痛的患者特别适用。

● 穿臂抱抬法：需要患者的双臂，或至少一侧手臂，或手掌具有一定程度的肌力。

4）升降机帮助下的转移：

升降机是指用于转移和（或）吊起患者的机械装置，主要用于严重残疾、无法用人力进行经常性转移的患者（如高位截瘫、重度颅脑损伤等）。

（2）独立转移训练：一般不需要仪器设备，需要时可采用滑板、轮椅等。

1）床上转移训练：

①侧向移动训练

● 偏瘫患者：先将健侧足伸到患侧足下，用健侧腿抬起患侧腿向右（左）移动，用健侧足和肩支起臀部，同时将臀部移向右（左）侧，臀部移动完毕后，再慢慢将肩、头移向右（左）侧。

● 截瘫患者：先坐起，然后用手将下肢移向一侧，再用手撑床面，将臀部移动到该侧。

②仰卧位 – 侧卧位转移训练

● 偏瘫患者：伸肘摆动翻身　伸肘，双手十指交叉相握，患侧拇指放在健侧拇指上方；屈膝，先将伸握的双手摆向患侧（或健侧），借助摆动的惯性翻向患侧（或健侧）。健侧下肢翻身　屈肘，用健侧上肢前臂托住患侧肘关节；将健侧下肢插入患侧下肢下方；在身体旋转的同时，用健侧下肢搬动患侧下肢，翻向健侧。

● 截瘫患者（以向右侧翻身为例）：头、颈屈曲，双上肢甩向左侧，以获得向右翻转的动力；左上肢屈曲，肩胛带前伸、上旋从左侧迅速甩向右侧；躯干、骨盆向右旋转，身体重心向右移；左髋屈曲、内收，膝屈曲跨过右侧腿；在下面的右腿髋屈曲，髋和骨盆后旋增加基底支撑面；一旦身体移至右侧，立即移开压在身体下方的手臂。

> 注意：对于上肢不能屈、伸的患者，治疗人员应握住患者的手，并护其臂前伸，帮助完成仰卧位至俯卧位的翻身训练。

2）卧位 - 坐位转移训练：

● 偏瘫患者：头、颈和躯干向上方侧屈，下面的臂外展放于胸前，提供支撑点，上面的腿跨过下面的腿，同时将身体重心前移至床边，用上面的上肢支撑床面侧屈起身。

● 截瘫患者：在腹肌肌力不足时，可以采用手拉一端固定于床尾的绳梯，或固定于床上方的吊绳，使上身抬高坐起（也可以借助固定于床两侧的横杠扶栏，支撑上身坐起）。

3）坐位转移训练：

● 轮椅（或椅）- 椅转移训练：轮椅（椅）椅转移训练是坐位下最典型的转移动作训练，患者在此训练中不需要完全站起来，因此，使用轮椅的患者一旦掌握了这一基本转移技术后，即可完成轮椅至床、坐厕、地面、浴盆等实用性转移，由此而提高日常生活能力，提高生存质量。具体包括成角转移训练、侧方转移训练、滑板转移、错车式转移等形式。

● 轮椅 - 床转移训练：对于偏瘫患者，上述轮椅（或椅）- 椅转移训练即可达到轮椅床的转移，但对于截瘫患者，则可能需要双足不离开地面条件下的轮椅 - 床转移训练。具体包括前向转移训练，后向转移训练等。

4）坐位 - 站立位转移训练：

● 偏瘫患者：先将足跟移动到膝关节重力线的后方，双手十指交叉相握，病侧拇指在上，双臂前伸，上身前倾，重心前移，臀部离开座椅，然后将手臂突然上举，利用手臂上举的惯性和股四头肌收缩，完成站立动作。

● 截瘫患者：可使用矫形器坐起站立，先用双手支撑椅子站起，膝关节向后伸，锁定膝关节保持站立稳定。用膝踝足支具者，锁定膝关节后，可以开始步行。

（八）步行功能训练

1. 定义

步行是指通过双脚的交互移动，来安全、有效的转移人体的一种活动。人在正常的条件下移动身体，交替迈出脚步的定型姿态，称为自然步态。影响步行能力和步态的因素，包括肌力、平衡能力、协调能力、肌张力、感觉功能及空间认知功能、中枢控制等。在进行步行功能训练时，要注意评定患者步行障碍的原因，针对病因和问题设计训练方案，同时不能忽视对脊柱核心稳定性的训练，同时也要考虑步行过程中预防运动损伤、降低能量消耗等方面。

2. 适应证与禁忌证

（1）适应证：肌肉骨骼系统疾病，包括伤病、骨关节疾病引起的步行功能减退（如截肢、骨折、关节炎、手外伤、烧伤等）等；神经系统疾病，包括疾病造成的步行功能减退等。

（2）禁忌证：关节不稳，骨折未愈合又未做内固定，急性渗出性滑膜炎，严重疼痛，关节活动范围极度受限，急性扭伤，骨关节肿瘤，病情尚不稳定者（如不稳定性心绞痛等）。

3. 作用

步行是人体转移的基础，是提高患者日生活活动能力的重要保障。步行训练是一种综合的训练手段，在步行训练前，应统筹考量患者的肌力情况、平衡能力、协调能力、上肢的支撑、下肢的负重、肌张力、感觉功能及空间认知功能、中枢控制等。

4. 训练方法

（1）平衡杠内的步行训练：包括四点步训练，摆至步训练和摆过步训练。

1）四点步训练：

这是可在平衡杠内最先进行的步行训练项目。以左腿向前迈步为例，患者右手沿平衡杠向前伸出15 cm距离，左手置于同侧髋关节稍前处，重心移至右腿，使右髋关节与同侧足、膝和踝部在同一条垂直线上。左肩稍前伸，左手支撑并使左肩下降，将左下肢向上提起，左下肢上提后向前摆动，迈出的步子足够大后，将左下肢放下（注意开始训练时步子要小，但迈出的脚一定要落在同侧手所处位置之前）。将重心移至左腿；左手沿平衡杠向前移动，做好迈出右腿的准备（注意，此时应避免骨盆的旋转偏移）。

2）摆至步训练：

患者首先将躯干于过伸位保持平衡，双手分别或同时沿平衡杠内向前伸出，距离足趾约15 cm；身体前倾，使头和肩位于手的上方，然后提起双足，并向前摆动使双腿正好落在手的后方。

注意：完成此动作时，双下肢提起后要很快放下，否则摆动距离过大可使双足落在双手的平齐或之前的位置。

3）摆过步训练：

患者将双手沿平衡杠向前伸（同摆至步时），身体前倾，双手持重，在平衡杠上做支撑动作。肩胛带下降，将双下肢提起并向前摆动，双足落在手的前方，距离手的位置约等于摆动前与手之间的距离。做支撑动作并向前摆动下肢时，保持髋关节过伸、头部伸展、双肩后缩，依靠双手支撑向前移动躯干，同时肘关节伸展、双肩内收，当双足稳定地持重之后，双手沿平衡杠向前移动，准备迈出下一步。

注意：这是截瘫患者行走中最快最实用的步行方式，但需要患者具备较高的平衡能力。

（2）使用助行器的步行训练：患者应了解助行器的作用，同时掌握助行器的使用方法。

1）助行器：

助行器是由铝合金等质地轻而坚固的材料所制成的，框架式、带有四个支点支撑地面的行走辅助具。助行器的框架构成，三面有围栏，而一侧开放，以便患者出入。支点支撑为患者提供较大的稳定支持，因此，助行器特别适用于上肢运动功能良好但下肢运动功能障碍较重，或平衡功能相对较差的患者。患者可借此完成为行走做准备的站立训练和早期的行走训练，同时助行器还可部分减少患者患侧下肢的承重。此外，身体较为虚弱的患者、单侧或双侧下肢力弱的患者、行动迟缓的老年人，也可借助助行器行走。

2）使用助行器：

患者站立于助行器框架之中，双眼平视前方，双手扶握助行器两侧的扶手，适当向前搬动助行器，使前横栏距身体约一步距离（注意，助行器四个支点须同时着地）。患侧下肢向前移动一小步，脚踏地面，站立，双手用力下压扶手，支撑体重，以使体重不要落在患侧下肢；再向前迈出健侧下肢，将健侧下肢靠于患侧下肢附近；然后再向前搬动助行器，如此反复。在整个训练过程中，治疗师应注意患者的下肢不要超越前横栏，否则会使助行器所提供的支持和稳定基础降低，患者的体重会过多地转移到该下肢。

（3）使用拐杖的步行训练：使用拐杖的步行训练方法较多，具体可根据患者的功能情况选择。常用的使用拐杖的步行训练方法如下。

①交替拖地步行：将一侧拐向前方伸出，再伸另一侧拐，双足同时拖地向前移动至拐脚附近。

②同时拖地步行：双拐同时向前方伸出，双足拖地移动至拐脚附近。

③摆至步：这是开始步行训练时常用的方法，主要利用背阔肌进行，步行稳定，在不平的路面也可进行，但速度较慢，适用于双下肢完全瘫痪而使下肢无法交替移动的患者。训练时，患者先将双拐同时向前方伸出，然后支撑身体重心前移，使双足离地，下

肢同时摆动，将双足摆至双拐落地点的邻近着地。

④摆过步：常在摆至步可顺利完成后进行，是拄拐步行中最快速的移动方式，姿势也较美观。适用于双下肢完全瘫痪，上肢肌力强壮的患者。主要用于路面宽阔，行人较少的场合，练习时，患者先将双拐同时向前方伸出，然后支撑身体重心前移，使双足离地，下肢向前摆动，将双足越过双杖落地点的前方并着地，再将双拐向前伸出，以取得平衡。注意在摆动时，容易出现膝关节屈曲、躯干前屈而跌倒的危险，应特别加强保护。

⑤四点步：为一种稳定性好、安全而缓慢的、接近自然行走的步行方法，适用于上抬骨盆肌的肌力较好的双下肢运动障碍者，下肢无力的患者和老年人。训练时，步行顺序为左拐、迈右腿、伸右拐、迈左腿；每次仅移动一个点，始终保持四个点在地面，如此反复进行。

⑥两点步：常在掌握四点步后训练，两点步与正常步态基本接近，且步行速度较快，但稳定性比四点步稍差，适用于一侧下肢疼痛需要借助于拐杖减轻其承重，以减少疼痛的刺激的患者。训练时，侧拐与对侧足同时迈出为第一落地点，然后另一侧拐与其相对应的对侧足再向前迈出作为第二落地点。

⑦三点步：是一种快速移动、稳定性良好的步行方法，适用于一侧下肢运动功能正常，能够承重，另一侧不能承重（如一侧下肢骨折，小儿麻痹症后一侧下肢麻痹等）的患者。训练时，先将双拐向前伸出，然后双拐支撑体重，迈出患侧下肢，最后迈出健侧下肢。

（4）使用手杖的步行训练：常在持双拐步行后向独立步行过渡时采用。

1）手杖三点步：

● 常用的手杖三点步的步行顺序为：手杖，患侧下肢，健侧下肢。即患者先伸出手杖，然后迈出患侧下肢，最后迈出健侧下肢。由于这一方式在一点运动时，总有其余两点在支持（迈出健侧下肢时，有手杖和患侧足两点起支撑作用），因此，稳定性较好，偏瘫患者如不加指示，大部分会采用这种步行方式。

● 手杖、健侧下肢、患侧下肢的三点步方式具有一定的稳定性，但仅有少数患者采用，即先伸出手杖，然后迈出健侧下肢，最后迈出患侧下肢。这种方式可依据健侧足最后的落点进一步分为后型（健侧足落在患侧足后方）、并列型（健侧足与患侧足平齐）和前型（健侧足落在患侧足前方）3种。一般恢复早期常用后型，以后可过渡至并列型和前型。

2）手杖两点步：

当患者具有一定的平衡功能，或在较好地掌握手杖三点步行后，可进行手杖两点步行训练。此种步行速度快，有较好的实用价值。训练时，患者在手杖伸出的同时，将患足迈出，并支撑体重，然后再迈出健足。在此过程中，手杖与患足作为一点，健侧足作为一点，交替支撑体重，完成步行。

第 2 节　物理因子治疗

一、电疗法

电疗法是指应用电流或电磁场，预防和治疗疾病的方法，通常包括直流电疗法、低频电疗法、中频电疗法和高频电疗法等。

（一）直流电疗法

1. 定义

直流电是一种方向固定不变，强度也不随时间变化的电流，又称恒流电流或稳恒直流电。直流电疗法是将低电压的平稳直流电，通过人体一定部位，以治疗疾病的方法。

2. 作用

直流电疗法具有镇静、止痛、消炎，促进神经再生和骨折愈合，调整神经系统和内脏的功能，提高肌张力等作用。

3. 适应证和禁忌证

（1）适应证：神经（根）炎，自主神经功能紊乱，周围神经损伤疾病，各类关节炎，慢性炎症浸润，静脉炎，瘢痕，粘连等。

（2）禁忌证：高热、恶病质、心力衰竭、出血倾向、直流电过敏等。

（二）低频电疗法

1. 定义和特点

将频率 1000 Hz 以下的脉冲电流，称作低频电流，或低频脉冲电流。低频电流具有以下特点：①电解作用较直流电弱，有些电流无明显的电解作用；②对感觉神经和运动神经都有强的刺激作用；③无明显热作用。

应用低频脉冲电流治疗疾病的方法，称为低频电疗法，又称低频脉冲电疗法。低频电疗法，包括神经肌肉电刺激疗法、经皮电刺激神经疗法、电体操疗法、功能性电刺激疗法、痉挛肌电刺激疗法、感应电疗法、电兴奋疗法、电睡眠疗法、间动电疗法、超刺激电疗法、直角脉冲脊髓通电疗法、脊髓电刺激疗法、微电流疗法高压脉冲电疗法等。

2. 作用

低频电疗法的作用包括：①兴奋神经肌肉组织；②镇痛；③进局部血液循环；④促进伤口愈合；⑤促进骨折愈合；⑥消炎；⑦镇静催眠。

3. 适应证和禁忌证

（1）适应证：①止痛作用与促进血液循环　各种扭挫伤、肌筋膜炎、瘢痕、粘连、慢性炎症等软组织疾病；颈椎病、腰椎间盘突出症、各种骨关节疾病、脉管炎等血管疾病等；②兴奋神经肌肉　各种神经炎、脑与脊髓损伤所致的肢体瘫痪、废用性肌萎缩、尿潴留、肌张力低下、弛缓性便秘、癔症性瘫痪、外周神经损伤等。

（2）禁忌证：出血倾向、癫痫、传染性疾病；各种重要脏器疾病急性进展期和危重期；金属异物、结核病灶局部、安装心脏起搏器；心前区、颈动脉窦区、体腔、孕妇腰腹部等特定部位；皮肤过敏、破损、感染、皮疹等区域。

（三）中频电疗法

1. 定义

将频率 $1 \sim 100\,kHz$ 的脉冲电流称作中频电流，用中频电流治疗疾病的方法叫作中频电疗法。中频电疗法，包括等幅中频电疗法、低频调制中频电疗法、干扰电疗法、音乐电疗法等。

2. 作用

（1）镇痛：中频电作用的局部皮肤，痛阈明显增高，显示中频电有良好的镇痛作用。尤其是低频调制的中频电作用最明显，具有即时止痛及后续止痛作用。目前认为中频电治疗后的止痛机制，主要与电流作用后，改变了局部的血液循环，使组织间、神经纤维间水肿减轻，组织内张力下降，使因缺血所致的肌肉痉挛缓解，缺氧状态改善，以及促进钾离子、激肽、胺类等致痛化学物质清除有关。

（2）促进血液循环：中频电流，特别是由 $50 \sim 100\,Hz$ 低频调制的中频电流，有明显的促进局部血液和淋巴循环的作用，可使皮肤温度上升、小动脉和毛细血管扩张，开放的毛细血管数目增多。

（3）锻炼骨骼肌：低频调制的中频电流与低频电流的作用相仿，能使骨骼肌收缩，因此，常用于锻炼骨骼肌。此外，中频电流较低频电流具有以下优势：①对皮肤感觉神经末梢的刺激小，又无电解作用，较有利于长期治疗；②人体对此电流耐受性好，电流渗透度大，尤其对深部病变效果较好。

（4）软化瘢痕：等幅中频电流（音频电）有软化瘢痕和松解粘连的作用。

3. 适应证和禁忌证

（1）适应证：主要包括以下内容。

①等幅中频电疗法（音频电疗）：术后早期应用，有预防瘢痕增生的作用，常用于各类瘢痕、肠粘连、声带小结、因瘢痕而引起的痒痛等治疗。

②干扰电疗法：各种软组织损伤，肩周炎，关节痛，肌肉痛，神经痛，局部血循环障碍性疾病，废用性肌萎缩，胃下垂，习惯性便秘及锻炼失神经肌肉等。

③调制中频电疗法：锻炼肌肉，防止肌肉萎缩，提高平滑肌张力；调节自主神经功能；小腿淋巴淤滞；输尿管结石；中心性视网膜炎及视神经炎等。

（2）禁忌证：急性化脓性炎症，安装心脏起搏器，治疗部位有较大金属异物，孕妇等。

（四）高频电疗法

1. 定义

高频电流是指频率高于 100 kHz，具有以下特点：①热效应与非热效应；②治疗时电极可以离开皮肤；③对神经–肌肉无兴奋作用。应用高频电流治疗疾病的方法称为高频电疗法。

2. 作用

（1）消炎作用，特别是对急性化脓性炎症有良好的效果。在治疗急性炎症时，小剂量有明显的消炎作用，大剂量有时反可使病情恶化。

（2）扩张肾血管，解除肾血管痉挛，使尿量增加，尿蛋白降低。

（3）降低血管张力，使小动脉毛细血管扩张，组织细胞营养改善。

（4）降低神经系统的兴奋性，作用于颈交感神经节，可使高血压患者血压下降。

（5）加强结缔组织再生，促进肉芽组织生长。

3. 适应证和禁忌证

（1）适应证：①急性、亚急性炎症，特别是对化脓性炎症；②各种创口及溃疡；③急性、亚急性肾炎，急性肾功能衰竭引起的少尿、无尿；④血管和某些自主神经功能紊乱的疾病，如闭管性脉管炎、血栓性静脉炎等；⑤疼痛性疾病，如神经痛、肌痛等。

（2）禁忌证：活动性肺结核，安装心脏起搏器、心脏瓣膜置换者，孕妇，心力衰竭，出血倾向，恶性肿瘤等。

二、磁疗法

1. 定义

利用磁场作用于人体治疗疾病的方法，称为磁疗法，亦称磁场疗法。主要有静磁场治疗，脉动磁场治疗，低频及高频交变磁场治疗等。

2. 作用

磁疗法的作用包括：①止痛作用；②镇静作用；③消炎作用；④消肿作用。

3. 适应证和禁忌证

（1）适应证：高血压，冠心病，急性胃炎，慢性结肠炎，急性软组织损伤，肩周围炎，网球肘，腱鞘炎，血肿，滑囊炎，三叉神经痛，枕大神经痛，眶上神经痛，单纯婴儿腹泻，颞颌关节功能紊乱，冠周炎等。

（2）禁忌证：出血或有出血倾向，高热，孕妇，体质衰弱或过敏体质者。

三、超声波疗法

1. 定义

频率高于 20 kHz 的声波，称为超声波。理疗中常通过 500 ～ 5000 kHz 的超声波作用于人体以治疗疾病，这种方法称为超声波疗法。该疗法主要采用局部直接治疗，沿神经干治疗，以及神经反射治疗。

2. 作用

超声波作用于人体组织，产生机械作用、热作用和空化作用，使人体局部组织血流加速，血液循环改善，血管壁蠕动增加，细胞膜通透性加强，离子重新分布，新陈代谢旺盛，组织中氢离子浓度减低，酶活性增强，还可以使组织再生修复能力加强，肌肉放松、肌张力下降，减轻或缓解疼痛。

3. 适应证和禁忌证

（1）适应证：各类软组织扭挫伤，乳腺炎，瘢痕，组织内硬结，前列腺炎，肾与输尿管结石，各类骨关节病，颈腰椎病，各类脉管炎，消化道溃疡，慢性胃炎，便秘，胆囊炎，脑卒中，脊髓损伤，各类神经痛，周围神经损伤，瘙痒症，鼻窦炎，耳聋，颞颌关节功能紊乱，视网膜病变及眼内病变等。

（2）禁忌证：活动性肺结核，严重心脏病，急性化脓性炎症，恶性肿瘤局部（高强度聚集超声波治疗肿瘤时除外），出血倾向，孕妇下腹部，儿童骨骺部位。

四、光疗法

利用各种光辐射作用于人体以治疗疾病的方法，称为光疗法。常用光线为红外线、紫外线、激光等，对应分别是红外线疗法、紫外线疗法，以及激光疗法等。

（一）红外线疗法

1. 定义

应用电磁波谱中的红外线部分治疗疾病的方法，称为红外线疗法。红外线为一种不可见光线，波长为 0.76 ～ 400 μm。根据波长，可将红外线分为短波红外线（0.76 ～ 1.5 μm）和长波红外线（1.5 ～ 400 μm）。

2. 作用

红外线疗法的作用包括：①改善局部血循环，促进炎症消散；②降低神经兴奋性、镇痛、解痉；③减少渗出，促进肉芽生长，加速伤口愈合；④促进血肿消散；⑤减轻术后粘连，软化瘢痕，减轻瘢痕挛缩。

3. 适应证和禁忌证

（1）适应证：各种亚急性及慢性损伤和炎症，浸润块，硬结，肠粘连，肌痉挛，电刺激及按摩前准备，主被动功能训练前准备等。

（2）禁忌证：急性损伤，化脓性炎症，循环障碍，局部皮肤感觉障碍，血栓性深静脉炎，认知功能障碍，恶性肿瘤，水肿及出血倾向，老弱年幼患者等。

（二）紫外线疗法

1. 定义

紫外线疗法指采用紫外线治疗患者的方法。紫外线是指在紫光外，波长范围为 400～180 nm 的不可见光。医用紫外线常分为三段：长波紫外线 400～320 nm，中波紫外线 320～280 nm，短波紫外线 280～180 nm。由于短波紫外线治疗仪操作简便，目前临床最为常用。

2. 作用

紫外线疗法的作用包括：消毒杀菌，改善伤口的血液循环，刺激并增强机体免疫功能，镇痛，预防和治疗佝偻病、软骨病等。

3. 适应证和禁忌证

（1）适应证：疖，痈，蜂窝织炎，丹毒，乳腺炎，淋巴结炎，静脉炎，软组织急性化脓性炎症，伤口感染，伤口延迟愈合，皮下瘀血，急性关节炎，急性神经痛，肺炎，体腔急性感染，溃疡等。

（2）禁忌证：恶性肿瘤，出血倾向，活动性结核，急性湿疹，红斑狼疮，日光性皮炎，血卟啉病，色素沉着性干皮症，皮肤癌变，血小板减少性紫癜，光过敏症。

五、热疗法

热疗法是以各种热源为介质，将热直接传导给机体，从而达到治疗疾病的一种治疗方法。常用的种类有石蜡疗法，湿热敷疗法，蒸汽熏蒸疗法等。

（一）石蜡疗法

1. 定义

石蜡疗法是利用加热融化的石蜡为介质，将热能传导至机体的一种治疗方法。

2. 作用

（1）作用因素：包括温热，机械和化学作用。

①温热作用：石蜡具有热容量大、蓄热能力好、导热性小等特性，因此，石蜡温热作用较深，可达皮下 0.2～1 cm，能使皮肤耐受较高温度且保持较长时间。治疗后局部温度很快升高 8～12℃，经过 5～12 分钟后皮温缓慢下降，在 30～60 分钟内保持较高的温度。

②机械作用：石蜡具有良好的可塑性与黏滞性，能与皮肤紧密接触，同时随着温度降低、冷却凝固、体积缩小，产生对组织轻微的挤压，从而产生一种机械压迫作用，促进温热向深部组织传递。

③化学作用：石蜡对人体的化学作用很小，并且其化学作用取决于石蜡中矿物油的含量和成分，医用高纯度石蜡，含油量 0.8%～0.9%，对皮肤瘢痕有润泽作用，可使之柔软、富有弹性。如果在石蜡中加入某种化学或油类物质，治疗时能产生相应的化学作用。

（2）生物学效应和治疗作用：主要包括改善局部血液循环和促进皮肤瘢痕组织恢复的作用。

①改善局部血液循环，促进水肿、炎症消散。蜡疗的温热作用会使局部毛细血管扩张、血流加快，改善局部血液及淋巴循环，有利于组织对营养物质的吸收和代谢产物的排出，从而起到抑制炎症发展、促进组织愈合的作用。石蜡的机械压迫作用也可使皮肤毛细血管轻度受压，能防止组织内淋巴液和血液的渗出。例如：用于治疗急性扭挫伤，可减轻软组织肿胀，促进炎性浸润消散吸收，并有良好的止痛作用。

②促进上皮组织生长、创面愈合，软化松解瘢痕组织及肌腱挛缩。石蜡本身的油质和其冷却凝固时对皮肤的压迫，可使皮肤保持柔软、弹性，防止皮肤过度松弛和形成皱褶，提高皮肤紧张度，对瘢痕、肌腱挛缩等有软化及松解作用，并可减轻因瘢痕挛缩引起的疼痛。石蜡中的某些碳氢化合物能刺激上皮生长，加速表皮再生过程和真皮结缔组织增生的过程，故能促进创面愈合。

2.适应证和禁忌证

（1）适应证：石蜡疗法适用于多种疾病。

①软组织扭挫伤，腱鞘炎，滑囊炎，腰背肌筋膜炎，肩周炎。

②术后，烧伤，冻伤后软组织粘连，瘢痕及关节挛缩，关节纤维性强直。

③颈椎病，腰椎间盘突出症，慢性关节炎，外伤性关节疾病。

④周围神经外伤，神经炎，神经痛，神经性皮炎。

⑤慢性肝炎，慢性胆囊炎，慢性胃肠炎，胃或十二指肠溃疡，慢性盆腔炎。

（2）禁忌证：存在以下情况者，不适宜应用石蜡疗法。

①皮肤对蜡疗过敏者。

②高热，急性化脓性炎症，厌氧菌感染。

③妊娠，肿瘤，结核病，出血倾向，心功能衰竭，肾衰竭。

④温热感觉障碍者，1岁以下的婴儿。

（二）湿热袋敷疗法

1.定义

湿热袋敷疗法，又称为热包疗法，也称热袋法，是利用热袋中的硅胶加热后散发出的热和水蒸气，作用于机体局部的一种物理疗法。

2.作用

湿热袋中硅胶颗粒中含有许多微孔，在水箱中加热时，会吸收大量的热和水分，治疗时再缓慢释放出热和水蒸气。其主要治疗作用为温热作用，且温热作用较深和持久。可以使局部血管扩张、血液循环加强，进而促进代谢、改善组织营养；使毛细血管通透性增高，促进渗出液的吸收，消除局部组织水肿；降低末梢神经的兴奋性，降低肌张力、缓解疼痛；软化、松解瘢痕组织和挛缩的肌腱。

3.适应证和禁忌证

（1）适应证：软组织扭挫伤恢复期，肌纤维组织炎，肩关节周围炎，慢性关节炎，关节挛缩僵硬，坐骨神经痛等。

（2）禁忌证：同"石蜡疗法"中的"禁忌证"。

（三）蒸汽熏蒸疗法

1.定义

蒸汽熏蒸疗法是利用蒸汽作用于身体，以防治疾病和促进康复的一种物理疗法。常用的主要有局部熏疗法和全身蒸汽浴疗法。

2.作用

（1）热传导作用：使局部毛细血管扩张、血液循环加速、细胞的通透性加强，从而有利于血肿的吸收和水肿的消散。还可以促进新陈代谢，加强巨噬细胞的吞噬能力，发挥消炎作用。

（2）气流颗粒运动的作用：气流中微小的固体颗粒对患处起到按摩、刺激、摩擦等机械治疗作用此外，还有软化、松解瘢痕组织和挛缩肌腱，降低末梢神经的兴奋性，减低肌张力，解痉、镇痛作用。

（3）独特的药物治疗作用：可根据病情，选择不同的药物配方进行治疗，以达到消炎、消肿、镇痛等治疗作用。

3.适应证和禁忌证

（1）适应证：风湿性关节炎，急性支气管炎，感冒，高血压病，神经衰弱，营养性水肿病，皮肤瘙痒症，结节性红斑，荨麻疹，慢性盆腔炎，功能性闭经，腰肌劳损，扭挫伤，瘢痕挛缩等。

（2）禁忌证：严重心血管疾病，孕妇，恶性贫血，月经期，活动性肺结核，高热患者禁用；年老、体弱者慎用。

六、冷疗法

1. 定义

冷疗法是应用比人体温度低的物理因子（冷水、冰等），刺激皮肤或黏膜以治疗疾病的一种物理治疗方法。冷疗温度通常为0℃以上、低于体温，它作用于人体后，不会引起组织损伤，而是通过寒冷刺激引起机体发生一系列功能改变，来达到治疗疾病目的。

2. 作用

（1）对神经系统的作用：包括提高和抵制神经兴奋两方面作用。

①兴奋作用：瞬时间的寒冷刺激，可使神经兴奋性增高。例如急救时用冷水喷面，能促进昏迷患者的苏醒；常用冷水冲浴可以起到强健身体的作用。

②抑制作用：持续的冷作用会使神经的兴奋性降低。当皮肤感受器受到持续的冷作用时，首先引起神经的兴奋，接着抑制，最后麻痹，使得肢体暂时丧失功能。

（2）对血液循环系统的作用：包括促进和仰制血液循环两方面作用。

①促进作用：短时间的冷刺激后，受刺激部位的血液循环得到改善，皮肤出现反应性充血，皮肤发红、皮温升高，进而防止局部组织因缺血而导致损伤。例如，用冷袋短时间外敷于下肢静脉曲张患者的膝关节部，可以改善静脉血液回流，但应避免因冷作用时间过长导致静脉血液淤滞。

②抑制作用：当较长时间冷疗（超过15～30分钟），皮肤冷却到8～15℃时，血管的舒缩力消失，小静脉及毛细血管扩张，外周血流量明显减少，皮肤发绀变冷。由于冷刺激可以改变血管的通透性，防止水肿和渗出，因此，治疗对急性期炎症性水肿、创伤性水肿及血肿的消退，有着良好的疗效。

（3）对肌肉的作用：具有兴奋和抑制骨骼肌收缩两方面作用。

①兴奋作用：短时间的冷刺激，对肌肉组织有兴奋作用，可促进骨骼肌收缩。

②抑制作用：长时间的冷刺激，可使肌梭传入纤维、运动神经元的活动受到抑制，骨骼肌的收缩期、舒张期及潜伏期延长，降低了肌张力，进而缓解了肌肉痉挛。

（4）对皮肤及组织代谢的作用：具有降低皮肤温度、影响组织代谢的作用。

①降低皮肤温度：局部的冷刺激首先引起皮肤、肌肉和关节等组织的温度降低。皮肤温度在降至冰点前出现刺痛感，皮肤血管收缩，触觉敏感度降低，进而皮肤麻木；降至冰点，皮肤骤然变白而发硬；温度继续降低，皮肤组织则出现苍白坚硬并轻度隆起，这种现象称为凝冻，短暂的皮肤凝冻后可恢复正常，严重的则发生水疱等损伤。

②影响组织代谢：由于冷疗时局部组织的温度降低，组织的代谢率下降，耗氧量减少，同时炎性介质活性降低，代谢性酸中毒也可减轻。

（5）对炎症的影响：冷疗可以促进局部组织血管收缩，降低组织代谢，从而抑制血管的炎性渗出和出血，并可缓解疼痛。因此，冷刺激对急性炎症有着较好的治疗作用。但是，对于亚急性炎症患者，冷疗可能造成局部组织的损害。

3. 适应证和禁忌证

（1）适应证：冷疗法适用于疼痛，软组织损伤等多种情况。

①疼痛和痉挛性疾病：落枕，急性腰扭伤，肩痛，颈椎病，残肢痛，瘢痕痛，偏头痛，偏瘫或截瘫后肌肉痉挛等。

②软组织损伤：用于运动损伤早期血肿、水肿的急救处理和恢复期的消肿止痛，如韧带，肌肉，关节的扭挫伤，撕裂伤，纤维织炎，肌腱炎，滑囊炎等。

③内脏出血：肺出血、食管出血、胃十二指肠出血等，用体腔循环冷疗法对出血部位进行局部冷疗，可以有效地控制出血；脑卒中的患者在急性期对头部进行冷敷，也可以减少颅脑损伤。

④烧伤烫伤的急救：冷疗适用于烧伤面积在 20% 以下、Ⅰ～Ⅲ度烧伤，四肢部位的烧伤、烫伤，可在损伤早期冰水浸泡损伤部位，直至疼痛消失。

⑤早期蛇咬伤的辅助治疗。

⑥其他：如高热、中暑的物理降温；扁桃体术后喉部出血水肿；类风湿关节炎，重型颅脑损伤的亚低温治疗；由寒冷引起的支气管哮喘、寒冷性荨麻疹等，用冷疗行脱敏治疗。

（2）禁忌证：存在以下情况者，不适宜应用冷疗法。

①内科疾病：高血压，心、肺、肾等器官功能不全者。

②过敏：冷变态反应，对冷过度敏感，致冷血红蛋白尿患者。

③局部感觉及血液循环障碍：血栓闭塞性脉管炎，雷诺病，皮肤感觉障碍，断肢再植术后等。

④其他：言语、认知功能障碍者慎用。

第三篇
作业治疗

第 1 章

概　述

第 1 节　作业治疗的定义

一、作业疗法定义

世界作业疗法师联盟（WFOT）对作业疗法提出的最新定义为：作业疗法是一种通过作业活动，来促进健康和幸福的、以患者为中心的保健专业。其主要目的，是使患者参与到日常生活活动中。

作业治疗的定义基本上包含下列几个重要部分：

（1）作业治疗是一门专业的学科，必须在受过专业训练的作业治疗师指导下进行。

（2）以作业活动为媒介。

（3）针对的是日常生活作业功能，包括自我照顾、工作及休闲，可将作业作为作业治疗的最终目的。

（4）要求患者主动参与治疗活动，学习或再学习新的或失去的技能。最终的目的是预防伤病带来的残疾和残障、维持健康、提高生活独立程度以及生活质量，使患者可参与社会活动，并对社会做出贡献。

二、作业疗法分类

1. 按作业活动名称分类（见表 3-1）

表 3-1 按作业活动名称分类

1. 木工（工艺）制作	7. 日常生活活动
2. 纸黏土作业	8. 金属工艺
3. 手工艺活动	9. 书法.绘画.园艺
4. 皮革工艺	10. 陶艺
5. 游戏	11. 电器组装及维修
6. 编（钩）针	12. 认知作业

2. 按作业活动对象分类（表 3-2）

表 3-2 按作业活动对象分类

1. 身体障碍的作业疗法	（6）动机式访谈
（1）改善身体功能	（7）音乐治疗
（2）维持关节活动度	4. 儿童作业疗法
（3）日常生活自理	（1）保持正常姿势，促进姿势发育
2. 心理性作业疗法	（2）促进上肢功能的发育
3. 精神疾患作业疗法	（3）改善及促进感知觉及认知功能发育
（1）主动性社交治疗	（4）促进情绪稳定和提高社会适应性
（2）改变惯性训练	（5）书写准备和提高书写技能
（3）社交技巧训练	（6）家长合理指导
（4）支持性就业	5. 老年人作业疗法
（5）家庭治疗	

3. 按治疗目的和作用分类（表 3-3）

表 3-3 按治疗目的和作用分类

1. 减轻疼痛的作业	（2）钉钉了
（1）影视音乐欣赏	（3）拉锯
（2）泥塑作业	3. 增强耐力的作业
（3）绘画	（1）拉锯
（4）纸牌游戏	（2）举哑铃
2. 增强肌力的作业	（3）握力器
（1）锯木	4. 提高协调能力的作业

（1）剪纸	6.调节精神和转移注意力的作业
（2）手工	（1）拼图
（3）拧螺丝	（2）绘画
5.改善关节活动范围的作业	（3）书法
（1）磨砂板	7.改善整体功能的作业
（2）直线游戏	（1）抛接球
（3）乒乓球	（2）套圈

4.按疾病的类别分类（表3-4）

表3-4　按疾病的类别分类

1.身体障碍的作业疗法	3.发育障碍的作业疗法
2.精神障碍的作业	

5.按实际应用分类（表3-5）

表3-5　按实际应用分类

1.维持日常生活能力所需的基本作业	3.消遣性作业活动或文娱活动
2.贡献性的作业活动	4.矫形器和假肢训练

三、作业疗法的适应证

（1）神经科疾病：脑卒中，脑外伤，脊髓损伤，中枢神经系统退行性病变，周围神经疾患等。

（2）内科与骨科疾病：类风湿性关节炎，骨关节病，冠心病，心肌梗死，糖尿病。

（3）儿科疾病：脑瘫，小儿麻痹后遗症，小儿发育迟缓。

（4）外科疾病：骨折，截肢，手外伤，股骨头置换术后，腰腿痛，手术后瘢痕，烧伤后瘢痕，关节僵硬与挛缩，功能障碍。

第 2 节　作业治疗的内容

一、作业治疗师的职责和主要工作内容

1. 作业治疗师的职责

（1）功能检查及评定。

（2）指导患者进行 ADL 训练、直觉训练、感觉训练。

（3）指导患者进行认知功能训练。

（4）指导患者进行家务活动能力训练。

（5）了解及评价患者家居房屋的建筑设施条件，如有对患者构成障碍与不便之处，提出重新装修的建议。

2. 作业治疗师的工作内容

（1）评定：评定需要贯穿治疗全程，治疗师判定一个人在意外或疾病发生前的生活角色和工作，以及他所期望的康复后期生活。治疗师和患者共同探寻患者日常生活活动中，个人和环境中的有利因素和不利因素，从而找出解决方法。

（2）设定预期目标：包括设定短期目标和长期目标。目标应符合患者所处阶段、习惯、角色、生活方式、个人喜好和环境等方面的要求。

（3）制定治疗方案：根据评定制定方案，包括预防对策在内的、以目标为导向的治疗程序。方案实施一段时间，要根据患者的情况对治疗方案做出调整，一个完整的治疗方案通常要经过多次的调整。

（4）合作：作业治疗师要充分认识到团队工作的重要性。与其他专业人士、患者家属、护工、志愿者之间合作和相互协调，对患者全面康复的实现具有重要意义。

二、作业疗法的目的、特点和服务内容

1. 作业疗法的目的

（1）提高日常生活活动的自理能力。

（2）为患者设计及制作与日常生活活动相关的各种辅助用具。

（3）恢复或改善心理与躯体功能。

（4）提供患者职业前技能训练。

（5）恢复生活工作的信心，辅助心理治疗。

2. 作业疗法的特点

（1）重视精神和躯体两方面的障碍。

（2）以许多作业活动为治疗、训练的手段。

（3）以调动被治疗者的自身潜能为出发点。

（4）按照被治疗者的实际情况及需求，提出治疗方案，充分利用促进身心健康的各种辅助和代偿方法及手段。

3. 作业疗法的服务内容

（1）直接服务：包括评定与制订治疗计划，解释说明、指导教育及提供援助，治疗，辅助用具和环境改造的指导。

①评定与制订治疗计划：评定指治疗师与康复对象进行交谈，并对康复对象进行观察、测量，通过评定量表将相关信息进行总结，并根据综合评定制定作业治疗的近期目标、远期目标，以及制订身体的治疗计划。

②解释说明、指导教育及提供援助：为了便于康复对象的理解并配合治疗，不论是康复治疗前还是康复治疗中，治疗师都要向康复对象解释说明治疗方案，即将要采取的治疗手段，并提前告知在治疗中需要注意的方面，还要向家属和其他相关的人员进行指导教育。

③治疗：根据不同的治疗目标，选择不同的手法治疗和器械治疗。

④辅助用具的调整和环境改造的建议：辅助用具，包括矫形器、假肢、轮椅、自助具等。在教患者使用辅助用具之前，要先确定其安全性和实用性，再根据患者身体的具体情况，对辅助用具进行长度、宽度、形状的调整。

（2）间接服务：包括会议，工作记录，器械的保养及卫生管理。

①会议：包括评定会和专业研讨会两种方式。

● 评定会：评定会由康复医生主持，要求康复治疗小组全体成员参加，包括物理治疗师、作业治疗师、言语治疗师、心理治疗师、康复护士等。在康复初期（入院到一个月）进行评定，通过评定会可以掌握患者存在的问题点，确定康复目标，制订治疗计划。在康复中期（治疗开始一个月到两个月后）评定会，报告治疗的经过，指出需要改善的部分和存在的问题，对康复目标进行修正，提出下一步治疗的计划与建议。康复末期（出院前）评定时，应总结康复治疗计划，对于居家活动给出合理化建议。

● 专业研讨：由专业治疗师参加，对病历进行讨论以得出最佳的治疗方案，从而制定出更适合患者治疗计划的专业性会议。

②工作记录：工作记录至少应保存五年，通常这些记录存放于作业治疗室（OT科室）内部，并不进入到医院的大病历，病历只保存初、中、末三期评定的结果。

③器械的保养及卫生管理：仪器设备的管理及保养应配备专职人员，并制定相应的使用规程。

第 2 章

作业治疗技术

第 1 节　作业疗法的治疗理论

一、发育模式

（1）人类神经生理学等方面的发育，与特定时代的社会语言、日常活动、社会文化技能等方面的发育是同步的。

（2）人类的发育遵循顺序性、渐进性、累积性和可预见性的原则。

（3）人类各方面（横向和纵向）的发育，必须以具备良好的人际关系为前提。

（4）人的各种能力通常都是在发育过程中自然学会的。

（5）后天的家庭、社会及环境的影响，有助于人的成长过程。

作业治疗师的工作对象是发育迟滞或功能障碍者，患者需要改变自己的生活状态，而作业治疗师则为其提供改变的条件。

二、人类作业模式

人类作业模式（Model of Human Occupation，MOHO）是在 20 世纪 80 年代提出的。它强调作业治疗要涉及作业的动机（Motivation）、保持作业的习惯（Routine）、作业技巧（Skilled performance），并强调人的行为与环境是动态关系，作业有助于自我组织。

MOHO 模式由三个次系统组成，包括意志力（Volition）次系统，习惯（Habit）次系统及履行能力（Performance Capacity）次系统。

- 意志力次系统：影响人们的选择、预期及理解自己的作业行为。
- 习惯性次系统：包括人的作业习惯及生活角色。
- 履行能力次系统：由人的精神（Mind）及身体（Body）构成。

在 MOHO 模式中，人是一个开放式系统（Open system），该系统包括输入、处理、输出及反馈四个环节。人的作业行为与外界环境形成互动，互动结果的信息会形成反馈，进一步推动这个互动过程，形成循环。这个循环对个人成长及发展可以是良性的，也可以是恶性的。

MOHO 模式强调人的技巧不同于能力，能力被视为基本的东西，技巧则被视为构成功能的个别动作，技巧分为动作技巧、处理技巧和沟通／社交技巧三类。能力和技巧构成职业行为，职业行为构成职业角色的参与。MOHO 模式认为当人的一个或多个次系统出现问题，可能是缺乏某些能力，或是没有足够的作业动机，或未能培养合适的习惯，就会出现作业障碍，在治疗时要评定清楚作业障碍的根源及层次，并设计出针对性的治疗。

三、人、环境与作业模式

Law 等人对 1991 年加拿大作业治疗学会提出的作业表现模式进行较大幅度修订后，于 1994 年重新提出了作业表现模式，即人、环境与作业模式（Person-Environment-Occupation Model，PEO）。1997 年再次修订成为加拿大职业行为模式（Canadian Model of Occupational Performance，CMOP），CMOP 最新的版本为加拿大作业能力模式修订版（CMOP-E），现在人们仍然使用 PEO 这个旧称来指这种模式。

PEO 模式的核心观点认为，作业表现就是人、环境及作业的相互结果。以此为基础，不单独考虑人、职业或环境因素，而是关注它们之间的相互作用，用整体模式来描述职业行为。该模式重点关注的是人有一种探索、控制及改变自己及环境的天性，人们的"生活"就是人与环境的互动过程，该过程是通过作业来表现和完成的，并且这个过程是不断变化的，人、环境与作业三者互相影响。

PEO 模式是以服务对象作为实践中心，它强调完整的人包括心灵、情感、身体结构及认知能力四方面。人是不断改变的，人拥有众多角色，且随时空场景不断变化。人能动的选择、调整自己的作业活动，能适应和改变一定的环境，当这个过程出现偏差，作业障碍就出现了。

PEO 在指导作业实践时，认为作业治疗要把患者作为中心，充分发挥人的主观能动性，根据其心灵、情感、身体结构及认知能力，在其所处环境中选择自认为有意义、有作用的作业。另外，该模式认为人、环境与作业模式在个人不同发展阶段是不断变化的，如婴童期及老年期，环境因素比成人期影响大，故而在分析环境障碍、环境改造及时空、文化场景等对人的影响时，有较好的指导作用。

四、人 – 环境 – 职业行为模式

人 – 环境 – 职业行为模式（Person-Environment-Occupational Performance Model，

PEOP）于 2005 年由 Christiansen 等提出。PEOP 模式把行为定义为"从事作业时的实际行动"，良好的作业行为是"个人及群体目标和特质，与阻碍或促进参与的环境特质间相互作用的结果"，能力、环境和所选活动之间的相互作用形成了作业行为和参与，作业行为可按作业类型和复查程度描述。该模式的中心是作业行为和参与，由人、环境和职业行为的重叠部分表示。作业行为是参与的核心部分，要求理解作业和行为，并使二者有机结合。

五、Kawa（日语，指"河流"）模式

Kawa 模式于 2000 年左右产生，2006 年由 Michaellwama 等提出。Kawa 模式引用熟悉的自然事物来比喻自我主观认识以及生活、健康和作业的意义。该模式认为生命如同一条河流，在河流模式中，以一条河流的流动比喻一个人一生的遭遇。这其中，有时会顺畅，有时会堵塞，造成堵塞的原因，可以是漂流木，也可以是岩石，抑或是河床的体积大小。

该模式有 4 个基本概念，即环境因素（物理的、社会的）、生命条件和问题、个人因素和资源、生命的运行及健康。构成河流流动的几个因素之间，是互相作用、互相影响的。河流中任何一部分的变化都会对其他组分有影响。不同的河道（作业）共同形成了河流（生活的河流），可以借用这些河道的特征（相对位置，体积，比率和清澈度）来描述作业行为。

现如今已证实通过改良特定作业（河道）而提高生活（河流）的总体质量，能够改进作业行为。当河流的能量耗尽，也就是水流全部汇入大海时，就意味着生命的结束。

第 2 节　作业疗法的常用技术

一、日常生活活动训练

1. 训练意义

（1）利用大脑中存储过的日常生活动作，促进肢体功能恢复和运动再学习。例如通过喝水、穿衣、进食等活动，增强上肢张力控制。

（2）通过反复强化日常生活活动动作训练，提高日常生活活动能力，提高患者独立性，减少对他人的依赖，提高生活信心和生活意志。

（3）不断训练掌握各类日常生活活动，更好地融入家庭生活和提高工作能力，尽早回归家庭、社会，重建快乐、独立的生活。

2. 训练方案

（1）评定和沟通：通过评定，对患者作业能力形成清晰的认知，通过沟通了解患者的需求，以及当前患者最渴望改善的功能，对该功能进行分析和分解，与患者交流训练内容，让患者理解治疗师的训练目的，以调动其积极性。

（2）设计和进行：选择有一定难度、通过自身或者和治疗师一起努力，可以完成的活动。训练前治疗师设计作业要求和目标，让患者有针对性地进行作业活动。活动中鼓励患者主动参与，并尽量选择患者感兴趣和熟悉的作业活动。

3. 作业活动分析步骤和内容

（1）活动过程分析

①提出一次活动所能达到的短期目标。

②列出活动的每一个步骤，并将其分解。

③完成这项活动需要的功能。

④分析完成这项活动所需要的外部条件。

⑤明确活动难度递增分级等。

（2）活动总结：活动结束后，与患者沟通，询问感受，之后治疗师进行活动总结，如患者运动功能有无进步，作业活动有无达到目的，并对计划进行改善。

二、针对手和上肢的康复方法

（一）剪纸活动

（1）特点：色彩鲜艳，变化多样，操作简单，材料易取。

（2）种类：阳刻剪纸，阴刻剪纸，套色剪纸，对称剪纸，图案剪纸。

（3）工具：剪刀，胶水，笔类，图案参考书等。

（4）治疗作用：包括身体和精神两方面的作用。

①身体方面：改善各个手指的屈伸功能，提高手部肌力，改善双手和手指间的协调能力，促进手眼协调能力，改善身体耐力。

②精神方面：改善理解力，提高注意力。

（二）分指板

（1）材质：木质，塑料。

（2）作用：扩大关节活动度，维持、延长肌腱长度，抗痉挛。

（3）适应证：骨折愈后，手外伤，周围神经损伤，肌腱缝合术后，偏瘫，类风湿性关节炎等。

（三）磨砂板

（1）特点：角度可调，大小各异。

（2）作用：扩大关节活动度，增加肌力和耐力。

（3）适应证：肩周炎，骨折愈后，偏瘫，截瘫，肌力低下。

（四）木钉板

（1）特点：粗细、大小不同，木钉板架的角度可调。

（2）应用：双手或单手拔插，不同体位、不同位置关系应用不同拔插方式。

（3）作用：包括感觉促进和运动促进两方面。

● 感觉方面：促进触觉、实体觉。

● 运动方面：维持扩大关节活动度，维持增加肌力、耐力，改善动作协调，提高平衡功能。

（五）治疗性运动训练

1. 主动运动

手和上肢损伤后未累及关节的患者，需要积极地进行主动活动，以利于上肢淋巴回流、控制水肿，预防软组织粘连和关节挛缩畸形。患者应注意遵医嘱进行主动活动，还应了解损伤和固定情况，以及治疗注意事项。

2. 增加肌力训练

治疗过程中，根据患者骨折或者软组织恢复情况，逐步增加肌力和耐力训练，促进患者关节活动的稳定性。训练应在无痛的前提下进行全关节范围的活动，再从抗重力到抗轻微阻力到抗中重度阻力进行训练。

3. 协调训练

患者需进行控制运动协调的训练。粗大运动协调训练可以包括斜板插木钉、套圈，精细运动协调训练可以设计打绳结、拧螺丝、翻书、点钞票等。随着肢体协调功能的改善，可逐渐增加训练难度，比如可以进行编织、木工等训练活动。

4. 感觉重塑训练

（1）感觉再教育：该训练是发展中枢感知能力和重塑感觉准确性的一种技术，在手指可以感知触觉的时候就可以开始。为了促进实体觉的恢复，患者可以先进行一系列的辨识训练，从辨识形状明显的大物体开始，逐步过渡到小物体。感知训练前，可以先看物体再进行闭眼感知，反复加强。在患者掌握形状辨别后，可以要求其区分质地不同的日常用品，用健侧手比较感觉。

（2）脱敏技术：该技术可用来降低感觉的敏感程度。训练时用不同材质的物品在患者敏感区反复摩擦，增加刺激量，反复系统的提高患者感觉阈值，患者逐渐脱敏后，再增加刺激方式，如使用电牙刷刺激等。

5. 任务导向性训练

以大脑的重塑性为基础，以动作控制为理论，进行抓握、释放物体等有目标的训练，如擦桌子、打开瓶子等功能性动作，促进上肢正确运动。

三、治疗性作业活动

（一）棋牌类作业活动

游戏活动分为智力游戏和活动性游戏，智力游戏如下棋、积木、打牌、拼图等；活动性游戏，如追逐、接力，及球、棒、绳运动等。游戏活动更多为集体活动，活动需要情节和规则，具有竞赛性。游戏作业是指通过游戏治疗疾病和进行功能训练，既可有效地增加患者的"参与"意识，还可增加与他人交流沟通的机会。常用于作业治疗的游戏包括：桌上游戏，如棋类、扑克、麻将、跳棋等；运动游戏，如套圈、飞镖、击鼓传花、丢手绢等。下面首先介绍棋类活动。

1. 常用工具及材料

各种棋（如象棋、围棋、跳棋、陆战棋、飞行棋等），棋盘等。

2. 代表性活动

（1）象棋规则为广大群众所熟悉，可用来改善思维能力和视扫描能力，或转移注意力，或仅是娱乐以放松心情、缓解紧张状态。

（2）跳棋可以改善手的灵活性和思维的敏捷性，同时还可以进行注意力和耐力的训练。

3. 活动分析

跳棋游戏参与人数必须是偶数，比如2人、4人或者6人，一方与对角线的一方进行竞技。如果患者上肢健全，但只是手指灵活性不够，则可以直接训练用手指夹持跳棋或改用筷子夹持跳棋，或者利用魔术贴增大棋子的阻力，改善手的灵活性。如患者下肢灵活度差，也可在地板铺上放大了的棋盘，用特制的、可以用脚勾的棋子进行游戏，进而训练下肢的肌力和灵活性。

4. 活动的选择与调整

活动工具可以调整，比如可改变棋盘和棋子的材料和大小，如为训练下肢，可让患者用足使用改装的棋子进行训练，如为增强手部肌力，可在棋盘和棋子加上魔术贴以增加阻力，还可使用夹子夹持跳棋进行训练，以提高手的灵活性和日常生活活动能力。体位可以选择站立位、坐位，甚至蹲位来进行训练。

注意事项

①训练时应安静，避免大声喧哗，以免影响他人正常治疗。

②患者应注意控制情绪。

③下肢应用改装的棋子进行游戏训练时，应注意安全，防止摔倒。

（二）牌类游戏作业

牌类游戏作业是中国传统的民间娱乐活动，包括扑克牌、麻将牌等。

1. 常用工具及材料

扑克牌，麻将，桌子，麻将台等。

2. 代表性活动

（1）扑克根据地区的不同，玩法不尽相同，扑克游戏可以帮助患者进行记忆和思维训练，患者可选择"拱猪""斗地主"等玩法。

（2）麻将可用于改善手的灵活性，帮助提高认知功能、促进感觉的恢复，并能改善患者的心理状态。

3. 活动分析

在进行牌类游戏时，如果患者手功能差，或是截肢，可以用持牌器代替抓握，或者改变麻将的重量和粗糙程度来调整游戏的难度。

（1）"斗地主"游戏能提高患者的兴趣，帮助训练患者的计算、记忆和思维能力，培养其团队协作精神。

（2）麻将活动可以发展手的灵活性，促进感觉功能的恢复，提高患者的认知，并能改善患者的心理状况。打麻将步骤包括洗牌、码牌、开牌、理牌、审牌、补花、行牌。

①洗牌：把牌全反扣过来，使牌面朝下。玩家双手搓动牌，使牌均匀而无序地运动。

②码牌：洗均匀之后，每人码一排，两张牌上下摞在一起为一墩，并码成牌墙，摆在自己面前，四人牌墙左右相接成正方形。

③开牌：庄家掷骰，三颗骰子的总和所得的点数是开牌的基数。以庄家为第一位，按逆时针方向顺序点数，数到点数的位置为开牌的牌墙。

④理牌、审牌、补花：分类整理手中的牌，整齐排列，审视牌势。

⑤行牌：由庄家打出第一张牌开始，包括抓牌、出牌、吃牌、碰牌、开杠（明杠、暗杠）、补牌，直至和牌或荒牌。

4. 活动的选择与调整

（1）工具的选择：手功能不佳或截肢的患者，可使用持牌器代替抓握；失明者可在牌上打上盲文；可以改变麻将的重量和粗糙程度，以改变活动难度。

（2）体位的选择：可采用站立位，坐位和轮椅坐位进行训练。

（3）活动方式的调整：根据患者的功能水平及训练目的，选择不同难度的游戏进行训练，也可以增加一些额外要求，比如说出前面所打出的主要牌等。

5. 注意事项

（1）注意游戏的时间控制，避免打乱正常的生活习惯，或影响其他治疗项目。

（2）患者应注意情绪的控制，避免过度的激动和兴奋。

（三）套圈作业

套圈作业是由若干靶棍和环圈构成，环圈可于远处抛掷而套于靶棍上，以训练手、眼、躯干和下肢的协调性，以及上、下肢肌力和关节活动范围，它具有多样性和趣味性的特点。套圈作业是一种游戏性训练活动，还可以起到调节情绪、缓解抑郁的作用。

1. 常用工具及材料

各式套圈，靶棍，环圈等。

2. 代表性活动

套圈训练的代表性活动，包括水平投掷、垂直投掷。

3. 活动分析

患者取坐位、站立位（或平行杠间站立位），进行握圈、投圈、拾圈的综合动作训练，整个动作需要上肢的屈伸协调、手功能协调、手眼协调，以及躯干、下肢的平衡。

4. 活动的选择与调整

（1）工具的选择：手指灵活性欠佳者，可给予较粗的环圈，为加强肌力可于前臂加沙袋以增加阻力，也可利用沙袋改变肢体重心，以增加平衡训练难度。可以选择不同大小的圈，或以重量或摩擦阻力不同的套环进行训练。

（2）活动方式的调整：包括位置的调整和体位的选择。

①位置的调整：调整患者和套圈之间的距离。

②体位的选择：患者可以选择坐位、站立位、轮椅坐位，以使活动更具针对性。

注意事项：①注意保持正确的姿势。②避免摔倒。

（四）迷宫游戏作业

迷宫游戏训练也是作业治疗常用的活动之一，通过迷宫训练可以提高患者的注意力和定向力。

1. 常用工具及材料

迷宫器具，玻璃球或金属球等。

2. 代表性活动

迷宫游戏作业的代表性活动，包括手迷宫、脚迷宫及组合迷宫。

3. 活动分析

（1）手迷宫：患者用手控制旋钮，使板面前后左右倾斜，令板上的小球沿迷宫的路线到达终点的游戏过程。主要用于手灵活性训练和思维训练。

（2）脚迷宫：患者通过脚控制旋钮，使板面前后左右倾斜，令板上的小球沿迷宫的路线到达终点的游戏过程。主要用于下肢协调性训练。

（3）组合迷宫：患者通过手脚并用的方式完成训练的方法。可训练患者肢体的协调性，增强肌力。

4. 活动的选择与调整

（1）工具的调整：对手柄或控制旋钮进行改装，以适合抓握不佳者或力量不足者使用。

（2）游戏方式的调整：可选择手迷宫、脚迷宫、组合迷宫；通过小球的数量和路线改变训练难易程度，如可选项单个小球训练，或多个小球同时到达终点。

注意事项：多数患者可进行此活动，活动比较安全，无特殊注意事项。

（五）艺术类作业活动

1. 音乐作业

（1）常用工具及材料：各种乐器；录音机、电脑、电视机、DVD 机、音箱、磁带、光盘、麦克风等。

（2）代表性活动：音乐类作业活动丰富多彩，包括音乐欣赏、各种乐器演奏、声乐歌唱等，本节仅介绍声乐歌唱和乐器演奏。

（3）活动分析：包括声乐歌唱和乐器演奏的分析。

1）声乐歌唱：

可训练患者呼吸功能，增进患者间的交流，用来缓解情绪和放松心情，提高患者治疗积极性和对生活的信心，患者多乐于接受，活动可选用集体卡拉 OK 方式进行。

活动成分：①演唱前热身　演唱前进行热身准备活动，主要是对颈部、胸廓、肩背放松舒展。可以采用完全呼吸运动法，即一手放在腹部，一手放在肋处；缓缓地吸气，感觉腹部慢慢鼓起，尽可能使空气充满肺部的每一个角落；当吸气吸到双肺的最大容量时，再缓缓地呼气，先放松胸上部，再放松胸下部和腹部，最后收缩腹肌，把气体完全呼净。②发声练习　以中声区训练为主，进行深吸慢呼气息控制，延长呼吸时间；深吸气之后，气沉丹田；慢慢地放松胸肋，使气缓慢呼出。

2）乐器演奏：

可根据不同乐器操作的难易程度、患者对乐器演奏的掌握程度，以及患者不同的功能状况，选择不同的乐器。吉他等弦乐器演奏，可改善手的灵活性，调节患者心理；敲打手鼓等击打乐器，可改善手的灵活性和上肢关节活动范围；吹笛子等管乐器，可提高呼吸功能和改善手的灵活性；合奏可帮助患者培养团队合作精神，加强患者之间的沟通和交流，调节心理、改善精神状况。活动的选择，主要根据训练的目的和方式进行，如手灵活性稍差的患者可选用击打乐器。演奏应在相对独立和安静的环境下进行。

注意事项

①所选择的乐曲一定要适合患者功能训练的需要，如选用摇滚乐来训练，只会使情绪激动者更加兴奋。

②治疗中注意观察患者的反应，集体治疗时注意控制相互间的不利影响。

2. 绘画作业

绘画作业是一种运用绘画治疗疾病和进行功能训练的方法，也是心理艺术治疗的方法之一。绘画作业活动通过作品的创作，利用非言语工具，将患者内心压抑的矛盾与冲突呈现出来，使其在绘画的过程中获得缓解与满足。

（1）常用工具：包括画笔，如钢笔、铅笔、毛笔、水粉画笔、水彩画笔、中国画毛笔、木炭条等。

（2）常用材料：包括画纸、颜料、调色盒、画夹、直尺、小刀、橡皮、胶纸等。

（3）代表性活动：绘画种类包括素描、水粉画、水彩画、中国画等，其中适合于作业治疗的代表性活动有涂色、写生、创作、素描、临摹等。

（4）活动分析：这里主要介绍素描和水粉画的分析。

①素描常用于训练视觉思维和发展技能，通过线条的浓淡，或只用单一色调来表现和创造形象。素描的基本元素为形体结构，形体透视，明暗关系等。

②水粉画是以水为媒介调和含粉颜料做出的绘画，与水彩不同的是，水粉颜料色质不透明，具有较强的遮盖和覆盖底色的能力。

（5）活动成分：包括涂色，写生，创作，临摹四个活动成分。

①涂色：简单有趣，能激发患者的兴趣，提高其信心。根据患者的功能水平和个人爱好不同，为其选择不同的图画。选择好图画后，患者可采用彩色铅笔、蜡笔、颜料等在图案上涂色。

②写生：写生前，要求患者仔细观察对象，确定作画对象的大小、长短和形态。

③创作：可给予患者一个命题，让患者以独立创作或多人合作的方式完成。给患者提供一张大的白纸，让其随意在白纸上画上自己的创意，可根据每个人的特长分工合

作，让每个患者都参与活动，培养团队协作精神，促进交流。

④临摹：临摹前应仔细观察绘画的内容、布局、色彩、结构等，然后将画放在白纸旁边，照着画上的内容绘画，培养患者的耐心。

（6）活动的选择与调整：包括工具的选择，姿势和位置的调整。

①工具的选择：手功能不佳者可加粗画笔手持的部分，不能抓握者可使用自助工具固定画笔于手上，或通过自助工具用头、口或脚进行绘画；不能固定画纸的可使用镇尺或画夹固定。

②姿势和位置的调整：患者可在坐位、站立位下进行训练，也可调整画纸的位置为平放、斜放、竖放而改变患者上肢的活动范围。

（7）活动方式的调整：根据患者的情况选择不同的绘画方式进行训练，初学者可选素描；有一定基础者可选水彩画、水粉画；上肢协调障碍者选用不需使用颜料和特殊工具的绘图；训练协调性或颜色识别能力，可选水彩画、水粉画等。

注意事项

①绘画前做好提前策划，提供足够的画笔、颜料、画板等。

②作品不能太繁复，应选择生活中常见或患者比较熟悉的事物进行绘画。

③绘画中要观察患者的身体精神状态，避免绘画时间较长，导致过度疲劳。

④绘画可在卧位、坐位、立位下进行；对于手功能差的患者，可以利用口、脚或自助工具来进行绘画活动。

⑤可将患者的作品装入镜框挂在墙壁上，让患者随时看到自己的杰作，增强其自信心及作画的兴趣。

第3节　支具和压力衣概述

一、支具

（一）康复支具的定义与应用

支具又称矫形器，是一种以减轻四肢、脊柱等骨骼肌肉系统的功能障碍为目的的体外支撑装置。随着康复医学的普及，以及低温、高温热塑性板材和树脂材料的不断问世，出现了应用生物力学设计开发的各类支具，这些支具凭借其操作简便、可塑性强等优点，已代替了石膏，被广泛应用于临床，以满足术后制动、康复、功能恢复、控制关节渗出、本体感觉恢复等不同要求。

（二）材料

低温板材是一种特殊的高分子材料，厚度由 0.8 mm 到 4.8 mm 不等，最常用的是 1.6 mm、2.4 mm 和 3.2 mm 的厚度，孔眼的密度从 1% ～ 42% 不等，它能在 65 ～ 75℃ 的温度下软化，并可被任意成形。低温板材与高温矫形器及传统石膏相比，具有制作简单快速、方便调节、重量轻、佩戴舒适，以及透气性好等优点；缺点是强度相对较小。板材分两类：可塑性板材（K 板），适用于四肢、腰背部，需要较高强度的支具制作；记忆性板材（P 板），适用上肢及手部支具的制作。

（三）制作方法

1. 材料及工具

制作支具的材料及工具包括：合适的板材，恒温水箱，热风枪，大力钳，虎钳，尖嘴钳，圆嘴钳，手电钻，强力剪，皮尺，魔术贴，袖套，海绵内衬，魔术搭扣等。

2. 制作流程

（1）根据患者情况，选择合适的板材，定制支具处方。

（2）以手部支具为例：在制作手部低温板材支具时，先以纸张印取患者手部的外形，再用笔勾画出重要结构，剪下矫形器的初步纸样图形。下一步，选取合适的低温板材，裁出与上述图形一致的板材，后将其放在 65 ～ 75℃ 恒温水箱中加热至软化，一般在 65℃ 以下的水温会比较容易操作，情况不允许时可健侧取样，相应调整。切忌使用油性或水性笔，影响支具美观。

（3）把加热软化的低温热塑板材在干爽的环境下进行塑造。由于低温热塑板材离开热水后很快降温硬化，治疗师需第一时间取出软化的板材，擦干表面的水，迅速把各个主要关节的角度按治疗目标准确控制，并贴合患者的关节和皮肤来调校，待低温热塑板材初步成形后取出。

（4）用热风枪或局部浸泡热水，来软化需要调校的部分。如需要加钢丝等配件，可在定型后加入，进行角度、力度的调校，魔术搭扣的粘贴。

（5）治疗师向患者宣教佩戴康复支具时需注意的事项，具体内容如下：

注意事项

①在制作矫形器前，必须清楚了解医生的要求，并在有需要时，向负责医生查询。

②向患者清楚解释佩戴矫形器的理由和效果。

③在塑造矫形器时，须将受伤肢体固定在适当的位置，以防止再次损伤。

④患者离开前，检查矫形器是否适合，血液循环有否受阻，以及有无受到压

迫。指导患者穿脱矫形器，并指导佩戴的时间，运动的方法及矫形器的保养等。可对患者示范或派发指南资料。

⑤尽量使患者佩戴后达到矫形器最佳功能，避免妨碍知觉。让患者容易穿脱，例如将布带的 D 形环放置在尺侧，以方便穿脱。

⑥制作好的支具禁止放在高温环境，防止变形影响使用。

二、压力衣

（一）定义与应用

压力衣，又称弹力衣、弹力套，在烧伤、手术外伤等术后瘢痕防治中应用较多。正常皮肤中，皮肤对于下层组织，有一个恒定的压力。在正常情况下，这个压力可以使受损的皮肤恢复到原有状态而不留瘢痕。当损伤破坏了表皮与真皮时，作用在皮肤下层组织的压力就消失了。例如烧伤患者刚出院时，尽管伤口的外观常令人满意，但 3～4 周后，伤口处会出现瘢痕组织过度增生，产生难看的瘢痕，甚至导致严重的畸形。大多数中国人都是瘢痕体质，容易产生增生性瘢痕或瘢痕结节，一旦过度增生的瘢痕成熟了，只有外科手术才能改善受伤部位的外观和功能。在瘢痕组织成熟之前，临床上可以通过一些方法控制瘢痕组织的过度增生，以改善其预后，比如医用压力衣。

（二）材料

压力衣一般由棉花、化学纤维及橡胶混纺而成，三者纤维的粗细、比例、经纬密度不同，制成的成品厚度、弹性也不同，以满足不同患者的需要。实际上合成的弹力纤维并不具备真正的弹性，而是一种黏弹性，通过外力的牵拉，压力衣可以向各个方向伸展，产生一定张力。

（三）作用原理

不成熟的增生性瘢痕质韧、隆起、发红，由于瘢痕区呈多血管状态，胶原蛋白合成增多、分解减少，排列极不规则，使得瘢痕呈旋涡状和结节状。压力衣、压力垫可对瘢痕产生一个持续适度的压力，造成皮肤局部缺氧状态，降低了局部血供，使得受压区域相对缺血，胶原纤维不会过度生长，并以平整的条纹状平行重排，从而延缓瘢痕增生，促进瘢痕软化。

（四）制作方法

1. 工具及设备

制作压力衣的工具及设备包括：缝纫机，剪刀，裁纸刀，直尺，软尺，记号笔，压力布，拉链，魔术贴，线，加热炉，热风枪等。

2. 制作流程

（1）测量：压力衣需要量身定做才能保证最合适的压力，因此，测量甚为重要。用皮尺准确测量瘢痕部位的肢体周径，以及压力衣覆盖部位的长、宽等。测量长度时治疗师双手握住皮尺两端，将皮尺拉直即可，测量周径时皮尺不能太松或太紧，用记号笔在测量部位做出相应的标记。

（2）计算及画图：根据所需压力衣的样式和压力大小，计算出压力材料所需的尺寸，并画出纸样。

（3）裁剪：按画好的纸样进行裁剪。

（4）缝制：根据技术熟练程度和单位条件，可选择家用缝纫机、电动缝纫机或工业用电动缝纫机、锁边机等，完成缝制。

（5）试戴：患者试戴，发现问题及时修改。

（6）佩戴：宣教患者佩戴时的注意事项。

（五）洗涤方法

压力衣由弹力纤维制成，因此只可用中性洗涤剂，如洗衣液或是洗发水来洗涤。洗好后用毛巾压水阴干，千万不可在太阳下暴晒。洗完之后最好放入冰箱保鲜一晚，让弹性纤维得到充分休息。

（六）注意事项

（1）压力衣应覆盖所有瘢痕，至少超过瘢痕区域边缘5厘米。瘢痕凹处不能接触到压力衣时，应配压力垫使之受力均匀。

（2）关节附近的瘢痕：压力衣应超过关节，以便关节运动和防止压力衣下坠。

（3）压力衣应24小时佩戴，为保持压力持续和及时清洗更换，患者至少需要2套压力衣。在牵拉力恒定的情况下，随着时间的推移，压力衣在穿戴时所产生的张力会逐步减少，若要继续产生理想的治疗效果，应更换新的压力衣。

（4）瘢痕表面应避免任何伤口，但新近愈合皮肤表面除外。

第 3 章
居家环境的评定与改造

第 1 节　概　述

一、环境的概念

（1）自然环境：未经过人的加工改造而天然存在的环境。

（2）人工环境：在自然环境的基础上经过人的加工改造所形成的环境。

（3）社会环境：由人与人之间的各种社会关系所形成的环境。

（4）态度环境：由人们习惯、意识、价值观、信仰所形成的，对某人或某事的一般或特殊看法、行为或行动。

二、无障碍环境

1. 广义

从广义来讲，无障碍环境是指生活环境无障碍，移动环境无障碍（不影响轮椅人士或腿脚不便人士的入口），交流环境无障碍（大型活动手语翻译），教育环境无障碍，就业环境无障碍（认可盲文试卷，录用残疾人），文体环境无障碍（无障碍意识，关心、不偏见），宗教环境无障碍，居家环境无障碍，公共环境无障碍。

2. 狭义

狭义的无障碍环境，是指与残疾人等社会成员日常生活相关的道路、建筑、公共交通、信息交流和获得社区服务无障碍。例如城市道路应满足残疾人安全的通行和使用；建筑物出入口、房间、楼梯、地面、电梯、扶手、厕所、柜台等设施，可供残疾人方便到达并便于使用；盲文、手语、交通路口设置声音提示、图文或电子"交流板"等辅具使用，使视力和听力语言残疾人的交流沟通无障碍。

三、无障碍环境的改造目的

（1）补偿或替代因残疾带来的能力限制或障碍，增强参与能力。

（2）提高参与工作、学习、休闲，及社交的机会和信心。

（3）增强功能的独立性、便利性和舒适性。

（4）增强移动能力，降低能量消耗，安全、有效地完成活动。

（5）增进照顾者的方便性及安全性。

（6）预防残疾人受到伤害或发生意外。

四、无障碍环境改造范围

（1）设施：道路，建筑，公共交通设施。

（2）社区服务：主要是指社区公共服务设施，应当具备无障碍服务功能。

（3）信息交流：语音信息、文字提示信息服务；盲文、字幕、手语服务；无障碍网站设计与使用等。

第2节　社区及家庭无障碍改造的评定

一、无障碍环境评定内容

（1）室内环境：评定内容包括居住环境、行走、厨房、洗手间、家务劳动、自我照顾、个人卫生、休闲活动等日常生活过程中，涉及的物件摆放、获得及使用。

（2）室外环境：评定内容包括公共建筑物、行走交通、信息交流，以及社交活动等人与物理环境相互影响的因素。

二、无障碍环境评定方法

（1）问卷调查法：采用非标准化或标准化的问卷或量表，对残疾人或家属进行有针对性的调查，了解存在的问题，提出改造意见和建议。

（2）现场实地评估：在真实生活环境中，观察残疾人在实际环境中的真实、具体表现，发现存在的障碍因素，制定全面、具体和实用的环境改造方案。

三、无障碍环境评定程序

（1）评估准备：携带评估工具，制订评估计划，确定调查路线和调查环境，到达评估的地点。

（2）观察与测量：门宽，通道宽度、光线的明暗、地面的光滑程度、斜坡的长度、台阶、楼梯、扶手的高度，以及厨房用品及物件的摆放、厕所设计等。

（3）撰写评估报告。

第3节 无障碍环境改造的标准与改造方案

一、无障碍环境改造标准

（一）无障碍道路设施

一般指城市主要道路、人行道、人行横道、人行天桥和人行地下通道等，符合无障碍的标准要求。例如：行进盲道宽度宜为 250～500 mm，设置缘石坡道，城市主商业街、步行街的人行道应设置盲道，人行道设置台阶处应同时设置轮椅坡道。无障碍出入口的门厅、过厅如设置两道门，门扇同时开启时两道门的间距不应小于 1.5 m。轮椅坡道的净宽度不应小于 1.0 m，无障碍出入口的轮椅坡道净宽度不应小于 1.2 m。无障碍通道室内走道不应小于 1.2 m，室外通道不宜小于 1.5 m。

（二）无障碍建筑

建筑主要出入口宜设置坡度小于 1∶30 的平坡出入口。在台阶和斜坡两侧应安装扶手。设置电梯的居住建筑，应至少设置一处无障碍出入口。公共建筑内至少应设置 1 个无障碍厕所。当设有各种服务窗口、售票窗口、公共电话台、饮水器等服务设施时，应设置低位服务设施。法庭、审判庭及为公众服务的会议及报告厅、体育场馆，应按比例设轮椅席位。停车场应设立残疾人车位。

（三）无障碍楼梯、台阶

公共建筑楼梯的踏步宽度不应小于 280 mm，踏步高度不应大于 160 mm；宜在两侧均做扶手。公共建筑的室内外台阶踏步宽度不宜小于 300 mm，踏步高度不宜大于 150 mm，并不应小于 100 mm；踏步应防滑；三级及三级以上的台阶，应在两侧设置扶手。

（四）升降平台

只适用于场地有限的改造工程；垂直升降平台的深度不应小于 1.2 m，宽度不应小于 900 mm，应设扶手、挡板及呼叫控制按钮；垂直升降平台的基坑应采用防止误入的安全防护措施；斜向升降平台宽度不应小于 900 mm，深度不应小于 1.0 m，应设扶手和挡板；垂直升降平台的传送装置应有可靠的安全防护装置。

（五）电梯

轿厢门开启的净宽度不应小于 1 m；在轿厢的侧壁上应设高 0.9～1.1 m 带盲文的选层按钮，盲文宜设置于按钮旁；轿厢的三面壁上应设高 850～900 mm 的扶手；轿厢内应设电梯运行显示装置和报层音响；轿厢的最小规格为，深度不应小于 1.4 m、宽度不应小于 1.1 m；医疗建筑与老人建筑宜选用病床专用电梯。

（六）无障碍机动停车位

停车场地应将通行方便、距离出入口路线最短的停车位，安排为无障碍机动车停车位，如有可能，宜将无障碍机动车停车位设置在出入口旁。停车位的一侧或与相邻停车位之间应留有宽 1.0 m 以上的可供一个轮椅通行的通道。

（七）低位服务设施

低位服务设施上表面距地面高度宜为 700～850 mm，其下部宜至少留出宽 750 mm、高 650 mm、深 450 mm，供乘轮椅者膝部和足尖部的移动空间。低位服务设施前，轮椅回转空间直径不小于 1.5 m。挂式电话离地不应高于 900 mm。

（八）扶手

无障碍单层扶手的高度应为 850～900 mm，无障碍双层扶手的上层扶手高度应为 850～900 mm，下层扶手高度应为 650～700 mm。扶手内侧与墙面的距离不应小于 40 mm。扶手应安装坚固，形状易于抓握。圆形扶手的直径应为 35～50 mm，矩形扶手的截面尺寸应为 35～50 mm。

（九）门的无障碍设计

自动门开启后通行净宽度不应小于 1.0 m；平开门、推拉门、折叠门开启后的通行净宽度不应小于 800 mm，有条件时，不宜小于 900 mm；平开门、推拉门、折叠门的门扇应设距地 900 mm 的把手；门槛高度及门内外地面高差不应大于 15 mm，并以斜面过渡。

（十）厕所

无障碍厕所回转直径不小于 1.5 m；门的通行净宽度不应小于 800 mm。厕位内坐便器高宜 450 mm；厕位两侧距地面 700 mm 处应设长度不小于 700 mm 的水平安全抓杆，另一侧应设高 1.4 m 的垂直安全抓杆。洗手盆的水嘴中心距侧墙应大于 550 mm，其底部应留出宽 750 mm、高 650 mm、深 450 mm 的移动空间，多功能台长度不宜小于 700 mm，宽度不宜小于 400 mm，高度宜为 600 mm；挂衣钩距地高度不应大于 1.20 m；取纸器应设在坐便器的侧前方，高度为 400 ～ 500 mm。

二、家居环境无障碍标准

（一）门

门开启后的通行净宽度不应小于 800 mm；在门扇内外应留有直径不小于 1.5 m 的轮椅回转空间；室内门宜采用推拉门和折叠门；门把手高度应设距地 900 mm；门槛高度及门内外地面高度差不应大于 15 mm，并以斜面过渡；供听力障碍者使用的住宅门应安装闪光提示门铃；居室和卫生间内应设求助呼叫按钮。

（二）通道

由室内通往卧室、起居室（厅）、厨房、卫生间、储藏室及阳台的通道，应为无障碍，宽度不应小于 1.2 m；在一侧或两侧设置扶手，扶手标准同前。

（三）厨房

供乘轮椅者使用的厨房，炊具和电器控制开关的位置和高度应方便乘轮椅者靠近和使用；操作台下方净宽和高度都不应小于 650 mm，深度不应小于 250 mm；吊柜距地面高度不应大于 1.2 m，深度不应大于 250 mm；橱柜高度不应大于 1.2 m，深度不应大于 400 mm。燃气灶及热水器方便轮椅靠近，阀门及观察孔的高度不应大于 1.1 m，灶应设安全防火、自动灭火及燃气报警装置。

（四）洗手间

门的通行净宽不应小于 800 mm，坐便器高宜 450 mm，厕位应设水平和垂直安全抓杆。洗手盆的水嘴中心距侧墙应大于 550 mm，其底部应留出宽 750 mm、高 650 mm、深 450 mm 的移动空间。取纸器应设在坐便器的侧前方，高度为 400 ～ 500 mm。淋浴用坐台高度宜为 450 mm，深度不宜小于 450 mm；淋浴间应设水平抓杆和垂直抓杆；淋浴喷头的控制开关的高度距地面不应大于 1.2 m；毛巾架的高度不应大于 1.2 m。

（五）卧室

宜使用滑动门或折叠门，以及带手柄式的门，保证轮椅的停留及回转空间；床的高度约 450 mm；插座高度约为 400 ～ 500 mm；衣柜挂衣杆高度不应大于 1.4 m，其深度不应大于 600 mm。

（六）起居室

门的通行净宽不应小于 800 mm，保证轮椅的停留及回转使用，餐桌的高度不小于 750 mm，台面下方净宽和高度都不应小于 650 mm；柜子和电视机的高度在 900 mm ～ 1.2 m；电器、天线和电话插座高度为 400 ～ 500 mm，开关高度不高于 1.2 m。

三、社区无障碍改造方案

主要包含无障碍设施，无障碍信息交流和无障碍社区服务等内容。

> 注意：注重实用性，从不同类别的残疾人的角度，全方位考虑各类残疾人的使用需求。改造方案需要政府部门的政策、资金支持，行政部门和行业之间的协调配合，同时还需要社区多部门的合作。

四、家居环境改造方案

（一）房屋物理结构的改造

起居室（厅）、卧室、厨房、卫生间、阳台和过道等房屋空间与物件设置，应适应残疾人的功能和生活需要，如卫生间宜靠近卧室。

（二）非房屋物理结构的改造

协助指导残疾人及其家人对易引发障碍的危险因素进行调整，包括家具的摆放、物件的收纳与重新整理，使空间更合理和方便，满足残疾人功能和生活的需要。

（三）针对不同疾病的改造要点

1. 心肌梗死患者居住环境改造

心肌梗死是中老年易患的常见病之一，平时应加强预防，患病后需要长期治疗，日常护理也是不可缺少的。对心脏病患者重点是改造环境噪音，以减轻患者的心脏负担。有必要请医生对患者的心脏负荷承受范围予以确认。

（1）重点消除增加心脏、心血管负担的环境要素，消除高差，在高台阶处铺垫板。

（2）注意温差变化（配备冷暖、热水设施）。

（3）安装楼梯升降机，室内电梯。

（4）在厕所、浴室、睡床的侧面安装紧急呼叫系统，与主治医生充分协商为患者提供哪类级别的护理标准。

2.脑血管疾病患者居住环境改造

（1）为方便患者在室外行走，环境改造的内容如下：

①门口建筑两侧安装扶手、铺地板。

②厕所安装移动用横扶手、L形扶手。

③消除走廊与地面的高差。

④浴室安装扶手、脚踏板。

⑤浴缸高度（400～450 mm）、浴缸深度（500～550 mm）。

⑥楼梯希望在两侧安装扶手。

（2）为方便患者在室内行走，环境改造的内容如下：

①门口安装扶手，铺地板，消除立体高差。

②采用推拉门。

③厕所移动用横扶手、L形扶手。

④采用推拉门或外开门。

⑤选用稍高的坐便器。

⑥浴室安装扶手，浴凳，脚踏板。

⑦楼梯两侧安装扶手。

⑧卧室选用摇把床。

（3）使用轮椅者，其居住环境改造内容如下：

①门口坡道坡度在112°～115°，消除地面高差。

②厕所便器前预留护理空间。

③浴室安装坐浴轮椅、固定升降机、天花板轨道式提升机等，以辅助轮椅转移。

④楼梯、室内安装电梯。

（4）促进患者尽早离床，其居住环境改造内容如下：

①安装特殊病床，促进座位训练，调整床的高度。

②固定座位，使脚后跟能完全着地。

③床垫宜合适的硬度，防止褥疮，要经常按摩；按摩时，床垫的硬度要适中。

④使用便携式便盆，避免使用尿不湿，病床一侧配备便携式便盆。对不能去厕所的患者也不能使用尿不湿，而应在病床旁放置便携式便盆（促使患者尽快下床行走），放置便盆的高度应保证患者的双脚能踩到地面，从而保持座位姿势。

⑤安装扶手、拐杖、助步器等辅助用具，扩大患者活动范围（提高生活品质），沿通往各个房间的移动路线安装扶手，消除地面高差，再使用扶杖、助步器等辅助用具，

保证患者安全放心行走。

（5）促进患者恢复常生活的居住环境改造：

①提高生活质量的考虑：提高患者生活兴趣，把床安置在靠近起居室的地方，避免产生被家人疏远的感觉，创造浓厚的家庭氛围。

②创造方便外出的环境：改造成便于外出散步、利于康复的环境。

③聘请专业人员开展一些生动有趣的康复训练。

3. 糖尿病患者

初期不需要对居住环境进行特殊改造，一旦出现并发症，就必须视病情发展考虑改善环境。

（1）神经末梢障碍的患者：根据其出现的具体功能障碍，进行相应的环境改造。

①活动能力减弱，动作的灵活性减弱的患者：安装扶手、地面铺防滑材料、消除地面高差。

②对患有感觉障碍的患者：不能局部采暖，否则容易导致低度灼伤。

（2）末梢循环障碍的患者：由于患者的血液循环不好，应实行房间整体采暖，采用可为下肢保暖的地板采暖。

（3）视力障碍的患者：由于糖尿病视网膜病变，患者视力模糊，为改善环境，可采用以下方法。

①保证房间整体照明的同时，加大局部照明亮度。

②消除地面高差。

4. 帕金森病患者

帕金森病，是以震颤、僵硬、缓动和姿势反射障碍为特征的神经性疾病。随着病情的发展，患者摔倒的危险增加，护理患者的负担一旦加重，就需要对居住环境进行改造。由于患者的身体状况每天、每周都会有变化，在对住宅环境实施改造时，应尽量避免动静过大，甚至细微之处也要根据患者的情况允许再进行，使患者保持平稳运动。

为了延缓病情的发展，要准确评估判断患者病情和症状，按照帕金森病 1～5 级的程度等级分类，进行环境改造，这点不能忽视。由于是发展性疾病，居住环境改造只能按照病情的等级逐步进行。

（1）玄关：行走困难的患者难以保持平衡，不能铺设坡道，只能安装铺板和扶手。

（2）厕所环境改造包括以下几方面：

①缩短步行距离，简化步行空间。

②消除地面高差，采用推拉门。

③保证护理空间。

④便器两侧安装扶手，如设在单侧应考虑采用便于护理的可动式扶手。

⑤帕金森患者有夜间尿频的特点，夜间可预备便携式便盆。

（3）浴室：简单的平面设计。进出浴缸，患者可利用站姿高度的扶手，双脚先后进入。较浅的浴缸要设置浴凳。

（4）其他：脚趾痉挛时，要在出入房间的地面每隔 20 ～ 30 cm 粘贴彩色胶带，便于行走。

5.风湿性关节炎患者

为风湿性关节炎患者实施居住环境改造时，要注意避免给关节增加负担。由于寒冷、低气压和冷风都是加重病情的原因，要充分考虑安装采暖设备、日照等室内环境要素。

（1）根据地面材料的质地，选择软底鞋或拖鞋，以减轻脚的疼痛。

（2）消除地面高差。

（3）厕所调整坐便器高度，具体内容如下：

①更换残障人专用坐便器（高度为 450 mm）。

②设置辅助坐便器。

③加高坐便器的台座。

（4）浴缸的选择：浴室安装适合患者病情的浴缸。

①下肢关节不能弯曲的患者，选择加长浴缸。

②下肢关节萎缩不能触到浴缸底部的患者，要在较深的浴缸中加设坐凳，患者可以坐浴，在浴缸上安装可移动座板。

（5）其他：为改善患者的居住环境，还需要根据其具体情况，进行相应改造。

①在隔扇、拉门上改装棍形把手。

②安装扳把式水龙头。

③提升卧床高度。

④利用辅助用具帮助患者更衣。

6.骨折患者

老年人骨折，多数都是因为摔倒引起的，因此要为老年人提供一个避免摔倒的安全环境，具体改造内容如下：

①安装扶手。

②消除地面高差。

③清理室内环境。

④通过居住环境改造评估，确认是否存在导致老人摔跤的原因，如电线不能暴露在外面，要选择防滑拖鞋等。

7.痴呆症患者

在对老年痴呆患者的住宅实施环境改造时，首先要充分考虑这类患者的病情特征和怪异行为的问题，提供能带给他们精神安定、温馨安全的居住环境。此外，老年痴呆患者对周围环境的变化适应能力差，因此尽量不要变动居室家具的位置，以保持其熟识的居住环境，使他们生活得更加安心。对于老年痴呆患者来说，不仅要保证安全的居住环境，还要有方便护理的空间，以维持患者现有的生活能力和精神状况，尽可能实现自理的生活。

注意要点：

（1）尊重患者的个性：痴呆症会伴有精神症状和怪异行为，这与老年痴呆患者的生活经历紧密相关，一定要理解老人的人生经历，采取与患者个性相适应的办法。

（2）尊重患者的意图和想法：当遇到需要老年痴呆症患者来做决定，但老人情绪激动时，要根据患者本人的意愿与家属协商。

（3）培养有规律的生活：老年痴呆患者由于夜间不睡等情况，会打破其正常的生活规律，一定要帮助他们恢复有规律的生活习惯。

（4）激发患者的生活热情：老年痴呆患者由于智力下降和自发性体衰，致使生活自理能力逐渐下降，但并不是什么都不能做，可以给患者适当的刺激或生活动力，还可以预防痴呆症进一步发展。

（5）避免环境变化：老年痴呆患者对环境变化的适应能力下降，家具位置的变化都会引起患者混乱，因此，环境变动的幅度要小，以免引起错乱。

（6）辅助治疗：给患者服用精神类药物后，可改善其妄想、幻觉等精神方面的症状，但还要对药物副作用做定期的治疗。

（7）可控制环境：将家居环境改造为将患者控制在家属视线的范围之内。

（8）防止摔倒的措施：沿患者的移动线安装扶手，消除地面高差，在浴室、台阶等处做防滑处理，在台阶、走廊安装地灯，清整房间杂物，预防患者跌倒。

（9）处置住宅内的危险：安装火灾报警器、自动灭火器、自动洒水灭火器、煤气泄漏报警器；将刀具、药品、洗涤剂、香烟等存放在患者看不到的地方。

（10）患者走失的对策：安装走失检测报警系统，安装栏杆诱导活动范围，一直将患者置于可监控范围内。

（11）大小便失禁等不洁行为的对策：缩短到达厕所的动线距离，在厕所或沿途贴上标记，地板做防水、排水处理。患者失禁后的污物可用水冲净，还可就近设置一个用便盆替代的小便处。

（12）能刺激患者意识的环境改造：包括识别刺激，回忆往事，视觉刺激和适当的劳作等。

①识别刺激：悬挂大号字的表、醒目的日历等。

②回忆往事：翻看相册，把照片装裱好悬挂起来。

③视觉刺激：居室周围摆放绘画、照片、鲜花等。

④适当的劳作：在庭院种植花坛、菜园，养小宠物，与子孙嬉耍等。

第四篇

言语吞咽障碍治疗

第 1 章

言语和语言障碍治疗概述

语言是人类特有的认知功能。人类通过语言进行交流以达到相互了解的目的，同时还通过语言进行思维活动。大脑是产生语言的物质基础，当支配语言功能的脑组织受损时就会出现言语障碍，根据受损部位的不同表现出的言语障碍也各有不同。言语治疗学是由专业的言语治疗师对各类言语障碍进行矫正或治疗的一门专业学科，它与语言学、心理学、神经科学和认知学等多学科高度融合。

一、定义

在学习言语治疗学之前，我们必须先明确两个概念：言语（Speech）和语言（Language）。在日常的生活中，人们常常混用言语和语言这两个词，虽然对意思的理解影响不大，但从言语治疗学的角度来说，含义却不同。

言语是口语形成的机械部分。通过相应的神经肌肉参与活动，人们得在口语表达时发音准确，声音洪亮。当这些神经或肌肉受损时，就会出现发音不清、说话费力等现象。这种典型的言语障碍为构音障碍（Dysarthria）。

语言是人们为了达到交流目的而定义的符号系统。语言是对符号进行运用（表达）和接受（理解），语言符号分为文字符号（书写、阅读）和姿势符号（手势、哑语）。典型的语言障碍为失语症和语言发育迟缓。

本书为了用词的简化，以下言语章节用"言语"一词代表"言语"和"语言"。

二、分类

（一）失语症

失语症（Aphasia）是由于大脑损伤导致言语功能受损或丧失，常表现为听、说、读、写、记忆等方面的障碍。本书各论中将用大量篇幅介绍相关的评定和治疗。

（二）构音障碍

构音障碍（Dysarthria）是由于脑血管意外等神经病变，导致与言语相关的肌肉、神经失调或麻痹的言语障碍。根据损伤部位及症状不同，又分为：痉挛型构音障碍、迟缓型构音障碍、失调型构音障碍、运动过强型构音障碍、运动过弱型构音障碍及混合型构音障碍。

（三）器质性构音障碍

器质性构音障碍（Deformity Dysarthria）是由于构音器官本身结构形态异常所导致。常见于唇腭裂患者，手术治疗可改善，但仍有部分患者遗留有构音障碍，可再通过言语治疗改善。

（四）儿童语言发育迟缓

儿童语言发育迟缓（Delayed Language Development）指儿童在语言发育过程中未达到与其实际年龄相应的水平，其主要因听觉障碍、自闭症、智力发育迟缓、语言环境脱离等原因导致。

（五）口吃

口吃（Stutter）是指在口语表达时流畅性出现障碍的现象。发病原因有多种，目前具体病因尚未明确。有些患儿是在言语发育过程中不慎学习了口吃，或与心理障碍及遗传等因素有关。

（六）听力障碍导致的言语障碍

听力障碍导致的言语障碍，主要分为言语获得之前和言语获得之后。言语获得是指在儿童 7 岁左右言语基本发育完成，在言语获得之前由于听力障碍导致的言语障碍，首先要经过听觉的康复治疗，而言语获得之后由于听力障碍导致的言语障碍，只需要对听力进行补偿即可。

（七）发声障碍

发声是通过声带的振动产生声波，通过喉部以上的共振腔（口腔、鼻腔、咽腔）产生声音。这里的"声"指嗓音。发声障碍（Dysphonia）多数是由于发声器官器质性或结构性改变所导致，常见为声带或喉部的炎症或神经失调，其中主要的表现是发声异常。

三、言语治疗技术

在此主要介绍笔者所在医院常见的失语症和构音障碍这两种疾病的治疗技术。

（一）失语症

1. 以改善语言功能为目标的方法

（1）阻断去除法：这是由 Weigle 和 Bierwisch 提出的理论，失语症患者虽然保留了基本的语言功能，但对语言运用的功能仍存在障碍。通过反复的刺激训练可以重获语言的运用能力，此法常常与 Schuell 的刺激法结合。

（2）Schuell 的刺激法：刺激训练法是多年失语症训练中摸索出来的方法，20 世纪70 年代刺激法被应用到认知心理学的研究中并产生了新的理论。

（3）程序介绍法：于 1978 年由 LaPointe 提出，其将刺激的顺序分成若干个阶段，对刺激的方法和反应的强化严格限定，使之有再现性并定量测定正答率。

（4）脱抑制法：利用患者本身保留的机能，如唱歌等来解除机能的抑制。

（5）功能重组：通过对被抑制的通路和其他通路的训练，使功能重新组合和开发，以达到语言运用的目的。

（6）非自主性言语的自主控制：一些失语症患者的表达很困难，只残留下很少的词语或刻板言语，这些言语又是在非自主状态下产生的，因此，可以把这些自发产生的词语作为言语治疗的基础。首先是自发性词语正确反应的建立，其次是这种反应的进一步扩展并达到自主控制水平，使患者的命名和交流水平得到改善。有文献报道此方法主要用于皮质下失语症患者。

2. 以改善交流能力为目标的方法

（1）交流效果促进法（Promoting Aphasics Communication Effectiveness，PACE）。

（2）功能性交际治疗（Functional Communication Therapy，FCP）。

（3）小组治疗存在的优势如下：①自然交流机会：促进小组成员之间的互动，提供了更自然的任务；②提供支持性环境：小组成员或组织者提供帮助；③积极的心理社会结果：增加交流活动和参与，心理健康水平提高；④成本效益：同一时间可以给多名患者治疗，每名患者治疗费用降低。

（4）交流板的应用。

（5）多种交流方式的应用：患者可以通过阅读、书写等多种方法进行有效的交流。

在各论中主要以失语症为例进行介绍。

（二）构音障碍

1. 呼吸训练

患者的呼吸模式常常是短促且虚弱的，所以在训练之前首先要从呼吸训练入手。呼吸模式有很多种，如胸式呼吸、腹式呼吸、胸腹联合呼吸法。胸式呼吸是指完全用胸部控制气息，气息到肺部后，由胸部向外挤压，呼吸时胸部向上抬。此呼吸法吸气量不能达到最大值，气流不稳定，气息也不能持久，身体容易疲劳，女性常用此呼吸法。腹式呼吸是指吸气时，将横膈膜下沉，尽量扩大腹部与腰部，也就是"丹田"。呼气时慢慢将气排除，呼吸时表现为吸气时鼓肚子，呼气时瘪肚子。腹式呼吸能有效地控制气流，可根据需要进行声音和气流的调节，男性常用此方法。胸腹联合呼吸法是结合胸式呼吸和腹式呼吸，吸气时胸部、肋部、腹部、腰部同时向外扩张，最大限度地吸入气体。所以在训练患者时，要先让患者熟练掌握腹式呼吸后，再进行其他训练。训练时可采用坐位或卧位进行。老年人可以佩戴指脉氧来检测血氧饱和度的情况，根据情况对训练量进行增减。

2. 舌训练

在出现上运动神经元损伤时，舌常因肌张力过高导致僵硬的状态；在出现下运动神经元损伤时，舌常表现软瘫的状态，并伴有舌部肌群萎缩的现象。针对不同损伤采用的治疗方法也各有不同，上运动神经元损伤时，应先将舌放松后再进行训练，避免出现面部的联合反应；下运动神经元损伤时，应对舌部肌群进行适当的刺激，避免疲劳。治疗师可以通过佩戴手套或用指压板，来帮助患者对舌进行上举、下压、前伸、后缩、左右侧等运动。

3. 唇训练

在发音过程中，唇部的运动也很重要，治疗师可以通过手法来改善唇部的缩拢、展开、前凸的运动。常用到的训练方法，如爆破音、抿嘴唇、颞下颌关节的开合训练等。唇部训练不仅可以使患者发音准确，还可以有效地避免口水的流出。

4. 音量训练

呼吸是音量训练的基础，呼吸的调节对音量的控制尤为重要。治疗师可以利用分贝测试仪或可视性音量监视器，对患者进行训练，让患者可以直观地看到自己发音时音量的改变。

5. 音调训练

根据检查可以发现多数患者的音调较为单一，在患者发音时要及时指出音调的问题。治疗师可以通过音阶等方式来改善单一的声调。

四、言语治疗注意事项

1. 治疗途径

（1）训练和指导。

（2）手法介入。

（3）辅助器。

（4）替代方式等。

2. 治疗目的

促进交流能力，通过治疗师给予的刺激，使患者做出反应。

3. 治疗过程

（1）给予患者事先准备好的刺激，比如图片、文字或实物等。

（2）若患者反应正确（正反应），告诉他回答正确（正强化）。

（3）若患者反应不正确（错误反应），则告之错误（负强化）。

（4）通过患者和治疗师的努力，患者的正反应增多并固定下来。

（5）正反应固定下来以后，则上移一阶段开始新的课题。

（6）反复进行，当达到目标阶段时结束。对治疗环境、形式、训练次数和时间等均需要注意。治疗环境应选择在安静放松并有隔音的房间，并且大小可以使轮椅通过。当患者不方便在治疗室治疗时，可在床旁进行训练，尽量避免听觉和视觉的干扰。形式目前主要是以一对一治疗为主，有时可以进行集体小组治疗。住院患者每次 30 ～ 45 分钟，每周 3 ～ 5 次，门诊患者可间隔稍长些，治疗师时刻关注患者的反应情况，可以根据情况进行治疗时间的调整。对于不同类型的失语症患者，所需要的工具也不同，要提前准备好，如交流板、笔、纸等。为了达到治疗效果，训练前要事先与患者和家属解释清楚，调动患者的积极性，使其充分的投入治疗中。

4. 停止训练的指征

（1）全身状态不佳。

（2）意识障碍。

（3）重度智力低下。

（4）无训练欲望。

（5）接受一段时间的系统语言训练后，已达到静止阶段，应及时休息。

第 2 章

吞咽障碍治疗概述

一、定义和分类

（一）定义

吞咽困难是食物从口腔运送到胃的过程中出现障碍，常由口腔、咽喉、食管等疾病引起。由相关器官解剖结构异常改变的吞咽障碍，为器质性吞咽障碍；而由中枢神经系统或周围神经系统损伤、肌病等引起运动功能异常，而无器官解剖结构改变的吞咽障碍，为功能性吞咽障碍。多数功能性吞咽障碍患者的吞咽功能可逐渐恢复，但仍有部分患者不能自行缓解，需要进行专门的康复治疗。

（二）吞咽过程和分期

1. 过程

吞咽是一种复杂的反射动作，它使食团从口腔经咽、食管入胃，大致包括三个阶段：

（1）食团由口腔入咽：食物由颊肌和舌移到舌背部，然后舌背前部紧贴硬腭，食团被推向软腭后方至咽部，这个过程是随意的。

（2）食团由咽入食管：当食团经软腭入咽时，刺激了软腭部的感受器，引起一系列肌肉反射性收缩，软腭上升，将口咽部与鼻咽部隔开，鼻咽通路以及咽与气管的通路被封闭，舌骨向前向上移动使喉部上升，喉后间隙张开，会厌倾斜至舌下，呼吸暂停，食管上口张开，食团从咽被挤入食管。

（3）食团由食管入胃：食团进入食管后，引起食管蠕动，将食团经贲门推送入胃。

2. 分期

正常的吞咽过程可分为四个阶段：口腔准备期、口腔期、咽期、食管期。

（1）口腔准备期：随意运动。

在口腔准备期，患者要充分张口，在口腔感知食物的味道与质地，接受食物并咀嚼成食团。需要咀嚼肌、下颌及面颊运动、准备食团，使食物适合吞咽，并将其保持在口腔内。

（2）口腔期：随意运动。

在口腔期，预备好的食团经口腔向咽推动。唇及颊肌收缩向后传递食团，同时舌与硬腭接触向后推动食团，驱动食团通过口腔到舌根部。

（3）咽期：不随意运动。

在咽期，后续的运动快速产生吞咽反应，软腭上抬，关闭鼻腔及声门，关闭气道防止误吸与喉穿透。会厌反转关闭喉前庭，防止食团穿透入喉。喉向上向前倾斜运动，咽蠕动，挤压食团通过咽下移向环咽区，环咽肌松弛使食团通过，进入食管。

（4）食管期：不随意运动。

在食管期，食团进入食管后，引起食管蠕动，蠕动运动和重力使食团向下移动，通过环咽肌，位于食管下端的食管 – 胃括约肌放松，贲门舒张，使食团进入胃。

食物的性状及人体的体位会影响吞咽所需的时间，一般来说，液体食物吞咽需要 3 ～ 4 秒，糊状食物需要 5 秒，固体食物需要 6 ～ 8 秒，一般不超过 15 秒。

吞咽反射的传入神经来自第 V、IX 对（软腭），第 XI 对（咽后壁），第 X 对（会厌和食管）脑神经的传入纤维；吞咽的基本中枢在第 V、IX、XI、XII 对（支配舌、喉、咽肌）脑神经；食管的传出神经是迷走神经。

（三）不良后果

1. 误吸

吞咽障碍患者由于吞咽生理机制受损，固体食物、流质、口咽期分泌物等通过声门进入呼吸道，导致脱水、营养不良、肺部感染的概率增高，同时影响进食的心理状态，降低日常生活质量。

2. 吸入性肺炎

吞咽障碍患者进食时，固体食物、流质、口咽期分泌物等急性或慢性误吸，以及胃内容物反流，会导致吸入性肺炎，增加患者致残率及死亡率，引起严重后果。

3. 脱水

吞咽障碍患者进食固体或流质，易导致误吸，进而给患者带来进食恐惧感，减少进食量，使患者身体组织内缺乏足够的水和电解质，导致脱水，影响健康。

4. 营养不良

吞咽障碍患者由于进食恐惧、吞咽困难、消化不良，易导致营养不良，影响患者生活质量。

5. 社会心理变化

吞咽障碍患者由于吞咽困难，导致患者日常生活方式发生改变，限制了社会化的程度；由于误吸、呛咳带来的恐惧感，导致患者沮丧并产生社会孤立，其他家庭成员也会受到影响。

二、吞咽障碍治疗技术

（一）治疗原则

1.提高经口进食的能力

经口进食和进水不仅可以提高患者补充营养和液体的吸收率，也能提高患者的生活质量。

2.吞咽的安全

吞咽风险主要表现为呛噎、误吸、窒息，因此，吞咽安全需要对患者意识状态、吞咽状态、食物选择和制作、清嗓和咳嗽，以及口腔护理等方面进行监管。

3.食物的调整

经口进食和进水需要选择适合患者实际吞咽状态的食物，以保证患者吞咽安全和有效，其中包括增稠剂的使用及食物状态的调整和制作。

4.避免并发症

吞咽过程中要避免营养不良、误吸性肺炎、脱水等并发症的产生，及时调整和暂时中止吞咽治疗，待患者情况稳定后再进行评定和训练。

（二）间接训练

间接训练不使用食物，安全性好，适合于从轻度到重度的各类吞咽障碍患者。

1.吞咽器官运动训练

（1）口唇闭锁：可以改善食物或水从口中漏出的情况。训练时可让患者面对镜子独立进行口唇闭锁训练，如无法主动闭锁口唇，可适当辅助。当患者可以主动完成口唇闭锁，再增加对抗练习，其他练习还包括龇牙、鼓腮、口唇突出与旁拉等。

（2）下颌运动：可以促进咀嚼功能。让患者做尽量张口、闭口及下颌向两侧的运动。对于张口困难的患者，可以对痉挛肌肉进行轻柔按摩，使咬肌松弛。可让患者做咬紧压舌板的练习，以增加咬肌肌力。

（3）舌部运动：可以促进对食团的控制能力以及向咽部输送的能力。训练时可以让患者向两侧及前侧尽力伸舌，如伸舌不充分时，可以用纱布裹住舌尖轻轻拉动，让患者用力缩舌，练习舌的前后活动；用舌尖舔口唇周围，练习舌的灵活性；用压舌板抵抗舌根，练习舌根抬高。

（4）咽和喉部运动：可以训练声带内收，促进屏气时声门闭锁，防止食物进入气管；可以强化咳嗽，有利于排出误吸的食物，促进喉部闭锁；便于改善喉部上提功能，便于食管上端括约肌开启，使食团易于通过增宽的咽喉进入食管。

2. 刺激训练

刺激训练可以有效地提高软腭和咽部的敏感度，强化吞咽反射。应用冰棉签轻轻刺激软腭、腭弓、舌根及咽后壁，大范围、长时间、缓慢的移动棉签，然后让患者做空吞咽。如出现呕吐反射应立即终止刺激。

3. 呼吸训练

呼吸训练可以练习腹式呼吸、缩唇呼吸，通过提高呼吸控制能力来控制吞咽时的呼吸，并强化腹肌、强化声门闭锁，缓解颈部肌肉过度紧张，改善胸廓活动等。

4. 构音训练

构音训练可以改善吞咽有关器官的功能，通过单音、词语、句子进行构音检查，分析障碍特征，进行动作、语音、声调等训练。

5. 门德尔松手法

门德尔松手法可以增加喉部上抬的幅度和时长，来增强舌肌和喉肌力量，增加环咽肌开放时长和宽度，使食管上端开放。通过按摩颈部、上推喉部，使喉部在高位保持数秒，然后再完成下咽动作，来促进吞咽。还可以改善整体吞咽的协调性。

（三）直接训练

直接训练即摄食训练，应在患者意识状态清醒、全身状态稳定、能产生吞咽反射、少量误吸能通过咳嗽咳出时进行，训练内容包括进食体位和姿势，食物的形状和性状，一口量，进食速度，吞咽辅助方法等，并注意直接训练前后清洁口腔及排痰。

1. 体位和辅助方法

选择既有代偿作用且又安全的体位，一般让患者取 30° 仰卧、颈部前屈的姿势，偏瘫侧肩部用枕头垫起，辅助者位于患者健侧。颈部前屈也是预防误咽的一种方法，因为仰卧时颈部易呈后屈位，使与吞咽活动有关的颈前肌群紧张，喉头举上困难，容易发生误咽。在此体位食物不易从口中漏出、有利于食团向舌根运送，防止鼻腔逆流及误咽的危险。对于不同类型的吞咽障碍患者，改变进食姿势可以减少误吸症状，如头颈部旋转、侧方吞咽、低头吞咽、从仰头到低头吞咽、头部后仰、空吞咽与交互吞咽等，实际操作中，应该因人而异，予以调整。

2. 食物的选择

食物的形态可分为三类：流质如水、果汁等；半流质如米汤、米糊等；半固体如软饭；固体如饼干、坚果等。食物应选择适宜吞咽障碍的患者，本着先易后难的原则来选择。容易吞咽的食物特征：①软、密度及性状均一；②有适当的黏性、不易松散；③易于咀嚼，通过咽及食管时容易变形；④不易在黏膜上滞留等。应根据吞咽障碍影响吞咽器官的部位，选择适合的食物，还要根据患者的具体情况及饮食习惯进行选择，并兼顾食物的色、香、味及温度等。

3. 一口量

一口量即最适于吞咽的每次摄食入口量，正常人每口量约为：流质 1 ～ 20 mL，果冻 5 ～ 7 mL，糊状食物 3 ～ 5 mL，肉团 2 mL。对患者进行训练时，如果一口量过多，食物会从口中漏出，或是引起咽部残留，导致误咽；反之，一口量过少，则会因刺激强度不够，难以诱发吞咽反射。一般先以小量试之（1 ～ 4 mL），然后酌情增加。因此，开始进食时，餐具采用匙面小的匙子为宜。

4. 调整进食速度

指导患者以较常人缓慢的速度进行摄食、咀嚼和吞咽，前一口吞咽完成后再进食下一口，避免两次食物重叠入口。一般每餐进食的时间，控制在 45 分钟左右为宜。

5. 进食提醒

提醒可以促进患者吞咽，帮助患者减少误吸的危险，提醒方式如言语示意、手势示意、身体姿势示意、文字示意、食物的味道和温度示意等。

6. 清洁及排痰

吞咽障碍患者口腔及咽部感觉及反射减弱，唾液及食物残留容易随呼吸流进呼吸道，导致肺部感染。因此，患者可以应用清水或漱口水漱口，保持口腔湿润及清洁，在进食过程中交互吞咽，清理口腔残留。对于分泌物较多的患者，进食前和进食过程中需及时清理分泌物，以保持进食顺畅。

（四）电刺激

1. 神经肌肉低频电刺激

通过皮肤对颈部吞咽肌群进行低频电刺激，帮助维持或增强吞咽相关肌肉的肌力，改善喉提升功能，从而改善吞咽功能。

（1）治疗参数：刺激参数为双向方波，波宽 700 ms，输出强度 0 ～ 15 mA，频率为变频固定，电极在颈、面部放置。

（2）电极放置方法：①沿正中线直接排列；②舌骨上方水平排列、正中线水平排列；③中线两侧垂直排列；④面神经频支、颏下方。

（3）适应证：各种原因所致的神经性吞咽障碍；头、颈、肺癌症术后；面、颈部肌肉障碍。

（4）禁忌证：严重痴呆；使用鼻饲管并有严重反流；药物中毒导致吞咽困难；不直接作用在肿瘤或感染区域；带有心脏起搏器；带有其他植入电极；癫痫发作患者；不直接作用在颈动脉窦。

2. 肌电生物反馈

在口唇和颈肌贴上电极，使吞咽相关肌肉的运动反馈到患者自身，用来改善喉部上抬力，使咬肌和口轮匝肌等表面肌肉咀嚼，保持食团，提高以吞送为中心的舌部运动能力。

（五）辅助器具

口腔器官（舌、下颌）器质性病变行手术治疗后，口腔器官有缺损的患者，或双侧舌下神经麻痹的神经性疾病患者，导致软腭上抬无力，影响进食吞咽功能，可应用口腔辅助具（如腭托等）代偿性方法改善吞咽功能。这些辅助具需要与口腔科合作制作。主要方法如下。

1. 腭提升术

通过腭提升术可将软腭提升至较高位置，适用于咽肌麻痹的患者，可以改善腭咽反流及构音清晰度。软腭切除术的患者可用软腭填充器，以补充切除的软腭。

2. 腭成形术

通过腭成形术可补充患者的硬腭缺陷，使之能与舌配合，有效控制和推动食团至咽。

三、吞咽障碍治疗适应证

1. 神经性疾病

吞咽障碍治疗适用于脑血管意外（脑卒中），痴呆，头颈部癌症，脑外伤，帕金森病，肌萎缩性脊髓侧索硬化，多发性硬化，重症肌无力等神经性疾病。

2. 器质性疾病

吞咽障碍治疗还适用于食管炎，肌炎，头、颈部恶性肿瘤，长期使用镇静剂，长期使用青霉素，与心脏相关的疾病，硬皮病等疾病。

第五篇
骨科康复治疗

第 1 章

第 1 章
慢性疼痛非手术治疗的康复治疗

第 1 节　颈椎病的康复评定和治疗

颈椎病是一种常见病、多发病。随着社会的发展、科技的进步以及人们生活方式的改变，应用电子产品和长期伏案工作带来的不良姿势、人口老龄化、运动减少等因素，使得颈椎病发病率逐年增长，发病年龄逐渐年轻化。正确采用非手术康复治疗的办法来缓解症状、延缓疾病的发展，已成为康复医学和社会医学关注的焦点。

一、概述

（一）定义及临床分型

颈椎病是由颈椎间盘发生退行性变，以及继发相关组织病理改变时，累及神经根、脊髓、椎动脉、交感神经等周围结构，进而出现的一系列临床症状和体征。颈椎病临床常分为颈型、神经根型、脊髓型、交感型、椎动脉型、混合型六型。每一型的颈椎病临床表现不尽相同。

颈型颈椎病，是在颈部周围软组织退行性变、椎体不稳等基础上，颈椎过度伸展或屈曲，使颈部一些肌肉、韧带、神经等受到牵张或压迫所致，常因着凉、长期姿势不良等因素诱发。多在夜间或晨起时发病，可自行缓解。

神经根型颈椎病，是由于椎间盘退变、突出，椎体不稳定，骨质增生等原因，使颈神经根在椎管或椎间孔处受压所致。该型临床上最常见。一般起病缓慢，常见症状有颈痛、颈部发僵、上肢放射性疼痛或麻木，症状常与颈部姿势相关。

脊髓型颈椎病，是由于颈椎间盘退变压迫脊髓所致，严重者可造成肢体瘫痪。发病率占颈椎病的 12% ～ 20%。通常起病缓慢。常见症状包括一侧或双侧下肢麻木、沉重感，双脚踩棉花感；一侧或双侧上肢麻木、疼痛，双手无力、不灵活；躯干部出现感觉异常，胸腹部有束带感等。该型保守治疗效果差，严重者需要手术治疗。

交感型颈椎病，是由于椎间盘退变和节段性不稳定等因素，对颈椎周围的交感神经末梢造成刺激，产生交感神经功能紊乱。交感型颈椎病症状繁多，多数表现为交感神经兴奋症状，少数为交感神经抑制症状。由于椎动脉表面富含交感神经纤维，当交感神经功能紊乱时，常常累及椎动脉，导致椎动脉的舒缩功能异常。因此，交感型颈椎病在出现全身多个系统症状的同时，还常常伴有椎-基底动脉系统供血不足的表现。

椎动脉型颈椎病，是在颈椎节段性不稳定、椎间隙狭窄等情况下，椎体边缘以及钩椎关节等处的骨赘直接压迫椎动脉，或刺激椎动脉周围的交感神经纤维，使椎动脉痉挛，导致椎-基底动脉供血不足而出现症状，因此不伴有椎动脉系统以外的症状。

（二）影像学诊断

1. X线检查

X线检查是颈椎损伤及某些疾患诊断的重要手段，也是颈部最基本最常用的检查技术，通常包括全颈椎正侧位片、颈椎伸屈动态侧位片、斜位片，必要时拍摄颈1～颈2开口位片和断层片。正位片可见钩椎关节变尖或横向增生、椎间隙狭窄；侧位片见颈椎顺列不佳、反曲，椎间隙狭窄，椎体前后缘骨赘形成、椎体上下缘（运动终板）骨质硬化、发育性颈椎管狭窄等；过屈、过伸侧位片可有节段性不稳定；左、右斜位片可见椎间孔缩小、变形。有时还可见椎体后缘有高密度的条状阴影——颈椎后纵韧带骨化。

2. 颈部MRI检查

MRI检查可以清晰地显示出椎管内、脊髓内的改变，以及脊髓受压部位和形态改变，对于颈椎损伤、颈椎病及肿瘤的诊断具有重要价值。当颈椎间盘退变后，其信号强度亦随之降低，无论是矢状面还是横断面，都能准确诊断椎间盘突出。MRI不仅能显示颈椎与椎间盘突出，压迫硬脊膜囊的范围和程度，而且还可反映脊髓损伤后的病理变化。脊髓实质性损害一般在T2加权像上表现为暗淡和灰暗影像，而脊髓水肿常以密度均匀的条索状或梭形信号出现。

3. 经颅彩色多普勒（TCD）、DSA、MRA

这些检查可探查基底动脉血流、椎动脉颅内血流，推测椎动脉缺血情况，是检查椎动脉供血不足的有效手段，也是临床诊断颈椎病，尤其是诊断椎动脉型颈椎病的常用检查手段。椎动脉造影和椎动脉B超对诊断有一定帮助。

二、康复评定

（一）主观检查

1. 绘制查体图

在查体图中描述患者主诉的症状、严重程度、性质、深度等，如疼痛、麻木、僵硬等。疼痛的量化评定常采用视觉模糊量表（VAS）和 McGill 疼痛问卷。

2. 加重因素和缓解因素

物理治疗师需要对患者的每处症状加以详细询问，找出相应问题的加重因素和缓解因素，这对于病情的综合评价和分析具有重要意义，也对物理治疗方案的制定有所影响。

3. 运动功能评定

（1）颈椎关节活动范围检查：检查患者颈部前屈、后伸、左旋、右旋、左侧屈与右侧屈六个方向的活动范围，与正常加以比较。需采用卷尺法或头颈活动测量器加以测量，并予以记录。

（2）肌力检查：全身骨骼肌甚多，对于颈椎病并非每块肌肉均需检查，肌力检查的实施常用徒手法，包括对胸锁乳突肌、斜方肌、膈肌、三角肌、肱二头肌、肱三头肌等肌肉力量进行评定。手部肌力的评定可采用握力计及捏力计，进行手握力和指捏力测试。

4. 步态评定

步态评定是判断神经系统及肌肉功能的重要方法之一，对颈椎病有鉴别意义的步态主要如下：

（1）痉挛步态：主要因痉挛性瘫痪所致。

（2）共济失调步态：主要见于小脑病变者。

（3）垂足步态：多见于下腰椎及腓总神经病变者。

（二）颈椎的特殊检查

1. 前屈旋项试验（Fenz 征）

先令患者头颈部前屈，之后嘱其向左右旋转活动，如患者颈椎处出现疼痛即属阳性，提示颈椎骨关节病，表明颈椎小关节多有退行性变。

2. 椎间孔挤压试验

该试验又称击顶（或压顶）试验或 Spurling 试验。先令患者将头向患侧倾斜，检查者左手掌平放于患者头顶部，右手握拳轻叩击手背部，使力量向下传递。如有根性损害，则由于椎间孔的狭小，患者可出现肢体放射性疼痛或麻木等感觉，此即属阳性。对于根性疼痛剧烈者，检查者仅用双手叠放于患者头顶向下加压即可诱发或加剧症状。当患者头部处于中立或后伸位时，出现加压试验阳性者，则称为 Jackson 压头试验阳性。

3. 其他

除上述检查外，常用的特殊检查还有椎间孔分离试验、颈脊神经根张力试验、颈静脉加压试验、椎底动脉供血不足试验（VBI 测试）、颈椎象限运动测试、上肢后伸试验、前斜角肌加压试验、旋颈试验。

（三）反射检查

1. 深反射

深反射指通过叩击肌腱或骨膜等较深组织，引起肌肉牵伸反射。常用的深反射检查有肱二头肌反射、肱三头肌反射、肱桡肌反射、膝反射、踝反射等。

2. 浅反射

浅反射指通过刺激皮肤或黏膜引起的反射。浅反射减弱或消失者，提示病变位于上神经元。常用的浅反射检查有腹壁反射、提睾反射、跖反射、肛门反射等。

3. 病理反射

病理反射指由于上神经元受损后使节段性反射亢进，甚至原来已被抑制的反射再现。常用的病理反射检查有 Hoffmann 征、Babinski 征、Oppenheim 征、Chaddock 征、Rossolimo 征、Gordon 征等。

以上 3 大类反射虽有利于诊断及鉴别诊断，但对具体患者应酌情选择，并非每个患者均需全部进行。

（四）日常生活活动能力和生命质量评定

日常生活活动能力常用的量表，包括改良 Barthel 指数、FIM 等，生命质量（QOL）常用的量表是 SF-36 量表、WHO-QOL100 等。

三、康复治疗

（一）物理治疗技术

1. 物理因子治疗

物理因子治疗的主要作用是扩张血管、改善局部血液循环，解除肌肉和血管的痉挛，消除神经根、脊髓及其周围软组织的炎症、水肿，减轻粘连，调节自主神经功能，促进神经和肌肉功能恢复。颈椎病常用治疗方法包括：直流电离子导入疗法、中频电疗法、干扰电疗法、超短波疗法、超声波疗法、热敷、蜡疗、激光照射等。

2. 牵引治疗

颈椎牵引是治疗颈椎病常用的方法。颈椎牵引有助于缓解颈部肌肉痉挛，松解软组织粘连，牵伸关节囊和韧带，减轻神经根的刺激和压迫，调整小关节紊乱等。在制定牵引处方时，应充分考虑个体差异，以权衡牵引力的方向（角度）、重量和牵引时间。脊髓受压明显者、严重的椎体不稳者，不适宜行牵引治疗，牵引后有明显不适或症状加重者，应立即停止牵引治疗。近年来，由于器械牵引带来的危险和临床证据不充足等原因，已很少被指南推荐，取而代之的是徒手牵引。徒手牵引时，治疗师可直接感受患者颈椎的相关情况，并在操作过程中保持和患者的沟通互动，安全性较高。

3. 手法治疗

手法治疗是颈椎病治疗的重要手段之一，是以颈椎骨关节的解剖及生物力学的原理为治疗基础，针对患者的其病理改变，对脊椎及脊椎小关节进行推动、牵拉、旋转等手法的治疗。颈椎因此产生的附属运动和生理运动，可以调整颈椎的解剖及生物力学结构，同时对脊椎周围软组织起到松解、理顺的作用，最终达到改善关节功能、缓解痉挛、减轻疼痛的目的。目前常用的物理治疗手法技术有麦肯基力学疗法，Maitland 关节松动手法等。

应特别强调的是，颈椎病的手法治疗必须由训练有素的专业医务人员进行。手法治疗宜根据个体情况适当控制力度，尽量柔和，切忌暴力。

Maitland 关节松动 V 级手法，禁忌应用在椎管内肿瘤、椎管发育性狭窄、脊髓受压、椎体及附件有骨性破坏，以及诊断不明的患者身上。

4. 运动治疗

颈椎的运动治疗，指采用合适的运动方式，对颈部等相关部位以及全身进行锻炼。运动治疗可增强颈肩背肌和颈深肌群肌力，使颈椎稳定。长期坚持运动疗法，可促进机体的适应代偿过程，从而达到巩固疗效、减少复发的目的。

颈椎运动疗法常用弹力带或 SET 悬吊系统，进行颈深屈肌力量训练，还包括肩颈部进行的徒手操、棍操、哑铃操等。颈椎病患者的运动疗法，不能忽视患者核心肌力的训练。好的核心稳定性可以使整个脊柱处于稳定状态，有助于优化颈椎的运动表现。

（二）颈椎病的作业治疗

1. 矫形支具应用

颈椎的矫形支具主要用于固定和保护颈椎，减轻颈部疼痛，防止颈椎过伸、过屈、过度转动，避免造成脊髓、神经的进一步受损，有助于组织的修复和症状的缓解，配合其他治疗方法同时进行，可巩固疗效，防止复发。常用的颈椎矫形支具有颈围、颈托，推荐在各型颈椎病急性期或症状严重的情况下使用。

2. 宣教和预防

（1）加强肌力训练：随着年龄的增长，颈椎椎间盘发生退行性变，几乎是不可避免的，加强颈深肌群力量训练，可以维持和加强颈椎稳定性，减慢颈椎退变的速度。

（2）避免错误姿势：应避免长时间低头工作，伏案工作者长时间头前探的姿势可使颈部肌肉、韧带受到牵拉而劳损，促使颈椎椎间盘发生退变。工作 1 小时左右，应当变换体位，避免久坐不动，更要避免上、下交叉综合征等不良体态的发生。

（3）枕头的选择：对于颈椎病患者，枕头的位置、形状与选料要有所选择，也需要一个良好的睡眠体位，做到既要维持整个脊柱的生理曲度，又应使患者感到舒适，达到使全身肌肉松弛，调整关节生理状态的作用。

（4）避免风寒、潮湿：夏天注意避免风扇、空调直接吹向颈部，出汗后不要直接吹冷风，不要用冷水冲洗头颈部或在凉枕上睡觉。

（5）保持良好的心态：正确认识颈椎病，树立战胜疾病的信心。颈椎病病程较长，椎间盘的退变、骨刺的生长、韧带钙化等与年龄增长、机体老化有关。病情常有反复，发作时症状可能比较重，影响患者的日常生活和休息。因此，作业治疗师要帮助患者消除焦虑心理，使其乐观积极地配合康复治疗。

第2节　腰痛的康复评定和治疗

腰部主要是由腰部肌肉、韧带、椎体、椎间盘、椎管内组织组成。这些结构和组织共同配合完成腰部的屈、伸、侧弯、旋转运动。从达尔文的生物进化论的角度来看，爬行类脊柱动物经过漫长的进化，才形成一套相适应的脊柱生物力学结构，而人类在整个进化史上仅出现很短的时间，人类直立行走帮助手脚分工的同时，也对脊柱造成了极大的负担，所以腰痛可能是人类社会的特有现象。腰痛还是一种多病因、发病率高的疼痛，多年来康复医学一直致力于寻找更多、更好的非手术治疗方法来解决腰痛的问题。

一、概述

（一）定义及临床分型

腰痛是以腰椎体部和腰部周围软组织疼痛为主要特点的一类病症，好发于腰部正中部、单侧或双侧，甚至于牵扯周围各处组织。腰痛患者临床表现为急性期的剧烈腰部疼痛，慢性期的腰部疼痛反复发作，并多伴有腰椎活动度下降、腰部及下肢肌力减退、腰椎不稳定。同时，有些患者因腰部肌肉的急慢性病变、腰椎结构损坏或者退行性改变等因素，而出现腰椎生理曲度的改变。

腰痛可依据病因学，分为原发性腰痛、继发性腰痛、牵扯性腰痛、非特异性腰痛；或依据发病时间，分为急性腰痛和慢性腰痛；还可依据疼痛机制，分为躯体性腰痛和神经根性腰痛。

（二）影像学诊断

影像学在腰痛诊断中起到非常重要的作用，包括 X 线检查、CT 及 MRI 检查。有神经根性疼痛或马尾神经损伤症状的患者，要行 CT 及 MRI 检查。非手术治疗无效者，有外伤、肿瘤、感染病史的患者，即使 X 线检查结果阴性，也要做 CT 及 MRI 的检查。

有些反复发作的腰痛的患者，X 线检查及 CT 检查均无明显阳性表现，但在 MRI 检查发现腰椎间盘纤维环后出现局部高信号，对于这种结果还可再结合椎间盘造影术来确诊疾病。诊断结果不应只局限于某一种影像学的结果，还需要综合分析。

腰痛最终是需要根据患者病史、体格检查、疼痛评定、影像学检查的综合评定，来做出临床诊断。

二、康复评定

腰痛的治疗目的，是减轻或消除疼痛和其他衍生症状，减少功能障碍，指导患者及其家人了解腰痛治疗和预防性的康复手段。因此，腰痛的康复评定，主要是对患者的疼痛情况、脊柱功能、步行功能、特殊检查、日常生活活动能力和心理因素等进行全面评定。

（一）疼痛评定

常用的评定方法包括：视觉模拟定级评分法（VAS）、口述分级评分法（VRS）、疼痛整合评分法（IS）、疼痛综合性问卷（MPQ）等。

（二）运动功能评定

1. 关节活动度测量

用方盘量角器进行脊柱屈伸、左右侧弯和旋转的活动度测量，患者采用坐位固定坐骨结节，医生测量腰椎前屈、后伸、左右侧弯的角度，正常参考值为前屈 60°、后伸 20°、双侧侧弯各 40°。医生采用仰卧位固定骨盆来测量腰椎旋转活动范围时，正常参考值约为 40°。此外，还可通过测量直立位腰椎前屈、后伸、侧弯时，被检查者两手指尖能接触到下肢最底部的位置，作为简易评定。如因疼痛或其他原因无法完成评定，要进行标记。

2. 肌力评定

腰痛患者多伴有腰肌、髂腰肌的肌力减弱，有压迫神经症状者还会存在下肢肌力减弱的现象。针对这些肌肉进行肌力检查时，首先确定要检查肌肉的运动模式，然后让患者取正确的体位，最后使用正确的检查方法进行肌力测定。固定受检查肌肉附着肢体的近端，放松不受检查的肌肉，观察被检查肌肉在承受重力情况下，是否能完成相关运动，然后根据该结果来决定是否对被检查者施加助力还是阻力。依据 Lovett 分级法来评定肌力等级。

依据肌力评定的需要，还可进行腰背肌等长耐力测试，常采用 Biering Sorensen 最先设计的耐力试验；等速肌力测试，采用等速仪测试。

3. 肌电图检查

近年来，肌电图的应用越来越普及，其被认为是敏感度、准确度、特异度较高的一项关于腰痛诊断与评定的客观指标。

4. 步行功能评定

腰痛患者会因为维持无痛姿势，或避免走路的震荡引起疼痛，而出现行走姿势、步频、步幅的变化，步行能力受到显著影响，可采用行走实验进行步行能力评定。

（三）综合评定量表

临床常用的腰痛综合评分量表有：改良的 Oswestry 腰痛失能问卷表，Roland-morris 功能障碍问卷，下腰痛评定表（JOA score），魁北克腰痛障碍评分量表（QBPDS）等。

（四）日常生活活动能力和生命质量评定

日常生活活动能力的量表，包括日常生活活动恢复（RADL）量表和功能性能力自信量表（FACS）等。生命质量（QOL）常用量表为 SF-36 量表、WHO-QOL100 等。

（五）特殊检查

拾物试验、足－嘴试验、腰椎间盘突出症运动试验、骨盆倾斜试验、弯腰压迫试验、直腿抬高试验、直腿抬高加强试验、抱膝试验、屈髋伸膝试验、股神经牵拉试验、"4"字试验、双侧膝髋屈曲试验等。

三、康复治疗

（一）康复治疗原则与目标

腰痛康复的目标，是减轻或消除疼痛，控制疾病的发展，矫正腰椎的异常姿势，改善或恢复腰椎关节及肌肉的功能，提高日常生活能力和生命质量。

腰痛急性发作的康复，要遵循 RICE 原则。"R"指急性腰痛发作时要休息，停止运动，平卧休息非常重要；"I"指局部冷却，使血管收缩、毛细血管通透性下降，降低局部代谢，控制组织内部出血、肿胀及炎症，并起到止痛效果；"C"指腰围局部加压固定腰部；"E"指腰痛急性发作 48 小时后，依据情况可应用硬膜外封闭缓解疼痛。

腰痛发展成慢性腰痛后的康复原则，为因人因病制宜的个性化原则：根据患者不同的年龄、性别、身体素质、造成腰痛的疾病类型等情况，进行个性化的康复治疗；治疗频率由少到多、运动量由小到大、运动方法由简到繁等循序渐进原则；局部休息和主动参与适当运动的动静结合原则；还要遵循系统性和经常性原则。慢性腰痛是一种慢性病，可能会伴随患者一生，所以需要患者学会自我评定、自我康复，长期保持康复训练，改变自己错误的行为模式，掌握能够维持疗效的技能。

（二）康复治疗技术

1. 卧床休息及支具制动

卧床休息及支具制动，是腰痛急性发作后早期常用措施，单纯腰痛患者绝对卧床及制动时间不超过 2 天，伴有腰椎间盘突出的患者不宜超过 1 周，要及时采用动静结合的方法来治疗。不要使用过厚、过软的床垫，卧床时可采用不同的姿势或随时调整姿势，以患者自觉舒适为准。

2. 腰椎牵引

牵引可用于腰椎间盘突出症、小关节紊乱、腰椎滑脱等造成腰部疼痛的病症，通常有骨盆牵引、自身重力牵引等方法。

3. 手法治疗

（1）整脊治疗：腰部肌肉放松下来以后，依据影像学诊断及生物力学原理，采用特定的姿势，使患者腰部被矫正的某一节椎体处在最灵活的位置，之后用相应的手法在相应的方向及力点上，通过一个轻柔的瞬间爆发力，将位置不正常的椎体推到正常的位置上。

（2）关节松动术：选择关节生理运动和附属运动作为治疗方法，在关节面上施以微小力量而引起关节较大幅度活动，使椎间关节恢复到正常的解剖位置，从而解除相关症状，以达到治疗目的。

针对腰痛而言，关节松动术能有效地松动椎间关节，使腰椎关节的活动功能恢复正常，特别是 Ⅲ、Ⅳ 级手法，可有效改善关节的活动范围。一般在改善生理运动之前，先改善附属运动，两者相辅相成。关节松动术通过生物力学和神经学机制，减缓肌痉挛和腰部疼痛，增加腰部屈曲和旋转活动，恢复腰椎关节的正常活动范围。

临床常以澳大利亚 Maitland 的关节松动手法为主，该手法治疗强度分为 Ⅰ～Ⅳ 级，依据患者不同的症状选择不同的强度。以疼痛为主的患者，原则上选择 Ⅰ 级或 Ⅱ 级；以关节僵硬为主的患者，原则上选择 Ⅲ 级或 Ⅳ 级。

4. 运动疗法

过去在腰痛非手术治疗上通常选择药物及物理因子止痛治疗，而这类治疗缺乏针对性，不够全面，疗效不持久，患者时常复发。近年研究发现，恢复腰背肌的正常功能可以极大地减轻患者的疼痛，并提高患者的腰部功能。主动运动疗法在亚急性期和慢性期的腰痛治疗中发挥了重要作用。

在运动疗法中采用阶梯式训练原则，强调先恢复中枢神经对肌肉的控制，再恢复肌肉的整体功能，也就是说先练"神经"，再练"肌肉"。

在给患者进行运动疗法治疗的早期，就要让其意识到腹横肌、多裂肌等局部稳定的重要性，掌握对这些肌肉的控制。临床上最常用的运动疗法包括以下几种：

（1）骨盆后倾训练：因腰椎前凸、骨盆前倾造成腰痛的患者，可采用仰卧位，平躺，让腰椎尽量贴近床面，让患者收腹提臀，骨盆后倾。这样可以改善腰椎和骨盆的位置，缓解疼痛。该训练也可采用站立位靠墙完成。

（2）腰椎牵张训练：患者仰卧位，双下肢屈髋屈膝，双手抱紧小腿，做摇椅样动作。该方法要注意腰椎角度，循序渐进。

（3）仰卧起坐训练：此方法有别于传统的仰卧起坐训练，患者仰卧位双手要抱于胸前，屈髋屈膝，颈椎不要用力，只是用腹肌收缩完成，且只需双肩离开床 10 cm 左右即可。

（4）单、双桥训练：患者仰卧位，一侧下肢屈髋屈膝、一侧下肢抬起，或双下肢屈髋屈膝，腰背部发力抬起腰背部和臀部，使髋关节伸直，以锻炼腰部多裂肌和增强腰部本体感觉。

（5）侧卧全身上抬训练：患者侧卧位，以肘部支撑起身体，以肘部和踝部为支点，将身体抬起即可，来锻炼臀中肌。

（6）跪位对角线支撑：患者采用跪位，呈现为双肩关节前屈 90°，双上肢伸直，身体向前倾使双髋关节屈曲 90°，双手双膝支撑为起点，对角位置的上肢和下肢分别抬起，向前、后方向伸展，随后让这个方向的肘关节和膝关节向中间靠拢，相触碰。

（7）"燕飞"训练：患者俯卧位，双腿打开时与髋同宽，抬起时脚尖的高度不高于臀部，腹部收紧，身体起至胸部离开床面就好，感觉是延展而非抬高。双手掌心相对，减少肩颈压力，注意把肩膀沉下来后再向上抬起双手。每组静态保持 15～30 秒，做 3～5 组，吸气时起，以减少腰椎压力。该方法是为了锻炼深层多裂肌，并不是抬得越高越好，要选择适当的高度。训练时不要产生腰部疼痛。

（8）巴氏球训练：包括坐位训练，仰卧位训练和跪位训练。

①坐位训练：坐在巴氏球上，腰部做向前再向后、向左再向右的摆动。

②仰卧位训练：仰卧在巴氏球上，双肩接触球，髋关节一定保持完全伸展，双膝关节屈曲 90°。第一种方法是保持髋膝关节角度，左右摆动躯干，让球在双肩之间滚动。第二种方法是保持髋关节完全伸展，双膝关节屈伸活动，让球在肩与髋之间滚动。此外，还可以在仰卧位时，将单侧小腿放在巴氏球上，然后腰背肌发力，使另一侧下肢和背部抬起，从而锻炼腰背肌力。

③跪位训练：双上肢伸直，双手支撑于治疗垫上，双膝跪在巴氏球上，保持腰部拱起。第一种方法是双髋关节同时伸展，将巴氏球慢慢向后推，接着同时屈曲将巴氏球慢慢拉回。第二种方法是腰部扭动，将球慢慢向左或者向右推出，并拉回中心位置，保持身体稳定在球上不掉下来。

（9）悬吊运动训练：该训练以闭链运动为主，循序渐进的抗阻训练，患者要在训练中始终保持无痛，选择正确的姿势，还可使用不稳定或者振动的平面来刺激稳定性，增加腰痛患者的本体感觉。常用的训练方法有仰卧位单腿悬吊，侧卧位单腿悬吊，俯卧位双腿悬吊。

（10）麦肯基疗法：麦肯基疗法主要以伸展训练为主，主要强调患者的主动参与、自我治疗和保持正确姿势以预防腰痛，必要时治疗师才会手法介入。同时要注意，不是所有的患者都适合麦肯基疗法，麦肯基设计了一套完整的评定表，通过自我检测和实践，以腰痛得到改善、腰部活动范围增加等情况，来最终确定患者所适合的运动方式。

- 腰部反向伸展运动

基本动作：俯卧位，双手支撑于两侧肩膀下，保持腰部肌肉完全放松。然后双手伸直以腰为定点撑起上半身，尽量向后伸展维持几分钟，保持正常呼吸，最后再恢复到起点姿势。

- 腰部屈曲弯腰训练

基本动作：仰卧位，双下肢屈髋屈膝位，双脚贴于床面，保持腰肌完全放松，双手抱住小腿，使双膝尽量靠近胸前，保持正常呼吸，维持几分钟，再恢复到起点姿势。

5. 物理因子治疗

物理因子治疗，可以起到消炎、止痛、消肿、解痉、修复组织、促进神经再生、改善循环等一系列有助于治疗腰痛的作用。在腰痛非手术治疗的过程中，物理因子治疗已经被应用得非常广泛，但依然需要注意，在进行物理治疗前要对腰痛进行鉴别诊断，如肿瘤、脊柱结核等造成的继发性腰痛，不适合选择该治疗。同时要谨记所有物理因子治疗方法的适应证及禁忌证，给腰痛患者选择最有效、最安全的治疗方法。

（1）低频电疗法：该法有促进局部血液和淋巴循环，兴奋神经肌肉组织，抑制感觉神经末梢兴奋性，消除非特异性炎症的作用。

临床中治疗腰痛最常选择经皮神经电刺激疗法（TENS）。TENS是将特定的低频脉冲电流通过皮肤输入人体，以起到治疗疼痛的作用。最佳治疗频率是根据患者的情况，不断进行调节而得出的。一般情况下，较高频率的电流对外周神经和急性疼痛疗效好，较低频率的电流对中枢神经和慢性疼痛疗效好。

（2）中频电疗法：该法对皮肤刺激小，能作用于较深的组织，有镇痛、促进血循环、兴奋骨骼肌的作用。临床常采用音频电疗法，干扰电疗法，调制中频电疗法等。

（3）磁疗法：该法有止痛、镇静、消炎、消肿的作用，常用的有恒定磁场法、交变磁场法、脉冲磁场法等，它可以有效治疗神经痛和各种非特异性炎症。

（4）超声波疗法：相关研究表明，小剂量的超声波（连续式 $0.1 \sim 0.4$ W/cm^2、脉冲式 $0.4 \sim 1$ W/cm^2）能改善局部血液和淋巴循环，降低神经兴奋性，使神经传导速度变慢，对神经、肌肉产生显著的镇痛作用。此外，还可使用超声药物透入疗法，将有消炎止痛效果的药物加入接触剂中，使药物经过皮肤或黏膜透入机体，产生更好的治疗作用。

（5）红外线疗法：红外线的治疗基础是温热效应，适用于非特异性慢性腰痛，急性期不适合选择该种治疗方法。

（6）传导热疗法：常采用蜡疗法，将石蜡加热融化作为温热介质，涂敷于患部，利用其温热作用帮助血肿吸收和水肿消散，加速新陈代谢，消除炎症。利用其机械压迫作用，防止组织内的淋巴液和血液渗出，使渗出物重新吸收。它适用于非特异性慢性腰痛。

（7）冷疗法：常用的治疗方法有冷敷，冰巾，冰按摩，冷喷。冷疗可使局部组织温度明显降低，感觉敏感性降低，还可使血管收缩、组织代谢降低、肌肉兴奋性降低，从而起到解痉、镇痛等作用。冷疗法适用于急性腰痛。

（三）作业治疗和心理治疗

患者的职业特点、生存环境、社会压力、生活习惯等因素，对其腰痛可产生影响，医师应根据情况给予患者相应的心理辅导，以及有针对性的指导患者进行生活环境改造、生活习惯性姿势调整、职业姿势调整等。

第3节　肩周炎的康复评定和治疗

肩周炎，也叫"五十肩""冻结肩"，好发于50岁左右，女性患者略多于男性患者，多见于体力劳动者。早期呈现肩关节阵发性疼痛，常因天气及劳累而诱发，而后逐渐发展为持续性疼痛，并且会越来越严重，昼轻夜重，如不及时得到有效的治疗，有可能会严重影响肩关节的功能活动，以及日常生活能力，降低患者的生活质量，折磨患者精神。所以，肩周炎患者及时接受有效的康复评定与治疗是非常重要的。

一、概述

（一）定义及临床表现

肩周炎是肩关节周围炎的简称，又被称为"冻结肩""五十肩""凝肩"等，是外伤、风寒侵入、慢性劳损、不良姿势等原因导致的发生在肩关节周围软组织处任一部位的无菌性炎症，造成肩关节囊及关节周围粘连，最后表现为肩关节疼痛和活动受限为主要症状。肩周炎患者的临床表现为如下内容：

急性期：即肩周炎发生的早期，一般持续 1 个月左右，有时可延续至 2～3 个月。主要临床表现为肩关节周围疼痛，可呈现为钝痛、刺痛、冷痛、酸痛，气候变化或劳累都可使疼痛加重，疼痛甚至会向颈部和肘部扩散，且多表现为昼轻夜重，严重影响睡眠，此期肩关节功能活动可表现为正常或轻度受限。

粘连期：此阶段肩关节周围疼痛较前得到缓解，病程可持续 1 年以上。主要临床表现为无菌性炎症减轻，粘连较重，肩关节出现挛缩僵硬，肩关节功能活动受限严重，肌肉力量减弱，各方向的关节活动度范围明显缩小，外展、外旋、前屈、后伸等方向活动障碍。严重者可影响日常生活能力。

恢复期：约 15 个月以后进入恢复期。无菌性炎症基本消失，肩痛明显减轻，肩周粘连逐渐松解，肩关节活动度不断增加，患者可出现自愈倾向。

（二）影像学诊断

1. 影像学检查

（1）X 线检查：绝大多数肩周炎患者 X 线检查没有明显异常，少部分患者可见肩关节局部骨骼有骨质疏松，肩周肌腱、韧带或滑囊出现钙化点。

向肩关节腔注入造影剂后拍摄 X 线片，进行肩关节造影，可显示关节间隙变窄，关节内容积明显减少，以及关节囊挛缩、肩袖损伤回缩等情况。

对肩周炎患者进行 X 线检查的目的，主要是与肩部外伤造成的骨折、脱位、肿瘤、结核，以及骨关节炎等其他疾病进行鉴别诊断。

（2）核磁共振检查：可判定关节无菌性炎症的大体状况，并且能清楚显示肩袖损伤情况。

2. 临床诊断

对肩周炎的临床诊断，主要有以下几个要点：肩部的疼痛；肩关节各方向关节活动受限；喙突、肩峰下、大小结节、冈下窝、结节间沟等处，能触及条索并伴有明显压痛；肩部肌肉萎缩；肩关节内旋、外展抗阻实验阳性。

（三）分型

1. 按照病因分型

（1）外伤型肩周炎：由外伤或手术造成的肩关节制动而引起的肩周炎。如骨折后石膏固定，心脏手术、乳腺癌手术等术后，由于疼痛使得肩关节活动减少。

（2）退变型肩周炎：肩关节在日常生活中使用多，活动范围大，中、老年人肌肉力量减弱，结缔组织弹性变差，对各种外力的承受能力减弱，容易出现该类肩周炎。

（3）风寒型肩周炎：从中医角度分析，此类肩周炎多由汗出当风、寒邪入侵所致。

（4）中风型肩周炎：偏瘫后上肢固定于身旁过久，肩关节疼痛明显，主/被动活动丧失，同时运动减少，肌力减退。

（5）糖尿病型肩周炎：多为双侧发病，患者控制血糖后会有明显好转。

2. 按照病变部位分型

（1）关节腔病变型：主要包括粘连性关节挛缩，关节腔间隙变窄等。

（2）滑液囊病变型：主要包括滑囊的渗透性炎症、粘连、钙沉积等病变。

（3）肌腱、腱鞘退行性病变型：主要包括肱二头肌长头肌腱炎及腱鞘炎、冈上肌肌腱炎、钙化性肌腱炎、退行性肌腱炎、肩袖断裂等。

（4）其他：肩纤维组织炎、退行性肩关节炎等。

二、康复评定

（一）疼痛评定

按压与肩关节运动相关肌肉的起止点、肩关节的滑囊、骨性突起，寻找压痛点，并进行两侧对比，排除假性压痛。

常用的评定方法包括：视觉模拟定级评分法（VAS）、口述分级评分法（VRS）、简化 McGill 疼痛评定表（MPQ）。

（二）运动功能评定

1. 关节活动度测量

对肩关节的前屈、后伸、内旋、外旋、水平外展与内收的主 / 被动关节活动范围进行测量，并与健侧进行对比。在测量关节活动度时，要注意观察构成肩关节的肩肱关节、肩胛胸壁关节、肩锁关节、胸锁关节等各个小关节活动，避免出现代偿动作。

2. 肌力评定

患者肩关节周围肌肉，如三角肌、冈上肌、冈下肌等，常出现肌力下降的情况，依据 Lovett 分级法来评定相关肌力等级。

3. 肩关节活动试验

（1）搭肩试验：肩周炎患者，患侧手不能搭到对侧肩部，或能搭到对侧肩而肘关节不能紧贴胸壁。搭肩试验多为阳性。

（2）外展试验：肩关节外展时疼痛开始及结束的角度不同，代表了不同类型的炎症。例如，外展上举在 60° ～ 120° 范围内疼痛，此范围之外不痛，为冈上肌肌腱炎。

（3）肱二头肌长腱试验：患者用力使肘关节屈曲，评定者手握患者腕部，用力使患者肘关节伸直，若疼痛加剧，则说明是肱二头肌长头腱鞘炎。

（4）摸背试验：肩周炎患者患肢后伸，手指尖无法触及对侧肩胛骨下角以上。

（三）综合评定量表

临床常用的肩周炎综合评分量表有 UCLA 肩关节评分系统，肩关节疼痛和功能障碍指数（SPADI），Constant 肩关节评分系统等。

（四）日常生活活动能力和生命质量评定

日常生活活动能力的量表，包括改良 Barthel 指数和功能独立性评定（FIM）等。生命质量（QOL）常用量表，包括 SF–36 量表、WHO–QOL100 等。

（五）心理功能评定

由于患者长期受到肩关节疼痛，以及肩关节功能受限的困扰，睡眠差及日常生活能力下降，常导致患者出现焦虑、抑郁的情绪，甚至会发展成抑郁症等精神类疾病。

三、康复治疗

（一）康复治疗原则与目标

（1）肩周炎的康复治疗原则：包括早期治疗，综合治疗及坚持治疗和训练的原则。
①早期治疗：在疾病发现早期，就开始及时地接受康复治疗，以便控制疾病发展。
②综合治疗：将药物、理疗、手法、运动等现有的治疗条件都使用起来，对患者进行综合治疗，以达到更好的治疗效果。
③坚持治疗和训练的连续性：要持之以恒，坚持治疗，不要自行中断治疗，在日常生活中要学会调整不良姿态，学会放松肩关节周围肌肉。
（2）治疗的目标：减轻或消除肩关节疼痛，增加关节活动范围，提高肌肉力量，恢复患者的日常生活能力，消除患者的心理负担，使患者养成良好的姿势习惯，避免肩周炎的复发。

（二）康复治疗技术

1. 手法治疗
关节松动术在急性期的主要治疗目的是缓解疼痛，应采用Ⅰ级手法；在缓解期，因疼痛减轻并多伴有肩关节活动受限，应采用Ⅱ、Ⅲ级手法；Ⅲ、Ⅳ级手法都能接触到关节活动的终末端，对改善活动度效果显著。

2. 物理因子治疗
物理因子治疗，可以起到消炎、止痛、消肿、解痉、修复组织、改善循环等一系列作用。在肩周炎的康复治疗过程中，其应用非常广泛，并且效果十分显著。

（1）激光治疗：该治疗具有减少炎症、缓解水肿、增加神经肽、止痛的作用。此外，光学机械波的刺激还能阻断痛感传递，加速组织的修复，软化纤维化的组织，并且有深层组织穿透的效果。

在治疗时，要保持治疗头垂直于皮肤，并且以痛点为圆心画圈，避免静态操作，移动速度要根据患者的感受进行调整，寻找最适合的热感，太慢热效应太强，太快不能产生足够的热量。

（2）经皮神经电刺激疗法（TENS）：可刺激组织产生内啡肽，通过改善局部血液循环，消除炎症，减轻水肿，缓解肌肉痉挛，降低神经兴奋性，提高痛阈，从而起到很好的镇痛效果，同时还可以缓解粘连，增加肩关节活动范围，辅助提高手法治疗的效果。

（3）短波治疗：短波透入组织的深度高于许多物理因子，可达到 $3 \sim 5$ cm，并且短波对于肌肉的透热作用最为明显，所以能更好地起到改善血液循环、提高新陈代谢、消炎止痛、预防粘连等作用。

（4）超声波治疗：可提高细胞组织再生，使增生的结缔组织延长变软、消散，伸展性增加，松解粘连、松弛肌纤维、降低肌张力，进而起到解痉的作用，还可以改善局部新陈代谢，促进局部组织的修复。

在以疼痛为主的阶段，剂量宜小，一般选择 0.5 W/cm^2 以下的剂量。在以粘连为主的阶段，剂量可大一些，输出功率选择在 $0.5 \sim 1.0$ W/cm^2。

（5）中频电治疗：局部感觉障碍时，首选中频脉冲电刺激，以患侧颈部与患肩为电极片附着点，该治疗可起到解痉、镇痛、改善循环、促进神经恢复等作用。

（6）蜡疗：在进行关节松动治疗以前使用蜡疗，可改善局部血液循环、软化局部组织、增加松解效果，避免引起损伤。

（7）冰敷：在各种训练结束后，可对肩部进行冰敷，帮助收缩毛细血管，降低毛细血管通透性，起到止痛消肿的作用。

3. 运动疗法

运动疗法主要包括肩关节的肌力训练，关节活动度训练，软组织牵拉训练。临床上常用的运动训练包括：

（1）放松摆动训练：患者躯干轻度前屈，肩关节充分放松，让患肢进行前后、左右摆动，以及画圈的训练，活动范围可不断地加大，但切忌暴力，发力宜轻柔、循序渐进。该训练对预防关节挛缩和组织粘连有显著作用。

（2）爬墙训练：患肢用力向上尽量爬墙或者肩梯，训练宜循序渐进，不断提高爬升的高度。

（3）拉滑轮训练：患者取站立位或坐位，拉动固定在墙面上的拉轮，患侧放松，健侧用力牵拉患侧上肢上抬。

（4）肩关节前屈外展训练：患者仰卧屈膝，将双手枕于头颈后方，肩关节前屈位，起始位为肘关节竖起，而后肘部向外展（即肩关节外展），逐渐贴近床面。

（5）体操棒训练：健侧上肢利用体操棒，辅助患侧上肢完成前屈、外展、外旋、后伸等方向的关节活动度及肌力训练。

（6）摸背训练：患者取站立位，双手置于身后，用健侧手抓住患侧手的手腕轻轻上抬患肢，或者辅以毛巾上拉，注意避免暴力，循序渐进地进行，如不能完成不可勉强。

（7）肩袖肌力训练：固定肩关节，屈肘90°进行肩关节前屈、外展、内收、内外旋、后伸的闭链等长收缩肌力训练，以及抗弹力带的肩关节离心和向心的肌肉等张收缩训练，所选的阻力要循序渐进。

（8）肩胛骨的稳定性训练：进行肩胛骨的后收、前伸，以及耸肩等闭链运动训练。逐渐增加依靠三角肌力量而进行的肩胛骨的开链运动。

4. 肌贴

肌贴是一种新型的弹力治疗胶布，其材质具有弹性回缩力、强黏性、透气性，利用其特性及选择适合的贴扎方式，可缓解疼痛，促进皮下血液、淋巴液的回流，缓解水肿，并可协助肌肉收缩，对肌肉起到一定的支撑作用，但并不限制肌肉活动。因此，在治疗和康复训练的过程中，辅以肌贴治疗，能更好地提高治疗效果。

5. 作业治疗和心理治疗

根据患者的职业特点、生活环境、生活习惯等因素，给予功能性作业及日常生活作业等。对因长期疼痛和肩关节受限而造成焦虑抑郁情绪的患者，要及时进行会诊，给予相应的心理治疗，避免发展为抑郁症等精神类疾病。

第4节　膝骨关节炎的康复评定和治疗

膝骨关节炎多发生于中老年人群。患者常主诉膝关节肿胀、疼痛、僵硬，以及行走不稳等，还会出现日常活动能力降低和心理疾病，导致生活质量下降，甚至无法独立生活。

一、概述

（一）定义

膝骨关节炎，即膝关节骨性关节炎，是一种慢性关节疾病，又称为增生性关节炎、肥大性关节炎、老年性关节炎、骨关节病、软骨软化性关节病。

（二）临床表现

膝骨关节炎主要的病变是关节软骨的退行性改变和继发性的骨质增生，可以继发于创伤性关节炎、畸形性关节炎、膝关节炎。本病多发于中年以后，患者可出现以下症状：

（1）疼痛：膝骨性关节炎最主要的症状就是疼痛，刚开始活动时关节不灵活且疼痛，稍微活动后疼痛可减轻，但活动时间长了疼痛又可加重。

（2）畸形：正常运动范围受限，包括关节屈曲挛缩、纤维强直、骨性强直、膝内翻、膝外翻。膝内翻最常见，严重者可伴有小腿内旋。

（3）功能障碍：患者肌肉力量下降，运动节律失常，比如关节活动协调性改变，腿打软，尤其是上下楼梯困难。

（三）影像学诊断

影像学在膝骨关节炎的诊断中扮演了非常重要的角色，可以明确诊断骨性关节炎，确定受累的部位，并对疾病所处的阶段做出正确的评定。

（1）站立前后位像，能很好地展示关节间隙狭窄的程度和任何潜在的关节动态不稳定，还可以显示边缘骨赘、胫骨和髌骨骨刺、软骨下骨硬化、关节面是否平整、股骨髁是否变为方形，以及关节线的成角。

（2）侧位像的作用：有助于相对可靠地分析关节间隙，易于辨别髁的形态和胫骨平台；有助于可靠、重复分析髌骨关节情况，不止分析边缘骨赘和关节间隙狭窄程度，还有相关的病损情况，如受累髌骨的异常表现。

（3）髌骨关节的切线位像：屈膝45°，髌骨关节可以很好地得到显示，而且有助于分析关节间隙狭窄程度和骨赘的情况；屈膝30°，可以了解受累髌骨的异常情况，但是关节间隙显示得并不太好。

（4）有时候需要拍特殊位置的膝关节像，如屈膝45°后前位像或长腿像，以明确畸形的程度，获得有创伤和骨折病史患者的股骨和胫骨的形态信息。

诊断膝骨关节炎，首先要依靠临床检查。中、老年人患有膝关节疼痛、晨僵、肿胀，要考虑膝骨关节炎的可能。

二、康复评定

1.疼痛评定

常用的评定方法包括：视觉模拟评分法、数字等级评定量表、语言等级评定量表、Wong-Baker面部表情量表。

2.肌力评定

患者进行肌力检查时，要取标准体位，受检肌肉做标准的测试动作；固定受检查肌肉附着肢体的近端，放松不受检查的肌肉。首先，在承受重力的情况下观察该肌肉完成测试动作的能力。然后，根据测试结果决定是否由检查者施加阻力或助力，并使患者尽可能达到最大的运动范围，进一步判断该肌肉的收缩力量。

3. 关节活动度评定

最常用测量和记录关节活动度的方法，为中立位法（解剖 0° 位法），即将解剖学中立位时的肢体位置定为 0°。评定时要检查患者患侧关节各个方向的主被动活动范围，并与健侧进行对比，如因疼痛或其他原因无法完成评定，要进行标记。

4. 肌肉围度测量

大腿肌肉放松，体重平均分布在两腿之上，皮尺在髌骨正中间、髌上 10 cm 及髌下 10 cm 测量肌肉的围度。

5. 步态分析

应用 Holden 步行功能分级量表进行步行能力评定。

6. 日常生活能力评定（ADL）和生活质量评定

日常生活活动能力常用的量表，为改良 Barthel 指数、FIM 等；生命质量（QOL）常用的量表，是 SF-36 量表、WHO-QOL100 等。

7. 动静态平衡测试

常用的平衡功能评定方法有：平衡反应评定、Berg 平衡量表和应用仪器进行不同体位的动态和静态平衡功能评定等。骨关节炎患者可应用 Berg 平衡量表来预测患者跌倒的危险性。

三、康复治疗

膝骨关节炎治疗的主要目标，是减轻或控制疼痛、防止病残和提高患者的日常活动能力。物理治疗是膝骨关节炎康复治疗的主要方法，可分为两大类：一类是以功能训练和手法治疗为主的运动疗法；另一类是使用各种物理因子治疗。

（一）运动疗法

1. 肌力训练

（1）股四头肌等长收缩：患者取仰卧位，双下肢伸直，绷紧股四头肌，即大腿前方肌肉，也可稍加力使膝盖下压辅助，使大腿前方肌肉收紧且隆起。维持 5 秒后放松，反复进行 10 ～ 15 次。

适宜人群：老年人，关节积液多、急性炎症期患者。

（2）股四头肌等张收缩训练直腿抬高锻炼法：仰卧位，双腿伸直并拢抬起，保持足跟距离床面 30 cm 左右。坚持 15 ～ 30 秒，放下休息几秒，再抬起，反复训练。

（3）踮脚锻炼法：患者直立位，踝关节跖屈（踮脚）运动，双腿同时进行，以跖屈到顶点为度，跖屈过程 5 秒，放松过程 5 秒，一屈一伸为 1 次，共 20 次。

以上锻炼每日 1 次，持续 4 周。

2.关节活动训练

该训练是指在不负重的情况下，进行膝关节屈伸功能锻炼，这样既可以增强股四头肌肌力，使挛缩粘连的组织拉开，还能减少关节内的摩擦，减轻软骨在活动时的损伤，促进淋巴及静脉回流，以利于消除关节肿胀，改善关节软骨营养，延缓软骨退变过程，减轻膝关节的疼痛程度。

（1）膝关节伸屈活动法：患者坐在床边，双膝置于床旁，然后尽量伸直膝关节，保持伸直位，有酸胀感时，缓慢屈曲膝关节，反复进行锻炼。

（2）蹬空自行车练习：平卧床上，双下肢做缓慢踏空车活动，每天 15 分钟。

（3）被动运动：不能主动进行运动的患者，可以借助一些辅助仪器，如 CPM（持续被动功能锻炼）机、股四头肌训练椅等，来帮助关节活动锻炼，增加肌力。同时，也可以配合一些物理治疗增强效果。

3.有氧运动

膝骨关节炎可导致肌肉萎缩、肌力和局部肌肉耐受力下降，也可导致有氧代谢能力下降。适当地进行有氧运动，如慢跑、散步、游泳、太极等，不仅能改善心肺循环，有效地增加需氧能力、降低疲劳和增强免疫力，改善抑郁和焦急的状态，而且能明显改善肌肉的功能，提高肌肉的力量，这对骨关节炎患者身心健康是十分有益的。我国传统的保健疗法——太极，除了上述作用外，对骨关节炎还有良性的效果，包括降低疼痛、减少僵硬度、提高关节功能。

4.锻炼的误区

有很多患者的锻炼方法是完全错误的，比如反复膝关节蹲起动作、反复爬楼梯、半屈膝位做扭转研磨关节的动作等，不仅不能起到锻炼关节的作用，反而加重了膝关节的损伤，导致更严重的膝关节滑膜炎。这也提醒骨关节炎患者，在日常生活中，应该避免下蹲、爬楼梯、登山等加重膝关节负荷的锻炼方法，避免膝关节的磨损。了解生活中哪些运动不适合骨关节炎患者，对防止骨关节炎加重有非常重要的意义。总之，患者要有自我保护的意识，任何加重关节负荷的动作都尽量避免，这样才能防止加重骨关节炎。

骨关节炎患者的锻炼应遵守循序渐进、训练适度、及时休整的原则，针对个体差异和病情轻重不同，也非常提倡患者在医生的指导下，制定合理的个体化综合治疗方案，避免因盲目的过度训练造成骨关节的损伤，加重炎症和疼痛，或者锻炼强度不够而达不到治疗目的。另外，建议患者健膝亦可进行适度预防训练。

（二）物理疗法

（1）激光治疗：可减少炎症、缓解水肿，刺激神经肽的释放，从而起到止痛的效果。在治疗时应保持治疗设备垂直于皮肤，以痛点为圆心画圈，不可静态操作，移动频率要根据患者感受进行调整，寻找合适的热感。

（2）中频电治疗：局部感觉障碍时，首选中频脉冲电刺激，以患侧的疼痛点为电极片附着点。该治疗可起到镇痛、改善循环、促进神经恢复的作用。

（3）超声波治疗：可提高细胞组织再生，使增生的结缔组织延长变软、伸展性增加、松解粘连、降低张力而起到解痉作用。

（4）热敷：可用热敷改善局部血液循环，软化局部组织，增加松解效果、改善局部代谢，促进组织修复。但急性期除外。

（5）冰敷：在进行训练后可对患处进行冰敷，通过收缩毛细血管、降低血管通透性，起到消肿作用。

第5节　踝关节不稳的康复评定和治疗

作为人体的主要负重关节，踝关节的稳定性是由骨和韧带结构构成，踝关节的稳定性对于人体的运动功能具有重要意义。运动导致的创伤性或疲劳性踝关节损伤，在人群中非常常见，其中踝关节韧带损伤的发病率最高，占踝部运动创伤的75%左右，常由骤然的内翻、外翻或旋转暴力引起，不同的暴力大小可造成韧带的不完全性或完全性损伤。损伤后未经恰当的治疗，会造成损伤结构的未修复，可能会导致踝关节的不稳定。

一、概述

（一）定义及临床表现

踝关节是由内踝、外踝、胫骨远端关节面、胫腓下联合及其相应的韧带构成。而踝关节的稳定结构主要是三组，即内侧骨 – 韧带复合体、外侧骨 – 韧带复合体和胫腓下联合复合体。踝关节脱位意味着三组稳定结构中两组甚至三组全部破坏。在踝关节稳定结构中，外侧稳定结构最容易损伤外侧韧带，稳定结构损伤排序为距腓前韧带、跟腓韧带、距腓后韧带。踝关节不稳是指踝关节周围韧带受损后，导致踝关节不稳定，而引起踝关节频繁扭伤的现象，是踝关节扭伤后较容易遗留的问题。患者经常形成扭伤—不稳—再次扭伤的恶性循环。踝关节不稳的常见症状，包括机械性不稳定、疼痛、肿胀、无力、反复扭伤，以及功能性不稳定等。慢性踝关节不稳造成的踝关节反复扭伤，还可引发骨关节炎，严重者可引起关节僵硬和关节畸形。

（二）踝关节不稳的分型

（1）功能性不稳：指源于本体感觉和神经肌肉功能下降所致的主观感觉性、反复发作的不稳定。

（2）结构性不稳：指踝关节周围稳定结构受损，导致关节活动超出正常范围，一般是指韧带松弛。除了病理性韧带松弛以外，还可能包括关节活动受限、滑膜改变和退行性骨关节病的发展，这些改变可能会单独或者合并出现。

（三）影像学检查

标准的负重踝关节 X 线片，包括前后位、侧位，以确保没有大的骨性结构异常以及排除相关的损伤。常规磁共振检查能显示出踝关节的韧带损伤，骨、软骨损伤和肌腱撕裂等。急性扭伤伴不稳、反复扭伤、慢性踝关节不稳的患者，以及外伤导致的损伤患者，需行核磁共振检查。

二、踝关节不稳的康复评定

（1）疼痛评定：包括视觉模拟评分法、数字等级评定量表、语言等级评定量表、Wong-Baker 面部表情量表。

（2）肌力评定：检查时患者应标准体位，受检肌肉做标准的测试动作；固定受检肌肉附着肢体的近端，放松不受检的肌肉。首先，在承受重力的情况下，观察该肌肉完成测试动作的能力。然后，根据测试结果决定是否由检查者施加阻力或助力，并尽可能达到最大的运动范围，进一步判断该肌肉的收缩力量。

（3）关节活动度评定：将解剖学中立位时的肢体位置定为 0°，检查患侧踝关节各个方向的主、被动活动范围，并与健侧进行对比，如因疼痛或其他原因无法完成评定，要进行标记。

（4）肌肉围度测量：放松踝关节周围的肌肉，测量双侧踝关节的肌肉围度，观察水肿情况。

（5）步态分析：用步态评定量表（Tinetti Gait Analysis）进行步态分析。

（6）日常生活能力评定（ADL），改良 Barthel 指数，FIM 等。

（7）生命质量评定 SF-36 量表，WHO-QOL100 等。

三、踝关节不稳的康复方法

（一）力量训练

（1）踝关节弹力带跖屈练习：患者坐于垫上，弹力带系于足掌，膝关节屈曲 5°～10°，踝关节对抗弹力带进行抗阻跖屈，该训练主要练习小腿肌群。患者练习时需有人看护，练习难度的增加要适量，防止膝关节过伸倾向造成膝关节损伤。

（2）踝关节弹力带背屈练习：患者坐于垫上，弹力带系于足掌，膝关节伸直，踝关节对抗弹力带抗阻力背屈，该训练主要练习小腿肌群。患者练习时需要有人看护，练习难度的增加要适量。

（3）抗阻双足外旋：患者坐于垫上，弹力带系于双足部，膝关节伸直，双侧踝关节外旋，然后返回，该训练主要练习小腿肌群。患者练习时需有人看护，练习难度的增加要适量。

（二）闭链功能练习

（1）提踵：从双腿到单腿的小腿肌上抬，双脚站立与肩同宽，重心平均分布，踮脚尖站立并尽量向上，缓慢放低，重复上述动作，其主要练习腓肠肌、比目鱼肌。患者逐渐将重心移至患足，直到能完成单腿的小腿肌上抬。

（2）提踵前进：双腿与肩同宽，提踵站立，踮脚尖向前行进，踝关节保持稳定，身体直立，主要锻炼腓肠肌、比目鱼肌。

（3）足背屈行进：双腿与肩同宽，足背屈站立，踮脚尖向前行进，踝关节保持稳定，身体直立，主要练习小腿肌群。

（三）力量与本体感觉结合的练习

（1）平衡垫弓步后抬腿：双腿与肩同宽站立，双手叉腰抬起患肢向前弓步，前脚落于平衡垫上，然后另一侧腿顺势向前呈单腿站立姿势，最后抬腿向上保持平衡。练习时踝关节保持稳定，站立平衡垫时躯干平衡，大腿尽力抬高。其主要练习下肢肌群。

（2）平衡垫侧弓步：双腿与肩同宽站立，患侧腿侧迈一步，然后屈曲 90° 下蹲，患腿落于平衡垫上，之后回到起始位置。练习时踝关节保持稳定，站立平衡垫时躯干尽力挺直。其主要练习下肢肌群。

（四）泡沫轴放松

通过泡沫轴按压来松弛僵硬的肌肉，肌肉放松后血液循环加快，可促进组织恢复正常。而振动泡沫轴是在传统泡沫轴的基础上，添加不同强度的高频率振动，以减少肌肉酸痛，缓解高肌张力的情况，可有效提高软组织放松效果，以及关节活动度。

（五）本体感觉训练

（1）闭眼单脚站立训练：在闭眼状态下单脚站立30秒，左右脚均完成算一组，每次训练2组。

（2）闭眼单脚高抬腿站立训练：在闭眼状态下单脚站立30秒，另一侧下肢高抬腿，左右脚均完成算一组，每次训练2组。

（3）平衡盘单脚站立训练：在闭眼状态下单脚站立于平衡盘上30秒，左右脚均完成算一组，每次训练2组。

（4）站立于平衡盘上正向抛接球训练：5次/组×3组。

（5）站立于平衡盘上侧向抛接球训练：5次/组×3组。

（6）单腿站立于平衡盘上缓慢下蹲练习：3次/组×3组。

（7）单腿站立于平衡盘上，下蹲抓物练习：10～15次/组。

（8）两人单脚站立，掌心对抗互推练习（对抗过程中尽量维持身体平衡稳定），5次/组。

（9）快速"十"字跳（保持双脚并拢，并在跳跃过程中尽量保持躯干的稳定）40次×2组。

（六）矫形假肢

矫形装置或鞋子的改动，可提高踝关节的稳定支持，并矫治足踝力线不良。例如，于鞋子外面足跟外侧增加楔形垫，对外踝不稳是有益的，尤其是存在动态旋前的跑步运动员；如果患者有前足外翻伴代偿性后足内翻，带有前足外侧支撑装置的支具，可能有益；通过绷带或外敷料包扎，来增强踝关节外侧的稳定性。

四、预防

踝关节不稳预防的意义远胜于治疗，预防方法包括：急性踝关节扭伤的正规和积极治疗；通过功能锻炼提高患肢的柔韧性、平衡能力、本体感觉和肌肉力量，以降低踝关节再次扭伤的风险；运动时佩戴合适的保护支持护具，以降低再次损伤发生的概率。

第6节　腱鞘炎的康复评定和治疗

一、定义及临床表现

肌腱的边缘在长时间以及过度用力摩擦后，可发生肌腱和腱鞘的损伤性炎症，表现为水肿的腱鞘卡压住肌腱，故称为腱鞘炎，又称为狭窄性腱鞘炎。

根据发生的部位不同，可分为屈指肌腱腱鞘炎和桡骨茎突狭窄性腱鞘炎等，其中手和腕部狭窄性腱鞘炎最为常见。好发人群为长期、快速、用力使用手指和腕部的中老年女性，轻工业工人和管弦乐器演奏家。

患者临床起病缓慢，症状常表现为皮肤表面可触及一硬结，有明显压痛。

手部腱鞘炎，早期主要表现为患指在晨起感到发僵、疼痛，经缓慢活动后疼痛消失。随着病程发展，逐渐出现弹响指伴明显疼痛，经缓慢活动后无疼痛缓解。严重者患指屈曲，不能活动。例如，指肌腱腱鞘炎，多发生于拇指和中指的手掌面，亦称为弹响拇或者弹响指，症状表现为患指局部疼痛，疼痛可向腕部放射，患处可触及米粒大小结节，从而导致屈伸活动受限，又称为扳机指（表现为当屈曲患指时，突然停留在半屈位，手指既不能伸直，又不能屈曲，如突然"卡"住一样，用另一个手指辅助扳动后，手指又能活动并发出弹响，像扳动枪栓一样）。桡骨茎突狭窄性腱鞘炎，发生于桡骨茎突，表现为茎突周围存在明显的疼痛，可触及豆大结节，拇指活动受限，局部压痛。握拳尺偏时局部剧痛。

超声检查：可显示腱鞘增厚，回声减低，受累的肌腱水肿增厚，在横切面上形态变圆，可伴有腱鞘积液；慢性患者受累的肌腱回声减低，回声不均。彩色多普勒显示增厚的腱鞘内血流信号丰富。

MRI 检查：早期腱鞘水肿合并渗出；T1W1 呈低信号改变，T1W2 呈高信号改变。随着病情进展，显示肌腱和腱鞘增生、肥厚。

二、康复评定

（一）疼痛评定

常用的评定方法包括：视觉模拟评分法（VAS）、数字等级评分法（NRS）、口述分级评分法（VRS）、面部表情量表法（FPS）。

（二）运动功能评定

（1）关节活动度测量：将解剖学中立位时的肢体位置定为 0°，检查患者患侧腕关节和手指关节各个方向的主、被动活动范围，并与健侧进行对比，如因疼痛或其他原因无法完成评估要进行标记。该检查主要评估腕关节和手指抗阻屈曲、伸直、内收、外展等关节活动角度。

（2）肌力评定：检查时患者应取标准体位，受检肌肉做标准的测试动作；固定受检查肌肉附着肢体的近端，放松不受检查的肌肉。首先，在承受重力的情况下观察该肌肉完成测试动作的能力。然后，根据测试结果决定是否由检查者施加阻力或助力，并尽可能达到最大的运动范围，进一步判断该肌肉的收缩力量。该检查主要评估腕关节和手指抗阻屈曲、伸直、内收、外展等相关的关键肌肉力量。

（3）协调功能评定：在进行协调功能评定时，患者的意识必须清晰，能够充分的配合。另外，患者肢体的肌力必须4级以上，否则评定无意义。临床上常用的评定动作有指鼻试验、指指试验、轮替试验、还原试验、示指对指试验、拇指对指试验、握拳试验，以及跟膝胫试验、旋转试验、拍地试验、拍手试验、画圈试验等。

（4）特殊评估：Finkelstein试验。

（三）日常生活活动能力和生命质量评定

日常生活活动能力常用的量表为改良Barthel指数、FIM等；生命质量（QOL）常用的量表是SF-36量表、WHO-QOL100等。

三、康复治疗

（一）非手术治疗的腱鞘炎康复

（1）物理因子治疗：超短波、超声波、中频电疗法和磁疗法等，均有较好的治疗效果。

（2）运动疗法：柔软缓慢的主动或者被动活动拇指和手腕，以防止关节挛缩和肌腱粘连。

（3）辅助器具：佩戴拇指固定的腕手矫形器，目的是尽量减少腕部和手部的活动、限制拇指的活动。注意避免长时间屈曲拇指关节、拇指用力捏或者拇指的反复活动。矫形器要求腕背伸15°～20°，桡偏15°，拇指外展30°，不固定拇指指间关节。限制固定时间6～8周，最开始2周全天佩戴，以后改为晚上佩戴。根据病情的变化，戴矫形器的时间可以适当延长。

（4）贴扎技术：其目的是缓解疼痛，刺激血液循环，放松过于紧绷的软组织。

（二）手术治疗的腱鞘炎康复

患者术后早期经评估后，可开展康复治疗，进行功能锻炼，防止肌肉粘连；密切观察伤口渗出，观察患指远端血运、运动和感觉；持续夹板固定，在夹板保护下进行轻度的关节活动练习；对患者进行健康宣教，使其能独立完成家庭康复计划；门诊随诊。

第 7 节　网球肘、高尔夫球肘的康复评定和治疗

一、网球肘（肱骨外上髁炎）

（一）定义及临床表现

网球肘又称肱骨外上髁炎，是由过度使用肘关节，造成的肱骨外上髁处伸指肌和伸腕肌肌腱附着处的慢性疲劳性损伤，少量损伤可造成肱骨外上髁处疼痛，以桡侧伸腕短肌引起居多。因本病多见于网球、羽毛球等运动员而得名。诊断可依据患者病史、症状、体征、影像学检查（主要是核磁）及实验室检查。X 线片检查常无异常，偶尔有钙化性肌腱炎的表现；MRI 可以显示肱骨外上髁炎症，表现为肌腱变厚，T1W1 和 T2W2 信号增高。

（二）康复评定

肱骨外上髁炎的康复评定主要是对患者的疼痛情况、关节运动功能状况、患者的日常生活活动能力和心理因素等进行全面评估。

1. 疼痛评定

询问患者疼痛的位置、程度，以及诱发疼痛的动作；与健侧对比观察肘部三角关系是否正常、肘关节外侧有无轻微肿胀、皮肤颜色有无异常，有无皮肤破损症状；患者是否经常处于旋后、伸腕状态，以及患者表情是否凝重、眉头紧锁、一脸焦虑；触诊患侧皮肤的温度，以及痛点的位置、程度。常用的疼痛评定方法包括：视觉模拟评分法（VAS）、数字等级评分法（NRS）、口述分级评分法（VRS）、面部表情量表法（FPS）。

2. 运动功能评定

（1）关节活动度测量：最常用于测量和记录关节活动度的方法为中立位法（解剖 0° 位法），即将解剖学中立位时的肢体位置定为 0°。评定时要检查患者患侧肘关节各个方向的主动、被动活动范围，并与健侧进行对比，如因疼痛或其他原因无法完成评估要进行标记。主要评估生理活动度，包括对腕关节、肱尺关节、桡尺关节生理活动进行评估（双侧关节评估对比）；评估附属运动（指正常关节活动范围内，具有的关节内或关节周围组织的动作，患者无法主动完成，只能被动完成），包括对肱尺关节、桡尺近侧关节、桡尺远侧关节的被动运动进行评估（双侧关节评估对比）。

（2）肌力评定：患者进行肌力检查时，要取标准体位，受检肌肉做标准的测试动作；固定受检查肌肉附着肢体的近端，放松不受检查的肌肉。首先，在承受重力的情况下观察该肌肉完成测试动作的能力。然后，根据测试结果决定是否由检查者施加阻力或助力，并尽可能达到最大的运动范围，进一步判断该肌肉的收缩力量。主要评估伸肘、

屈肘、伸腕、屈腕的相关肌肉力量。

（3）协调功能评定：在进行协调功能评定时，患者的意识必须清晰，能够充分的配合。另外，患者肢体的肌力必须4级以上，否则评定无意义。临床上常用的评定动作有指鼻试验、指指试验、轮替试验、还原试验、示指对指试验、拇指对指试验、握拳试验、跟膝胫试验、旋转试验、拍地试验、拍手试验、画圈试验等。

（4）特殊评估：通过一些肘关节的特殊评定，如Mill评估、伸腕抗阻试验、Cozen试验、Cozen加强试验等来进行评估。

3. 日常生活活动能力和生命质量评定

日常生活活动能力常用的量表为改良Barthel指数、FIM等。生命质量（QOL）常用的量表是SF-36量表、WHO-QOL100等。

（三）康复治疗

1. 急性期治疗

（1）康复目标：消炎止痛；降低伸肌群和上臂旋转肌群的肌肉张力；改善肘关节活动度。

（2）康复治疗方案：包括理疗、肌肉放松和改善关节活动度。具体内容如下：

1）理疗：

根据患者疼痛和肿胀程度，可采取超短波、超声波和体外冲击波等对患侧肘关节进行相应的治疗，从而起到消炎止痛的作用。

2）肌肉放松：

对于肱骨外上髁附着处紧张的外展肌和回旋肌，可沿着肌肉的走向，由远及近缓慢轻揉；与此同时，对桡侧伸腕肌进行生理范围内的牵拉。

3）改善关节活动度：

①肘关节的被动活动：保持肘关节在被动屈曲位且有轻度软组织抵抗感30秒，再被动伸直保持有软组织抵抗感30秒。

②关节松动术：首先，进行肱尺关节松动，治疗师双手握住肱尺关节由后向前滑动，30～50次/组，重复2～3组为宜。其次，再行桡尺近端和远端关节松动，治疗师一手握住桡骨远端，另一只手握住尺骨远端，使得桡骨相对于尺骨做由前向后的滑动。

4）肌肉力量训练：

①抗阻伸肘训练：患者俯卧位，肩关节外展90°，双侧肘关节位于治疗床沿，呈屈肘90°，让双侧前臂位于治疗床外，阻力施加于桡骨远端，让患者做伸肘训练。15～20个/组，2～3组为宜。

②抗阻伸腕训练：患者坐位，屈曲肘关节90°，患侧前臂旋前置于治疗床上，阻力

施加于掌骨的远端，让患者固定肘关节做伸腕动作。15～20个/组，2～3组/次为宜。

（3）注意事项：此阶段为急性期，谨慎使用温热物理因子治疗，抗阻练习时应在患者疼痛允许范围内。

（4）晋级标准：肿胀消除，疼痛减轻，VAS程度控制在3分以下（满分10分），关节活动度基本恢复至正常。

2. 亚急性期治疗

（1）康复目标：消炎止痛；降低伸肌群和上臂旋转肌群的肌肉张力；改善肘关节活动度。

（2）康复治疗方案：包括理疗、肌肉放松、改善关节活动度和力量训练。具体内容如下：

1）理疗：

参照急性期，可根据患者恢复情况适当调整治疗剂量和时间。

2）肌肉放松：

参照急性期。

3）改善关节活动度：

参照急性期。

4）力量训练：

加强协同肌和拮抗肌的力量训练。

①抗阻伸腕和抗阻伸肘练习：练习的姿势和方法类似第一阶段，可适当增加阻力的强度。

②抓握练习：患者可使用弹力球进行一定力量的抓握训练。

③拧毛巾：患者手持毛巾，模仿拧毛巾的动作进行训练，顺时针和逆时针方向都要进行练习。10～15个/组，2～3组/次为宜。

④抗阻性腕关节的屈伸训练：患侧手握2～4kg的重物，做腕关节抗阻性屈腕和伸腕动作，每个动作维持1分钟，如此反复5～10次，每天2～4次为宜。

⑤灵活性训练：当肌无力症状明显改善的时候，可进行肩关节的力量锻炼，结合日常生活中存在的功能障碍，来进行任务导向性的训练。

（3）注意事项：恢复肌肉力量的训练，应在疼痛允许范围内进行，避免再次损伤。

（4）晋级标准：疼痛消除，恢复正常关节活动角度，肌肉力量基本达到正常，恢复肘关节的基本功能。

3. 慢性期治疗

（1）康复目标：改善肘关节相关肌肉的功能；恢复生活、工作和运动能力。

（2）康复治疗方案。

①力量练习：增加抗阻运动的强度和运动模式（由向心运动向离心运动过渡）。

②灵活性训练：进行相关肩关节、肘关节、腕关节共同协调的训练。

③逐步减少肘关节护具的佩戴。

④作业疗法：将日常生活中需要完成的动作，通过分析后分解成若干个子动作，放到康复日常生活的训练之中，并逐步开始从事正常的活动。

（3）注意事项：此阶段严格遵循循序渐进的原则，难度由易到难，并且逐步恢复各项日常生活、工作和运动中的动作，注意安全，谨防再次损伤。

（4）晋级标准：力量恢复正常，患者回归正常的生活工作中。

二、高尔夫球肘（内上髁炎）

（一）定义及临床表现

高尔夫球肘，又称内上髁炎，是肱骨内上髁前臂屈肌腱附着处，是因慢性累积性损伤所产生的慢性无菌性炎症。反复创伤造成的微小撕裂是此病发生的原因，比如投掷运动员肘部反复承受外翻应力，屈肌反复受到牵拉，逐步形成内侧屈肌过度使用综合征。发病初始时，劳累后偶感肘内侧疼痛，日久加重，肘内侧骨突部疼痛，以酸痛为主，疼痛可向患侧的上臂及前臂放散，劳累后疼痛可加剧。因疼痛造成部分肢体活动障碍，患者不能提重物，亦可经劳累（如屈腕、屈指频繁）而反复发作。合并肘部创伤性尺神经炎者，表现为前臂以及手的尺侧疼痛及麻木，无名指、小指精细动作不灵活，重者出现尺神经支配的肌肉力量减弱。X 线片检查常无异常，偶尔有钙化性肌腱炎的表现；MRI可以显示肱骨内上髁炎症状，表现为肌腱变厚，T1W1 和 T2W2 信号增高。

（二）康复评定

肱骨内上髁炎的康复评定，主要是对患者的疼痛情况、关节运动功能状况、患者的日常生活活动能力和心理因素等进行全面评估。

1. 疼痛评定

询问患者疼痛的位置、程度以及诱发疼痛的动作；通过与健侧对比，观察肘部三角关系是否正常、肘关节外侧有无轻微肿胀，皮肤颜色有无异常，有无皮肤破损症状；患者是否经常处于旋后、伸腕状态；观察患者的表情是否凝重、眉头紧锁、一脸焦虑；触诊患侧皮肤的温度以及痛点的位置、程度。常用的疼痛评定方法包括：视觉模拟评分法（VAS）、数字等级评分法（NRS）、口述分级评分法（VRS）、面部表情量表法（FPS）。

2. 运动功能评定

（1）关节活动度测量：最常用的测量和记录关节活动度的方法为中立位法（解剖 0°位法），即将解剖学中立位时的肢体位置定为 0°。评定时要检查患者患侧肘关节各个方向的主动、被动活动范围，并与健侧进行对比，如因疼痛或其他原因无法完成评估要进行标记。其中生理活动度评估，包括评估腕关节、肱尺关节、桡尺关节的生理活动（双侧关节评估对比）；附属运动评估，包括对肱尺关节、桡尺近侧关节、桡尺远侧关节（双侧关节评估对比）的被动运动进行评估。

（2）肌力评定：患者进行肌力检查时，要取标准体位，受检肌肉做标准的测试动作；固定受检查肌肉附着肢体的近端，放松不受检查的肌肉。首先，在承受重力的情况下观察该肌肉完成测试动作的能力。然后，根据测试结果，决定是否由检查者施加阻力或助力，并尽可能达到最大的运动范围，进一步判断该肌肉的收缩力量。主要测量伸肘、屈肘、伸腕、屈腕等动作所涉及相关关键肌肉的力量。

（3）协调功能评定：在进行协调功能评定时，患者的意识必须清晰，能够充分的配合。另外，患者肢体的肌力必须4级以上，否则评定无意义。临床上常用的评定动作有：指鼻试验、指指试验、轮替试验、还原试验、示指对指试验、拇指对指试验、握拳试验、跟膝胫试验、旋转试验、拍地试验、拍手试验、画圈试验等。

（4）特殊评估：Tinel征、屈腕抗阻试验等。

3.日常生活活动能力和生命质量评定

日常生活活动能力常用的量表为改良Barthel指数、FIM等。生命质量（QOL）常用的量表为SF-36量表、WHO-QOL100等。

（三）康复治疗

高尔夫球肘的康复治疗，可根据患病时间分为急性期、亚急性期、慢性期的康复治疗。

1.急性期康复

（1）康复目标：消炎止痛；降低屈腕肌群和上臂旋前肌群的肌肉张力；改善肘关节活动度。

（2）康复治疗方案：包括理疗、肌肉放松、改善关节活动度和力量训练。具体内容如下：

1）理疗：

根据患者的症状、疼痛，以及肿胀程度，可采取超短波、超声波和体外冲击波对患者患侧肘关节进行相应的治疗，达到消炎止痛的作用。针对疼痛的肱骨内上髁，早期可用冰敷治疗因炎症造成的肘关节肿胀。

2）肌肉放松：

对于肱骨内上髁附着处紧张的旋前圆肌和伸腕肌，可沿着肌肉的走向，由远及近进行缓慢轻揉；与此同时，对桡侧伸腕肌进行生理范围内的牵拉。

3）改善关节活动度：

①肘关节的被动活动：肘关节保持在被动屈曲位且有轻度软组织抵抗感30秒，再

被动伸直保持有软组织抵抗感 30 秒。

②关节松动术：首先进行肱尺关节松动，治疗师双手握住肱尺关节由后向前滑动，30～50 次 / 组，重复 2～3 组为宜；其次进行桡尺近端关节和远端关节松动，治疗师一手握住桡骨端，另一只手握住尺骨远端，使得桡骨相对于尺骨做由前向后的滑动。

4）力量训练：

①抗阻肘关节旋前训练：患者仰卧位，肩关节外展 90°，双侧肘关节位于治疗床沿，呈伸肘 0°，让双侧前臂位于治疗床外，阻力施加于桡骨远端，让患者做肘关节旋前的动作。15～20 个 / 组，2～3 组为宜。

②抗阻屈腕训练：患者坐位，屈曲肘关节 90°，患侧前臂旋后置于治疗床上，阻力施加于掌骨的远端，让患者固定肘关节做屈腕的动作。15～20 个 / 组，2～3 组 / 次为宜。

（3）注意事项：此阶段处于急性期，谨慎使用温热物理因子治疗，抗阻练习时应该在患者疼痛允许范围内。

（4）晋级标准：肿胀消除，疼痛减轻，VAS 控制在 3 分以下，关节活动度基本恢复至正常。

2. 亚急性期康复

（1）康复目标：消炎止痛；降低屈腕肌群和前臂旋前肌的肌张力；改善肘关节活动度。

（2）康复治疗方案：包括理疗、肌肉放松、改善关节活动度和力量训练。具体内容如下：

1）理疗：

同急性期治疗。

2）肌肉放松：

同急性期治疗。

3）改善关节活动度：

同急性期治疗。

4）力量训练：

①抗阻屈腕和抗阻前臂旋前练习：练习的姿势和方法参照急性期治疗，可适当增加阻力的强度。

②抓握练习：患者可使用弹力球进行一定力量的抓握训练，逐渐增加抓握的难度。

③拧毛巾：患者手持毛巾，模仿拧毛巾的动作进行训练，顺时针和逆时针方向都应进行。10～15 个 / 组，2～3 组 / 次。

（3）注意事项：恢复肌肉力量的训练，应在疼痛允许范围内，避免再次损伤。

（4）晋级标准：疼痛消除，恢复正常关节活动角度，肌肉力量基本达到正常，恢复肘关节的基本功能。

3. 慢性期康复

（1）康复目标：改善肘关节相关肌肉的功能；恢复生活、工作和运动能力。

（2）康复治疗方案：包括力量练习和作业疗法。具体内容如下：

①力量练习：增加抗阻运动的强度和运动模式（由向心运动向离心运动）。

②作业疗法：将日常生活中的动作通过动作分析后，分解成若干个子动作，放到康复训练之中，并逐步开始从事正常的活动。

（3）注意事项：此阶段严格坚持循序渐进的原则，难度由易到难，并且逐步恢复各项日常生活、工作和运动中的动作，注意安全，谨防再次损伤。

（4）晋级标准：患者力量恢复正常，回归正常的生活、工作之中。

第 8 节　足底筋膜炎的康复评定和治疗

一、定义及临床表现

足底筋膜炎是最常见的运动性损伤，可以造成足底部的疼痛。足底腱膜是一条连接足跟和足前部的薄的、网状的支持带，在日常生活中它会经历反复的磨损和牵伸。通常足底筋膜能够充当减震器，并能支撑足弓，完成行走任务。但过多的压力积累在足底会损伤或撕裂足底筋膜，使其产生炎症，并导致足跟痛和僵硬。疼痛主要集中在足底部，且经常在高强度长时间的运动后出现，并在晨起下床足部着地时产生疼痛和撕裂感，经适量运动后足底筋膜炎症状可有所缓解。X 线检查足底部常无异常，偶尔有钙化性高信号表现。超声检查显示足底部筋膜增厚，回声减低，受累的肌腱水肿增厚，慢性患者受累的肌腱回声减低，回声不均。彩色多普勒显示增厚的足底筋膜内血流信号丰富。MRI 可以显示足底部肌腱增厚，T1W1 和 T2W2 信号增高。

二、康复评定

（一）疼痛评定

疼痛评定包括视觉模拟评分法（VAS）、数字等级评分法（NRS）、口述分级评分法（VRS）、面部表情量表法（FPS）。通过与健侧对比观察患侧足底部组织紧张度（判断足筋膜是否变厚）、易激惹程度、皮肤温度、皮肤深浅复合感觉、足底关节位置，来初步判断患者足底筋膜炎的严重程度。

（二）运动功能评定

1. 关节活动度测量

评定时要检查患者患侧踝关节各个方向的主、被动活动范围，并与健侧进行对比，如因疼痛或其他原因无法完成评估，要进行标记。主要评估的生理活动度包括：踝关节跖屈、背伸、内翻、外翻等角度。主要评估的附属活动度包括：距骨向前、向后滑动；跟骨向前、向后、向内、向外滑动；腓骨远端向前、向后滑动；腓骨近端向前、向后滑动。

2. 肌力评定

患者进行肌力检查时，要取标准体位，受检肌肉做标准的测试动作；固定受检查肌肉附着肢体的近端，放松不受检查的肌肉。首先，在承受重力的情况下，观察该肌肉完成测试动作的能力。然后，根据测试结果决定是否由检查者施加阻力或助力，并尽可能达到最大的运动范围，进一步判断该肌肉的收缩力量。主要评估踝关节抗阻背伸、跖屈、内翻、外翻等相关关键肌肉力量。

3. 平衡功能和协调功能测定

（1）平衡功能评定：可应用 Fugl-Meyer 法、Berg 平衡量表、平衡测试仪法。

（2）协调功能评定：在进行协调功能评定时，患者的意识必须是清晰的，且能够充分的配合。患者肢体的肌力必须达 4 级以上，否则评定无意义。临床上常用的评定有指鼻试验、指指试验、交替指鼻和指指试验、示指对指试验、拇指对指试验、握拳试验、拍手实验、跟膝胫试验、旋转试验、拍地试验、画圆试验等。

4. 步行功能评定

常用 Holden 步行功能分级量表评估。

5. 特殊评估

小腿内、外旋；卷扬机试验；Tinel 征；背屈 - 外翻试验。

（三）日常生活活动能力和生命质量评定

评定日常生活活动能力常用的量表为改良 Barthel 指数、FIM 量表等。评定生命质量（QOL）常用的量表是 SF-36 量表、WHO-QOL100 等。

三、康复治疗

（一）急性期康复治疗

1. 康复目标

消除炎症、缓解足底部疼痛；降低小腿肌肉和足底筋膜的张力；改善踝关节的关节活动度；加强踝关节周围肌肉力量。

2. 康复治疗方案

（1）理疗：可使用超短波、红外线、低频治疗、冲击波、冰敷等治疗来消除炎症、缓解疼痛。

（2）肌肉放松：小腿肌肉放松；针对腓肠肌进行牵拉，但不能引起疼痛。

（3）改善关节活动度：采用关节松动术来改善患侧踝关节主动和被动关节活动度。

（4）力量训练：踝泵训练（抗弹力带跖屈、背伸）；踝关节抗阻内翻、外翻训练；提踵训练（抗自重的踝跖屈训练）。

3. 注意事项

此阶段处于急性期，谨慎使用温热物理因子治疗，抗阻练习时疼痛评分避免超过 3 分。

4. 晋级标准

晨起下床无不适，步行轻松，足底局部按压时疼痛评分 VAS 小于 3 分（满分 10 分）。

（二）恢复期康复治疗

1. 康复目标

松解足底筋膜以及小腿肌肉；进一步加强足踝周围肌肉力量；改善患者站立和步行能力。

2. 康复治疗方案

（1）肌肉放松：参照急性期治疗。

（2）进一步增加关节活动角度：参照急性期治疗。

（3）力量训练：参照急性期治疗。

（4）下肢稳定性训练：单腿站立训练，逐渐从稳定性平面向不稳定性平面上的单腿站立过渡。

（5）动作模式纠正训练：步行训练；上下台阶训练；侧步走训练。

3. 注意事项

严格遵守循序渐进的原则，由易到难逐步进行，谨防再次损伤。

4. 晋级标准

足底部无任何不适或者疼痛，掌握新的足部负重的动作模式，可以进行无痛跑动。

第 9 节 病例选编

一、一般资料

患者，女，68 岁，退休人员。30 年前因经常在工厂上夜班受凉引起右膝关节疼痛，曾至当地医院进行针灸、红外、推拿等治疗，疼痛稍有缓解。1 个月前活动时扭伤右膝关节，即感右膝疼痛且屈伸受限，自行进行贴膏药、热敷等治疗，症状未见明显好转，到我院门诊就医。双膝关节 X 线正侧位片示：右膝内侧关节间隙变窄；右膝关节骨质增生。诊断：右膝关节骨性关节炎。既往体健。

二、初诊康复评定

（1）关节活动度及肌力范围见表 5-1。

表 5-1 关节活动度及肌力范围

关节名称	活动方向	主动幅度	被动幅度	肌力
右膝关节	屈曲	60°	95°	3-
	伸直	0°	0°	3-
左膝关系	屈曲	95°	105°	4
	伸直	0°	0°	4
其他关节	各方向	正常	正常	正常

（2）疼痛评定：视觉模拟量表（VAS）4/10。

（3）步行功能：Holden 分级 3 级。

（4）日常生活能力评定：FIM 量表 108 分。

（5）特殊试验：双膝髌周压痛（+）、右膝关节肿胀、膝研磨试验（+）、浮髌试验（+）。

三、目前存在的主要问题

（1）膝关节活动范围受限。

（2）膝关节周围肌肉力量不足。

（3）膝关节周围疼痛。

四、康复治疗目标（结合患者需求）

（1）短期目标：①增加膝关节活动度；②提高膝关节周围肌肉力量；③减轻膝关节周围疼痛；④提高日常生活活动能力。

（2）长期目标：能完成大部分日常生活活动，回归家庭、回归社会。

五、康复治疗计划

（一）早期（表 5-2）

表 5-2　康复治疗计划（早期）

1. 髌骨各个方向附属活动	5. 直腿抬高训练
2. 踝泵训练	6. 床旁坐位屈膝伸膝训练
3. 股四头肌和腘绳肌等长收缩训练	7. 超声波疗法
4. 根据患者情况进行等速肌力训练	8. 中频电疗

（二）中期（表 5-3）

表 5-3　康复治疗计划（中期）

1. 继续早期的训练	4. 空蹬自行车训练
2. 加强膝关节抗阻肌力训练	5. 单腿站立训练
3. 等速肌力训练	6. 平衡训练

（三）后期（表 5-4）

表 5-4　康复治疗计划（后期）

1. 继续中期的训练	5. 单腿站立训练
2. 加强膝关节抗阻肌力训练	6. 静蹲训练
3. 等速肌力训练	7. 平衡训练
4. 空蹬自行车训练	8. 负重训练

六、末诊康复评定

患者治疗 8 周后进行评定，评定结果如下：

（1）关节活动度及肌力范围见表 5–5。

表 5–5　关节活动度及肌力范围

关节名称	活动方向	主动幅度	被动幅度	肌力
右膝关节	屈曲	100°	110°	4+
	伸直	0°	0°	4+
左膝关系	屈曲	105°	120°	5–
	伸直	0°	0°	5–
其他关节	各方向	正常	正常	正常

（2）疼痛评定：视觉模拟量表（VAS）2/10。

（3）步行功能：Holden 分级Ⅳ级。

（4）日常生活能力评定：FIM 量表 116 分。

（5）特殊试验：双膝髌周压痛（–）、膝研磨试验（+）、浮髌试验（–）。

第 2 章

骨折的康复治疗

第 1 节　骨折非手术治疗的康复

骨折，是指骨结构的连续性完全或部分断裂。多见于儿童及老年人，中、青年人也时有发生。患者常为一个部位骨折，少数为多发性骨折。经及时恰当处理，多数患者能恢复原来的功能，少数患者可遗留不同程度的后遗症。

一、概述

（一）临床表现

骨折的治疗方法，主要有手术治疗与非手术治疗等方法，骨折的非手术治疗常用于骨折移位不明显或患者身体条件不允许等情况。

骨折患者经非手术治疗后，常出现持续疼痛、肢体畸形、挛缩等并发症。

（二）影像学及诊断

X 线正侧位片一般可明确诊断，有些无移位骨折早期摄片可能看不见骨折线，1 ～ 2 周后骨折处因骨折端发生吸收现象，可显示骨折线，或行 CT、MRI 检查明确诊断。骨折诊断需根据患者病史、症状、体征、影像学及实验室检查做出临床诊断。

二、康复评定

（一）疼痛评定

常用的评定方法包括：视觉模拟评分法、数字等级评定量表、语言等级评定量表、Wong-Baker 面部表情量表等。

（二）运动功能评定

常用的评定，包括肌力评定、关节活动度测量、肢体维度测量、平衡能力评定等，具体可遵医嘱执行。

（三）日常生活活动能力和生命质量评定

日常生活活动能力常用的量表为改良 Barthel 指数、FIM 等。生命质量（QOL）常用的量表是 SF-36 量表、WHO-QOL100 等。

三、康复治疗

（一）康复治疗原则与目标

骨折的非手术治疗康复的总体原则，是非药物与药物治疗相结合，必要时手术治疗。治疗应个体化，结合患者自身情况，如年龄、性别、体重、自身危险因素、病变部位及程度等选择合适的康复方案。

康复的目标，是减轻或消除疼痛，控制病情，预防畸形愈合形成，促进骨折愈合，改善生活质量等。

（二）康复治疗技术

1. 运动疗法

（1）肩胛骨骨折、锁骨骨折、肱骨近端骨折

早期（0～1周）：早期练习的主要目的是减轻疼痛，消退肿胀，避免肌肉萎缩。以静力练习（关节不活动，保持某一姿势直至肌肉疲劳）为主，练习后即刻冰敷30分钟。

初期（2～4周）：初期练习的主要目的，是维持邻近关节的关节活动度及肌肉力量，提高健侧上肢力量，以代偿患侧功能。

①开始肘关节屈伸练习（10～20次/组，每天3组）；手部抗阻抓握练习（10分钟/组，每天3组）。

②在无痛或微痛及骨折稳定的前提下，开始肩关节被动前屈、外展练习（10～20次/组，每天3组），动作要缓慢、轻柔。

③逐渐加大被动练习角度，若骨折处愈合良好，力求在4周左右肩关节前屈、外展角度达90°。

中期（5周～3个月）：中期练习的主要目的，是继续强化关节活动度，提高肌力，

改善关节稳定性。通过影像学检查，以确定是否可以逐步提高肩关节被动活动范围，并尝试肩关节主动运动。

> ①肩关节被动前屈、外展、内旋、外旋练习至全范围（10～20次/组，每天3组）。
> ②开始肩关节主动前屈、外展练习（10～20次/组，每天3组）。

后期（4～6个月）：后期练习的主要目的，是强化肌力及关节稳定。若骨折完全愈合，并足够牢固，即可开始全面恢复日常生活各项活动。随着肌力的增加，逐渐开始肩关节各方向抗阻练习。

（2）肱骨中段及远端骨折

早期（0～1周）：早期练习的主要目的，是减轻疼痛，消退肿胀，避免肌肉萎缩。以静力练习（关节不活动，保持某一姿势直至肌肉疲劳）为主，练习后即刻冰敷30分钟。

初期（2～4周）：初期练习的主要目的，是维持邻近关节的关节活动度及肌肉力量，提高健侧上肢力量，以代偿患侧功能。

> ①开始腕关节屈、伸及尺偏、桡偏练习（10～20次/组，每天3组）；手部抗阻抓握练习（10分钟/组，每天3组）。
> ②在无痛或微痛及骨折稳定的前提下，开始肩关节被动前屈、外展练习；肘关节被动屈伸练习（10～20次/组，每天3组），动作要缓慢、轻柔。
> ③逐渐加大被动练习角度，若骨折处愈合良好，力求在4周左右肩关节前屈、外展角度达90°；肘关节屈曲角度达90°。

中期（5周～3个月）：中期练习的主要目的，是继续强化关节活动度，提高肌力，改善关节稳定性。通过影像学检查，以确定是否可以逐步提高肩关节及肘关节被动活动范围，并尝试主动运动。

> ①肩关节被动前屈、外展、内旋外旋；肘关节屈伸；前臂旋前、旋后练习至全范围（10～20次/组，每天3组）。
> ②开始肩关节主动前屈、外展、内旋、外旋；肘关节主动屈伸；前臂旋前、旋后练习（10～20次/组，每天3组）。

后期（4～6个月）：后期练习的主要目的，是强化肌力及关节稳定。若骨折完全愈合，并足够牢固，即可开始全面恢复日常生活各项活动。随着肌力的增加，逐渐开始肩关节、肘关节及前臂各方向抗阻练习。

（3）尺骨近端骨折、桡骨近端骨折

早期（0～1周）：早期练习的主要目的，是减轻疼痛，消退肿胀，避免肌肉萎缩。以静力练习（关节不活动，保持某一姿势直至肌肉疲劳）为主，练习后即刻冰敷30分钟。

初期（2～4周）：初期练习的主要目的，是维持邻近关节的关节活动度及肌肉力量，提高健侧上肢力量，以代偿患侧功能。

①开始腕关节屈伸及尺偏、桡偏练习（10～20次/组，每天3组）；手部抗阻抓握练习（10分钟/组，每天3组）；开始肩关节前屈、外展、内旋、外旋练习（10～20次/组，每天3组）。

②在无痛或微痛及骨折稳定的前提下，开始肘关节被动屈伸练习（10～20次/组，每天3组），动作要缓慢、轻柔。

③逐渐加大被动练习角度，若骨折处愈合良好，力求在4周左右肘关节屈曲角度达90°。

中期（5周～3个月）：中期练习的主要目的，是继续强化关节活动度，提高肌力，改善关节稳定性。通过影像学检查，以确定是否可以逐步提高肘关节及前臂被动活动范围，并尝试主动运动。①肘关节被动屈伸：前臂被动旋前、旋后练习至全范围（10～20次/组，每天3组）。②肘关节主动屈伸：前臂主动旋、前旋后练习（10～20次/组，每天3组）。

后期（4～6个月）：后期练习的主要目的，是强化肌力及关节稳定。若骨折完全愈合，并足够牢固，即可开始全面恢复日常生活各项活动。随着肌力的增加，逐渐开始肩关节、肘关节及前臂各方向抗阻练习。

（4）尺骨远端骨折、桡骨远端骨折、腕骨骨折

早期（0～1周）：炎性反应期。早期练习的主要目的，是减轻疼痛，消退肿胀，避免肌肉萎缩。以静力练习（关节不活动，保持某一姿势直至肌肉疲劳）为主，练习后即刻冰敷30分钟。

初期（2～4周）：初期练习的主要目的，是维持邻近关节的关节活动度及肌肉力量，提高健侧上肢力量，以代偿患侧功能。

①开始掌指关节、各指间关节屈伸练习（10～20次/组，每天3组）。

②在无痛或微痛及骨折稳定的前提下，开始腕关节被动屈伸练习（10～20次/组，每天3组），动作要缓慢、轻柔。

③逐渐加大被动练习角度，若骨折处愈合良好，力求在4周左右腕关节屈伸达30°、尺偏桡偏达10°。

中期（5周～3个月）：中期练习的主要目的，是继续强化关节活动度，提高肌力，改善关节稳定性。通过影像学检查，以确定是否可以逐步提高腕关节被动活动范围，并尝试主动运动。

①腕关节被动屈伸，及尺偏，桡偏练习至全范围（10～20次/组，每天3组）。

②开始腕关节主动屈伸，及尺偏，桡偏练习（10～20次/组，每天3组）。

后期（4～6个月）：后期练习的主要目的，是强化肌力及关节稳定。若骨折完全愈合，并足够牢固，即可开始全面恢复日常生活各项活动。随着肌力的增加，逐渐开始肘关节、前臂及腕关节各方向抗阻练习。

（5）掌骨骨折、指骨骨折

早期（0～1周）：早期练习的主要目的，是减轻疼痛，消退肿胀，避免肌肉萎缩。以静力练习（关节不活动，保持某一姿势直至肌肉疲劳）为主，练习后即刻冰敷30分钟。

初期（2～4周）：初期练习的主要目的，是维持邻近关节的关节活动度及肌肉力量，提高健侧上肢力量，以代偿患侧功能。

①开始腕关节屈伸练习（10～20次/组，每天3组）。

②在无痛或微痛及骨折稳定的前提下，开始掌指关节/指间关节被动屈伸练习（10～20次/组，每天3组），动作要缓慢、轻柔。

③逐渐加大被动练习角度，若骨折处愈合良好，力求在4周左右达到正常关节活动度的50%。

中期（5周～3个月）：中期练习的主要目的，是继续强化关节活动度，提高肌力，改善关节稳定性。通过影像学检查，来确定是否可以逐步提高掌指关节/指间关节屈伸被动活动范围，并尝试主动运动。

①掌指关节/指间关节被动屈伸练习至全范围（10～20次/组，每天3组）。

②开始掌指关节/指间关节主动屈伸练习（10～20次/组，每天3组）。

后期（4～6个月）：后期练习的主要目的，是强化肌力及关节稳定。若骨折完全愈合，并足够牢固，即可开始全面恢复日常生活各项活动。随着肌力的增加，逐渐开始腕关节、掌指关节，及各指间关节各方向抗阻练习。

（6）髋臼骨折、股骨上1/3骨折

早期（0～1周）：早期练习的主要目的，是减轻疼痛、消退肿胀，避免肌肉萎缩。

以静力练习（关节不活动，保持某一姿势直至肌肉疲劳）为主，练习后即刻冰敷30分钟。

初期（2～4周）：初期练习的主要目的，是维持邻近关节的关节活动度及肌肉力量，提高健侧下肢力量。

> ①开始膝关节屈伸练习（10～20次/组，每天3组）；踝泵练习（200/组，每天3组）。
>
> ②在无痛或微痛及骨折稳定的前提下，开始髋关节被动前屈、外展练习（10～20次/组，每天3组），动作要缓慢、轻柔。
>
> ③逐渐加大被动练习角度，若骨折处愈合良好，力求在4周左右髋关节前屈角度达45°、外展角度达20°。

中期（5周～3个月）：中期练习的主要目的，是继续强化关节活动度，提高肌力，改善关节稳定性。通过影像学检查，来确定是否可以逐步提高髋关节被动活动范围，并尝试髋关节主动运动。

> ①髋关节被动前屈、外展、内旋、外旋练习至全范围（10～20次/组，每天3组）。
>
> ②开始髋关节主动前屈、外展练习（10～20次/组，每天3组）。

后期（4～6个月）：后期练习的主要目的，是强化肌力及稳定关节。若骨折完全愈合，并足够牢固，即可开始全面恢复日常生活的各项活动。随着肌力的增加，逐渐开始髋关节各方向抗阻练习。

（7）髌骨骨折

早期（0～1周）：早期练习的主要目的，是减轻疼痛、消退肿胀，避免肌肉萎缩。以静力练习（关节不活动，保持某一姿势直至肌肉疲劳）为主，练习后即刻冰敷30分钟。

初期（2～4周）：初期练习的主要目的，是维持邻近关节的关节活动度及肌肉力量，提高佩戴伸膝支具情况下的步行能力，提高健侧下肢力量。

> ①开始股四头肌静力性收缩练习（200次/组，每天3组）；踝泵练习（200个/组，每天3组）。
>
> ②在无痛或微痛及骨折稳定的前提下，开始膝关节被动屈伸练习（10～20次/组，每天3组），动作要缓慢、轻柔。
>
> ③逐渐加大被动练习角度，若骨折处愈合良好，力求在4周左右膝关节屈曲角度达30°。

中期（5 周～3 个月）：中期练习的主要目的，是继续强化关节活动度，提高肌力，改善关节稳定性。通过影像学检查，以确定是否可以逐步提高膝关节被动活动范围，并尝试膝关节主动运动。

①膝关节被动屈伸练习至全范围（10～20 次 / 组，每天 3 组）。
②开始膝关节主动屈伸练习（10～20 次 / 组，每天 3 组）。

后期（4～6 个月）：后期练习的主要目的，是强化肌力及稳定关节。若骨折完全愈合，并足够牢固，即可开始全面恢复日常生活各项活动。随着肌力的增加逐渐开始髋关节、膝关节及踝关节各方向抗阻练习。

（8）股骨中段及远端骨折、胫骨、腓骨上 1/3 骨折

早期（0～1 周）早期练习的主要目的，是减轻疼痛，消退肿胀，避免肌肉萎缩。以静力练习（关节不活动，保持某一姿势直至肌肉疲劳）为主，练习后即刻冰敷 30 分钟。

初期（2～4 周）：初期练习的主要目的，是维持邻近关节的关节活动度及肌肉力量，提高健侧下肢力量。

①开始踝关节屈伸及内翻、外翻练习（10～20 次 / 组，每天 3 组）。
②在无痛或微痛及骨折稳定的前提下，开始髋关节被动前屈、外展练习；膝关节被动屈伸练习（10～20 次 / 组，每天 3 组），动作要缓慢、轻柔。
③逐渐加大被动练习的角度，若骨折处愈合良好，力求在 4 周左右膝关节屈曲角度达 90°。

中期（5 周～3 个月）：中期练习的主要目的，是继续强化关节活动度，提高肌力，改善关节稳定性。通过影像学检查，以确定是否可以逐步提高髋关节及膝关节被动活动范围，并尝试两个关节的主动运动。

①髋关节被动前屈、外展、内旋、外旋；膝关节屈伸练习至全范围（10～20 次 / 组，每天 3 组）。
②开始主动髋关节前屈、外展、内旋、外旋；膝关节主动屈伸练习（10～20 次 / 组，每天 3 组）。

后期（4～6 个月）：后期练习的主要目的，是强化肌力及关节稳定。若骨折完全愈合，并足够牢固，即可开始全面恢复日常生活的各项活动。随着肌力的增加，逐渐开始髋关节、膝关节及踝关节各方向的抗阻练习。

（9）胫骨、腓骨远端骨折，距骨骨折

早期（0～1周）：早期练习的主要目的，是减轻疼痛，消退肿胀，避免肌肉萎缩。以静力练习（关节不活动，保持某一姿势直至肌肉疲劳）为主，练习后即刻冰敷30分钟。

初期（2～4周）：初期练习的主要目的，是维持邻近关节的关节活动度及肌肉力量，提高健侧下肢力量，以代偿患侧功能。

①开始膝关节、各跖趾关节屈伸练习（10～20次/组，每天3组）。

②在无痛或微痛及骨折稳定的前提下，开始踝关节被动屈伸练习（10～20次/组，每天3组），动作要缓慢、轻柔。

③逐渐加大被动练习角度，若骨折处愈合良好，力求在4周左右踝关节屈伸达30°、内翻外翻达10°。

中期（5周～3个月）：中期练习的主要目的，是继续强化关节活动度，提高肌力，改善关节稳定性。通过影像学检查，以确定是否可以逐步提高踝关节被动活动范围，并尝试踝关节主动运动。①踝关节被动屈伸，及内翻、外翻练习至全范围（10～20次/组，每天3组）。②开始踝关节主动屈伸，及内翻、外翻练习（10～20次/组，每天3组）。

后期（4～6个月）：后期练习的主要目的，是强化肌力及稳定关节。若骨折完全愈合，并足够牢固，即可开始全面恢复日常生活各项活动。随着肌力的增加，逐渐开始膝关节、踝关节各方向抗阻练习。

（10）跖骨骨折、趾骨骨折

早期（0～1周）：早期练习的主要目的，是减轻疼痛、消退肿胀，避免肌肉萎缩。以静力练习（关节不活动，保持某一姿势直至肌肉疲劳）为主，练习后即刻冰敷30分钟。

初期（2～4周）：初期练习的主要目的，是维持邻近关节的关节活动度及肌肉力量，提高健侧上肢力量，以代偿患侧功能。

①开始踝关节屈伸练习（10～20次/组，每天3组）。

②在无痛或微痛及骨折稳定的前提下，开始跖趾关节/趾间关节被动屈伸练习（10～20次/组，每天3组），动作要缓慢、轻柔。

③逐渐加大被动练习角度，若骨折处愈合良好，力求在4周左右达到正常关节活动度的50%。

中期（5周～3个月）：中期练习的主要目的，是继续强化关节活动度，提高肌力，改善关节稳定性。通过影像学检查，以确定是否可以逐步提高跖趾关节、趾间关节屈伸被动活动范围，并尝试两种关节主动运动。

①跖趾关节、趾间关节被动屈伸练习至全范围（10～20次/组，每天3组）。
②开始跖趾关节、趾间关节主动屈伸练习（10～20次/组，每天3组）。

后期（4～6个月）：后期练习的主要目的，是强化肌力及稳定关节。若骨折完全愈合，并足够牢固，即可开始全面恢复日常生活各项活动。随着肌力的增加，逐渐、开始踝关节、跖趾关节及各趾间关节各方向抗阻练习。

（11）肋骨骨折

早期（0～1周）：早期练习的主要目的，是减轻疼痛、消退肿胀，避免肌肉萎缩。练习以腹式呼吸运动及下肢运动为主。

初期（2～4周）：初期练习的主要目的，是维持肋骨骨折处的稳定，及四肢和核心肌群的肌肉力量。

①腹式呼吸运动练习（1小时/组，每天3组）。
②在无痛或微痛及骨折稳定的前提下，开始下卷腹练习（10～20次/组，每天3组）。
③在无痛或微痛及骨折稳定的前提下，开始四肢各方向抗阻练习。
④步行训练20分钟/组，每天3组。

中期（5周～3个月）：中期练习的主要目的，是继续强化四肢和核心肌群肌力。通过影像学检查，以确定是否可以开始进行提高肋间肌活动范围的练习。吸气肌训练（10～20次/组，每天3组）。

后期（4～6个月）：后期练习的主要目的，是强化心肺功能。若骨折完全愈合，并足够牢固，即可开始全面恢复日常生活各项活动。随着肌力的增加，逐渐开始有氧运动练习。

（12）颈椎骨折

早期（0～1周）：早期练习的主要目的，是减轻疼痛、消退肿胀，避免肌肉萎缩。练习以腹式呼吸运动及下肢运动为主。

初期（2～4周）：初期练习的主要目的，是维持颈椎骨折处的稳定及四肢和核心肌群肌肉力量。

①腹式呼吸运动练习（1小时/组，每天3组）。
②在佩戴颈托的前提下，开始下卷腹练习（10～20次/组，每天3组）。

③在佩戴颈托的前提下，开始四肢各方向抗阻练习。

④在佩戴颈托的前提下，步行训练20分钟/组，每天3组。

中期（5周～3个月）：中期练习的主要目的，是继续强化四肢和核心肌群肌力。通过影像学检查，以确定是否可以开始进行颈椎活动范围练习。

后期（4～6个月）：后期练习的主要目的，是强化心肺功能。若骨折完全愈合，并足够牢固，即可开始全面恢复日常生活各项活动。随着肌力的增加，逐渐开始有氧运动练习。

（13）胸椎骨折

早期（0～1周）：早期练习的主要目的，是减轻疼痛、消退肿胀，避免肌肉萎缩。应以腹式呼吸运动练习及下肢运动为主。

初期（2～4周）：初期练习的主要目的，是维持胸椎骨骨折处的稳定及四肢和核心肌群肌肉力量。

①腹式呼吸运动练习（1小时/组，每天3组）。

②在佩戴支具的前提下，开始下卷腹练习（10～20次/组，每天3组）。

③在佩戴支具的前提下，开始四肢各方向抗阻练习。

④在佩戴支具的前提下，步行训练20分钟/组，每天3组。

中期（5周～3个月）：中期练习的主要目的，是继续强化四肢和核心肌群肌力。通过影像学检查，以确定是否可以开始进行提高肋间肌活动范围练习。可开展吸气肌训练（10～20次/组，每天3组）。

后期（4～6个月）：后期练习的主要目的，是强化心肺功能。若骨折完全愈合，并足够牢固，即可开始全面恢复日常生活各项活动。随着肌力的增加，逐渐开始有氧运动练习。

（14）腰椎骨折、骶骨骨折

早期（0～1周）：早期练习的主要目的，是减轻疼痛、消退肿胀，避免肌肉萎缩。练习以胸式呼吸运动及上下肢运动为主。

初期（2～4周）：初期练习的主要目的，是维持腰椎骨骨折、骶骨骨折处的稳定，及四肢和核心肌群肌肉力量。

①胸式呼吸运动练习（1小时/组，每天3组）。

②在佩戴腰围的前提下，开始四肢各方向抗阻练习。

③轴线翻身练习。

中期（5周～3个月）：中期练习的主要目的，是继续强化四肢和核心肌群肌力。通过影像学检查，以确定是否可以开始进行步行训练练习及吸气肌训练。

后期（4～6个月）：后期练习的主要目的，是强化心肺功能及核心肌力。若骨折完全愈合，并足够牢固，即可开始全面恢复日常生活各项活动。随着肌力的增加，逐渐开始有氧运动练习。

2. 物理因子治疗

（1）短波、超短波疗法：通过短波、超短波治疗的热效应，使患部的表层和深层组织均匀受热，可增强血管通透性，改善微循环，调节内分泌，加强机体的新陈代谢，降低感觉神经的兴奋性，从而达到消炎、止痛、解痉，促进血液循环和组织修复。

（2）中频电疗法：临床常用的有干扰电疗法、调制中频电疗和等幅正弦中频（音频）电疗法等。

（3）经皮神经电刺激疗法（TENS）：近来研究发现，TENS可以在有效缓解关节疼痛的同时，改善关节功能。

（4）超声波疗法：有研究表明小剂量超声波（连续式 $0.1～0.4$ W/cm^2、脉冲式 $0.4～1$ W/cm^2）多次投射，可以促进骨骼生长、骨痂形成；中等剂量（3 W/cm^2 以下 5 分钟）超声波作用时，可见骨髓组织充血，温度上升 $7℃$，但未见到骨质的破坏。

（5）激光疗法：适用于骨折疼痛点的治疗，以及深层组织消炎。

3. 作业治疗和心理治疗

（1）作业治疗：属于非手术治疗，其主要原则是在维持患处骨折稳定的前提下，提高健侧肢体的代偿能力与日常生活活动能力。

（2）心理治疗：骨折非手术治疗的疼痛，常引起患者焦虑、抑郁等心理因素的改变（可用症状自评量表 SCL-90 进行评定），且焦虑、抑郁等情绪又会加剧患者的疼痛，但这种情况目前临床中常被忽略。建议临床过程中加强护理关怀，尤其是应用一些药物不能有效止痛的患者，必要时可通过药物及心理治疗进行干预。

第2节　脊柱压缩性骨折术后的康复评定和治疗

脊柱压缩性骨折，是脊柱损伤中最常见的损伤类型，一般情况下是由于摔伤、坠落伤等间接暴力所引起。

一、概述

（一）定义及临床表现

脊柱压缩性骨折，是指构成脊柱的椎体受到外力以后，发生了高度的变化。脊柱压缩性骨折，会造成脊柱部位的疼痛，以及活动受限等症状，如果压缩明显，会造成脊柱部位的畸形，以及神经脊髓受损的症状。

（二）影像学诊断

脊柱压缩性骨折，可引起背部疼痛及神经症状。通过颈、胸及腰段 X 线正侧位片检查，一般可明确诊断。脊髓造影、CT 及 MRI 等检查，除了显示骨折程度及脊柱排列、弯曲程度外，还可由椎体内骨髓的信号变化得知骨折的急慢性及愈合程度。

二、康复评定

脊柱压缩性骨折康复的目标，是控制疼痛和其他伴随症状，减少功能障碍，指导患者及其家人了解该疾病和治疗情况。为此，脊柱压缩性骨折的康复评定，主要是对患者的疼痛情况、关节运动功能状况、患者的日常生活活动能力和心理因素等进行全面评定。

（一）疼痛评定

常用的评定方法包括：视觉模拟评分法、数字等级评定量表、语言等级评定量表、Wong-Baker 面部表情量表。

（二）运动功能评定

1. 关节活动度测量

脊柱压缩性骨折术后，早期需佩戴相应支具，以维持术后椎体稳定。因此，关节活动度测量应以评定四肢各关节活动度为主。测量方法为中立位法（解剖 0° 位法），即将解剖学中立位时的肢体位置定为 0°。评定时要检查患者各关节各个方向的主动、被动活动范围，并记录。如因疼痛或其他原因无法完成评定，要进行标记。

2. 肌力评定

与关节活动度测量相同，肌力评定也以评定四肢各关节肌力为主。进行肌力检查时，患者要取标准体位，受检肌肉做标准的测试动作；固定受检查肌肉附着肢体的近端，放松不受检查的肌肉。首先，在承受重力的情况下，观察该肌肉完成测试动作的能力。然后，根据测试结果决定是否由检查者施加阻力或助力，并尽可能达到最大的运动范围，进一步判断该肌肉的收缩力量，并记录。

3. 平衡及协调功能评定

（1）平衡功能测定：临床上常用的平衡功能评定方法包括：平衡反应评定、Berg 平衡量表，应用仪器进行不同体位的动态和静态平衡功能评定等。

（2）协调功能评定：在进行协调功能评定时，患者的意识必须清晰，能够充分的配合。另外，患者肢体的肌力必须 4 级以上，否则评定无意义。临床上常用的评定动作有：指鼻试验、指指试验、轮替试验、还原试验、示指对指试验、拇指对指试验、握拳试验，以及跟膝胫试验、旋转试验、拍地试验、拍手试验、画圆试验等。

4. 步行功能评定

运用 Holden 步行功能分级量表，进行步行能力评定。

（三）日常生活活动能力和生命质量评定

日常生活活动能力常用的量表，为改良 Barthel 指数、FIM 量表等。生命质量（QOL）常用的量表，是 SF-36 量表、WHO-QOL100 等。

三、康复治疗

（一）康复治疗原则与目标

脊柱压缩性骨折康复的目标，是减轻或消除疼痛，促进骨折愈合，改善生活质量。康复的总体原则是非药物与药物治疗相结合，必要时手术治疗。治疗应个体化，结合患者自身情况，如年龄、性别、体重、自身危险因素、病变部位及程度等，选择合适的康复方案。

（二）康复治疗技术

1. 运动疗法

早期（0～1周）：早期练习的主要目的，是减轻疼痛、消退肿胀，避免肌肉萎缩。以胸式呼吸运动 / 腹式呼吸运动练习及上下肢运动为主。

初期（2～4周）：初期练习的主要目的，是维持腰椎骨骨折、骶骨骨折处的稳定及四肢和核心肌群肌肉力量。

（1）胸式呼吸运动练习 / 腹式呼吸运动（1 小时 / 组，每天 3 组）。

（2）在佩戴支具的前提下，开始四肢各方向抗阻练习。

（3）在佩戴支具的前提下，开展轴线翻身练习。

（4）步行训练。

中期（5周～3个月）：中期练习的主要目的，是继续强化四肢和核心肌群肌力、提高平衡功能。①平衡练习，即在骨折愈合程度允许的前提下，开始平衡练习；②加强腿部肌力练习，包括仰卧位直腿抬高、俯卧位后抬腿练习、俯卧位抗阻屈膝、抗阻伸膝练习。

后期（4～6个月）：后期练习的主要目的，是强化心肺功能及核心肌力。若骨折完全愈合，并足够牢固，即可开始全面恢复日常生活各项活动。随着肌力的增加，逐渐开始有氧运动练习。

2. 物理因子治疗

腰椎骨骨折、骶骨骨折周围软组织较薄，因此，要求物理因子作用深度要较浅，治疗效果才能更好。治疗方法如下：

（1）短波、超短波疗疗法：短波、超短波治疗的热效应，使患部的表层和深层组织均匀受热，可增强血管通透性，改善微循环，调节内分泌，加强机体的新陈代谢，从而达到消炎、止痛、解痉、促进血液循环和组织修复。

（2）中频电疗法：临床常用的有干扰电疗法、调制中频电疗和等幅正弦中频（音频）电疗法等。

（3）经皮神经电刺激疗法（TENS）：近来研究发现，TENS可以在有效缓解关节疼痛的同时，改善关节功能。

（4）超声波疗法：有研究表明，小剂量超声波（连续式$0.1～0.4\ W/cm^2$、脉冲式$0.4～1\ W/cm^2$）多次投射，可以促进骨骼生长、骨痂形成；中等剂量（$3\ W/cm^2$以下5分钟）时，可见骨髓组织充血，温度上升7℃，但未见到骨质的破坏。

3. 作业治疗和心理治疗

（1）作业治疗：属于非手术治疗，其主要原则是在维持患处骨折稳定的前提下，提高健侧肢体的代偿能力与日常生活活动能力。

（2）心理治疗：骨折非手术治疗的疼痛，常引起患者焦虑、抑郁等心理因素的改变（可用症状自评量表SCL-90进行评定），且焦虑、抑郁等情绪又会加剧患者的疼痛，但这种情况且前在临床中常被忽略。建议临床过程中加强护理关怀，尤其是应用一些药物不能有效止痛的患者，必要时可通过药物及心理治疗进行干预。

4. 助行器的教育

脊柱压缩性骨折术后患者下肢功能较差，须使用助行器辅助人体支撑体重、保持平衡及行走。

第3节　四肢骨折术后的康复评定和治疗

一、上肢骨折

（一）肩胛骨骨折

肩胛骨由于解剖复杂，临床上骨折有很种类，由于肩胛骨背侧面及腹侧面均有肌肉覆盖，在力学上一般不会损伤。肩胛骨体部骨折约占全身骨折的 0.4%，多是由直接暴力作用于肩胛骨造成的，如火器伤或暴力外伤等。

1. 概述

（1）定义：肩胛骨体部骨折在临床上并不很常见，约占肩胛带损伤的 3% ～ 5%，占全身骨折的 0.4% ～ 1%，主要是由于肩胛骨受到巨大的冲击能量损伤所致，也有文献报道电击伤也有可能引起肩胛骨骨折，但电击伤后骨折多发生于肩关节后脱位，是由于肩关节周围肌肉快速大力收缩导致。一般肩胛骨骨折常伴有其他损伤，如胸部软组织损伤、肋骨骨折、漂浮肩、肩胛颈骨折、血气胸、臂丛神经损伤等。大部分的肩胛骨骨折没有移位，或者移位很小，所以临床上极容易漏诊。通过三维 CT 成像，能够明确肩胛骨骨折诊断。

（2）影像学诊断：影像学检查对于肩胛骨体部骨折的诊断和分型，具有重要的指导价值。由于肩胛骨本身解剖结构的复杂和重叠情况，单纯通过常规 X 线前后位和侧位检查，不容易辨别肩胛骨的正常解剖关系和某些部位的损伤，因此，常规 X 线检查容易出现误诊和漏诊。为了明确诊断，可以采用肩胛骨前后位、穿肩胛位（Y 位）、腋窝位等透照。由于 X 线片不能提供一个最佳的肩胛骨视图，而三维 CT 重建能够更加直观地显示肩胛骨骨折，所以，三维 CT 检查常被用以明确诊断。利用三维 CT 重建技术，可以明确骨折及邻近结构的解剖关系；可以准确地判断骨块的形状、大小、数量和移位情况，为后续的保守治疗或手术提供可靠的解剖依据。目前，三维 CT 重建技术被认为是明确骨折类型的最准确的方法。

（3）分型：肩胛骨骨折常见的分型主要有 Hardegger 分型，Ada-Miller 分型，Ideberg 分型，（AO）/（OTA）分型。

2. 康复评定

（1）疼痛评定：需要对患者的疼痛情况进行综合全面的评定。评定内容主要包括：①疼痛的部位和类型；②疼痛的程度；③疼痛出现的时间和持续的时间；④是否服用了止疼的药物或采取了理疗来缓解，采用了什么药物或者什么物理疗法，效果如何；⑤夜间疼痛是否加重，疼痛是否影响了睡眠；⑥伴随疼痛的同时是否有其他的症状和体征等。

关于疼痛程度评定有 VAS 方法，主诉疼痛程度分级法（VRS），对于肩关节的疼痛评定还有肩关节疼痛和功能障碍指数（SPADI）。

（2）运动功能评定：运动功能的主要评定内容为肩关节的主动关节活动度（AROM）及被动关节活动度（PROM），肩肱节律，肩周肌肉的肌张力和肌力等。

（3）综合评定量表：利用肩关节 GEPI 评分量表，可较全面的评定肩关节功能，此外还有 Rowe 法、Hardegger 功能评定标准、上肢 DASH 功能调查表、美国肩肘外科医生评定表（ASES）、Constant-Murley 肩关节评分、HSS 肩关节功能评分、Neer 肩关节功能评分，以及牛津肩关节功能评分（OSS）、Rowe 肩关节功能评分、UCLA 肩关节功能评分标准（Ellman 法）、肩关节疼痛和功能障碍指数（SPADI）、L'Insalata 肩关节评分问卷和肩关节主观评分系统（SSRS）等。

（4）日常生活活动能力评定和生命质量评定：主要有 Barthel 指数评定、FIM 评定量表，也可用 MOS SF-36、肌肉骨骼功能评分简表（SMFA）、WHOQOL-100 量表、QWB 良好状态量表、NHP 诺丁汉健康调查表。

3. 康复治疗

（1）康复治疗的原则与目标

①扩大肩关节活动度，防止肩关节粘连。

②维持肩周肌群的肌容量和肌肉力量。

③防止肩胛 - 胸壁间软组织出现粘连。

④术后早期可进行等长及辅助主动训练，术后 9 周开始进行主动训练。

（2）康复治疗技术

①内固定坚固的情况下，术后早期开始肩关节的被动关节活动度训练。

②术后早期可做肩关节周围肌群的等长收缩训练。

③术后可以让患者在肩关节稳定的情况下（最好佩戴肩带），开始练习肘关节和腕关节的主动活动，这对于消除上肢肿胀有重要的价值。

④术后四周内视患者的情况，可开始进行患侧肩关节的去重力主动活动。

⑤肩胛骨的主动运动，同时注意肩肱节律的锻炼。

⑥术后 5 周可开始抗重力伸直，其是抗轻微阻力的肌力强化训练。

⑦术后 9 周可开始进行患侧肢体的运动耐力训练，同时加大阻力强化肩袖肌群。

（二）肱骨近端骨折

肱骨近端骨折在老年人中较为常见，由于老年人普遍骨质疏松，在受到应力的作用下，肱骨的大结节以上断裂。骨折情况随应力、肩关节周围软组织情况的影响而变化，肱骨近端骨折在肩部骨折中较为常见。其发病年龄有两个高峰：一个高峰在 30 岁左右，青壮年，此类患者多为受到高能量暴力而骨折，并常常伴有其他类型骨折和（或）脏器的损伤；另一个年龄高峰为 60 岁以上，老年女性患者居多。

1. 概述

（1）定义及临床分型：肱骨近端骨折是老年人上肢骨折的常见类型之一，骨折一般为无移位和部分移位及粉碎性骨折三类。临床上主要表现为局部的疼痛、肿胀，肩关节的活动度受限，在进行体格检查时需要注意是否合并神经血管的损伤。

（2）影像学诊断：X 线检查为肱骨近端骨折的首选影像学检查方法，为了能够快速了解骨折情况，建议使用肩胛骨标准正位（前后位），侧位，以及腋位 X 线片。

CT 检查和三维重建技术，对深入了解肱骨近端骨折损伤情况和各骨折块间的空间位置改变，明确诊断和骨折分型有重要的意义。与 CT 和 X 线检查不同的是，MRI 对于软组织的损伤具有高度敏感性，对于肩袖肌肉、肱二头肌肌腱、盂唇损伤的诊断，具有重要的意义。

（3）分型：临床最常用的是 Neer 分型和 AO 分型。

2. 康复评定

（1）疼痛评定：主要有 VAS 和 NRS 评定，以记录疼痛的部位，性质，加重及缓解因素等。

（2）运动功能评定：运动功能的主要评定为肩关节 AROM 及 PROM、肩肱节律、肩周肌肉的肌张力和肌力等。

（3）综合评定量表：常用 Mayo 肘关节功能评分标准（MEPS），该系统已广泛用于肘关节周围骨折的疗效评价中。

（4）日常生活活动能力和生命质量评定：主要有 Barthel 指数评定，FIM 评定量表，也可用 MOS SF-36、肌肉骨骼功能评分简表（SMFA）、WHOQOL-100 量表、QWB 良好状态量表、NHP 诺丁汉健康调查表。

3. 康复治疗

（1）康复治疗原则与目标

①扩大肩关节活动度。

②早期防止肌肉萎缩。

③可在无痛范围内进行关节的主动运动。

③将患侧上肢摆放在中立位，防止内旋畸形。

④早期佩戴肩带。

（2）康复治疗技术

①术后早期可以开始肩关节的各方向的被动活动，佩戴肩关节保护带，不要负重。

②被动活动中的"钟摆样"运动，被动托举肩关节前屈 / 外旋。

③术后早期肩关节周围肌肉等长收缩训练。

④术后 4 周可做肩关节无痛范围内的辅助主动活动。

⑤肩关节环转训练，包括仰卧位下的辅助主动环转训练。

⑥术后 6～8 周可开始进行肩关节的轻微抗阻训练。

⑦术后 12 周可开始全面系统的肩袖肌肉训练，以维持肩关节的稳定性。

⑧日常生活动作训练。

（三）肱骨干骨折

1. 概述

（1）定义及临床分型：肱骨干骨折是指肱骨外髁颈以下至内外上髁之间的骨折，好发于肱骨干的中部，其次为下部，上部最少。肱骨干中下三分之一交界处后外侧，有桡神经沟，桡神经在此处紧贴骨干通过，此处骨折易合并桡神经损伤，下三分之一骨折易发生骨不连。肱骨干中上部骨折多因直接暴力引起，多数为横断骨折或粉碎性骨折，肱骨干下三分之一骨折多是由于间接暴力引起，多呈斜行、螺旋形骨折。

（2）影像学诊断：X 线片可简单明确的给予诊断，在进行 X 线检查时，尽量将骨折的两端和肩肘关节同时投照。

（3）分型：临床根据骨折的数量和骨折的位置进行分型。

根据骨折线和骨折块的数量可分为：无移位骨折，横断骨折，斜行骨折，螺旋骨折，粉碎骨折。

根据骨折的位置可分为：胸大肌止点以上骨折，胸大肌止点以下骨折，三角肌止点以下骨折。

2. 康复评定

（1）疼痛评定：患者有典型的骨折的疼痛，具体评定内容参照肱骨近端骨折疼痛的评定。

（2）运动功能评定：主要评定的内容有上臂软组织紧张情况，注意肱骨干骨折块和手术内固定是否影响了桡神经，可对桡神经的感觉和运动神经支配进行相应的查体，以及评定肩关节和肘关节的关节活动度和相应的肌力情况等。

（3）日常生活活动能力和生命质量评定：主要应用 Barthel 和 FIM 两个评定量表评定患者的日常生活活动能力。用 QOL 量表评定患者的生活质量。

3. 康复治疗

（1）康复治疗原则与目标

①预防肌肉萎缩。

②预防肩关节和肘关节僵硬。

③预防瘢痕粘连。

④内固定稳固条件下及时开始肩关节和肘关节的主动活动。

（2）康复治疗技术

①术后早期可对肱骨干手术伤口周围进行软组织的松解技术。

②关节被动活动的活动度，包括肩关节和肘关节的活动度，尽可能达到全关节活动范围。

③疼痛的管理在术后早期的康复过程中，具有重要意义，对于合并桡神经损伤的患者更是如此。

④术后早期应对紧张的肱二头肌和肱三头肌给予更多的关注，因为它们影响肘关节的主动和被动活动。

⑤术后早期以关节活动度和软组织松解为主，肌力训练主要以肩关节的主动运动和肘关节的辅助主动运动为主。

（四）尺骨鹰嘴骨折

1. 概述

（1）定义及临床分型：尺骨鹰嘴是构成肘关节的重要部分，也是肱三头肌肌腱的止点，它能够稳定肘关节的同时，还参与肘关节的屈伸活动。尺骨鹰嘴骨折临床上在上肢骨折中也很常见，约占肘关节周围骨折的 10%，占全身骨折的 1%。尺骨鹰嘴骨折多涉及关节面，一般因直接暴力引起的为粉碎性骨折，间接暴力引起的为横形、斜形及撕脱骨折。由于尺骨鹰嘴参与肘关节的屈伸，因此，骨折容易发生分离移位，临床上移位超过 2 mm 就需要复位固定。目前的主要手术方式有：克氏针张力带固定、钢板 + 螺钉内固定、髓内钉固定等。

（2）影像学诊断：肘关节的 X 线正侧位片能够提供明确的诊断，其对骨折位置、骨折类型、是否累及关节面等具有较大诊断价值，对于粉碎性骨折，CT 三维重建可为骨折块的数量及空间位置提供较清晰准确的定位。

（3）分型：临床上常用的有 Schatzker-Schmeling 分型和 Colton 分型。

2. 康复评定

（1）疼痛评定：尺骨鹰嘴内侧即为尺神经沟，尺神经在此处通过，当尺骨鹰嘴骨折有时候可能合并尺神经的损伤。因此，疼痛的评定不仅包括患者伤口周围的软组织性疼痛的评定，同时还需要对尺神经的走行区域进行感觉的评定。

（2）运动功能评定：在内固定坚固的情况下，运动功能评定主要包括上臂、肘横纹处及前臂软组织肿胀的评定，肘关节的关节活动度的评定，肱二头肌和肱三头肌的肌力、肌张力评定，肘关节周围软组织紧张情况的评定等。

（3）综合评定量表：主要有改良 An&Morrey 肘关节功能评分，HSS2 肘关节功能评分，改良 HSS 肘关节评分，Mayo 肘关节功能评分，改良 Broberg&Morrey 评分和 De Boer YA 肘关节功能评分量表。

（4）日常生活活动能力和生命质量评定：肘关节的骨折对于患者日常生活活动有很大的影响，包括洗漱、进食、二便管理等方面，因此，必须对患者进行基本生活活动能（BADL）的评定。与此同时，由于肘关节的活动受到影响，工具性日常生活功能（IADH）的评分也必须进行。生命质量（QOL）评分会受到一定的影响。评定也可用 MOS SF-36、肌肉骨骼功能评分简表（SMT-A）WHOQOL-100 量表、QWB 良好状态量表、NHP 诺丁汉健康调查表等。

3. 康复治疗

（1）康复治疗原则与目标

①肘关节术后早期上肢肿胀较为明显，此阶段以消除肿胀、缓解疼痛，防止瘢痕粘连为主要目的。

②因肘关节周围肌肉的起止点较多，训练时防止发生骨化性肌炎。

③尺骨鹰嘴骨折多累及关节面，因此，预防创伤性关节炎尤为重要。

④提高肘关节的关节活动度，维持肱二头肌和肱三头肌肌容量和肌肉力量。

（2）康复治疗技术

①术后早期为缓解肿胀和疼痛可进行手部的握拳–张开训练，肱二头肌、肱三头肌的等长收缩训练。

②肘关节周围软组织（尤其手术伤口周围）手法松解，这一步骤尤为重要，肘关节的瘢痕粘连将直接影响肘关节的关节活动度。

③在骨折内固定坚固的情况下，可进行尺骨鹰嘴的分离附属活动及前后相附属活动。

④在患者的疼痛可承受范围内，进行关节活动度的训练，运动终末时可增加关节松动术，尽快提高活动度，训练后给予冰敷。

⑤在进行肘关节的活动同时，不要忽略了上行肩关节和下行腕关节的功能训练。

（五）桡骨远端骨折

1. 概述

（1）定义及临床分型：桡骨远端骨折是指距离桡骨远端关节面 2～3 cm 范围内的骨折。根据骨折线是否累及关节面，分为关节内骨折和关节外骨折；根据骨折的受伤机制，分为 Colles 骨折和 Smith 骨折两大类。临床上有些地方将 Smith 骨折归于反 Colles 骨折。

（2）影像学诊断：Colles 骨折在 X 线下可见骨折远端向桡–背侧移位，近端向掌侧移位，侧面是"银叉"畸形，正面呈枪刺样"畸形"；Smith 骨折在 X 线下可见近骨折段向背侧移位，远端向掌侧–桡侧移位，与 Colles 骨折相反。

2. 康复评定

（1）疼痛评定：桡骨远端骨折一般手术伤口位于前臂掌侧，容易造成屈肌腱侧的广泛粘连，因此，需要对屈肌腱的疼痛也进行相应的评定，主要的评定手段是 VAS 疼痛评分和疼痛数字评分法（NRS）。

（2）运动功能评定：运动功能评定包括腕关节掌屈－背伸，桡偏－尺偏，前臂旋前－旋后关节活动度及相应肌力，手指抓握力量，上肢肿胀程度等。

（3）综合评定量表：腕关节骨折评定量表主要有：Cooney 腕关节评分、PRWE 评分量表、Gartland-Werley 腕关节评分、Green-O'Brien 上肢功能临床评分。

（4）日常生活活动能力和生命质量评定：桡骨远端骨折对于患者的日常生活活动能力影响较大，对于一些技巧性的动作的影响较为突出，基本生活活动能力（BADL）和工具性日常生活活动能功（IADL）的评定以及 FIM 都可体现出来。另外，也可用 MOS SF-36、肌肉骨骼功能评分简表（SMFA）、WHOQOL-100 量表、QWB 良好状态量表、NHP 诺丁汉健康调查表评定。

3. 康复治疗

（1）康复治疗原则与目标

①改善关节活动度。

②防止瘢痕广泛粘连。

③腕关节掌屈、背伸肌力维持。

④前臂旋前、旋后能力也应该保持。

⑤适时加入日常生活技巧性动作的训练。

（2）康复治疗技术

①若内固定坚固的情况下，早期开始进行腕关节掌屈、背伸方向的关节活动度训练。

②瘢痕的粘连可直接影响腕关节和指关节屈肌腱 / 伸肌腱的相对滑动，因此，手术伤口周围瘢痕软组织的松解显得尤为重要。

③术后早期即可开始进行手指的主动屈伸训练，包括一些简单的"C"形或"球"形抓握，但是不要负重。

④术后早期应及时佩戴腕关节的休息位 / 功能位支具。

⑤为了防止关节粘连，可适当加入下尺桡关节的附属活动，腕部 8 块骨头间的附属活动有时也需要。

二、下肢骨折

（一）髋臼骨折

1. 概述

（1）定义及临床分型：髋臼骨折是指暴力沿着肢体的纵轴传导至股骨大粗隆及股骨头部，或外力直接作用于大粗隆部，再传至股骨头后再作用于髋臼，导致髋臼骨折，股骨头可凸入髋臼，严重者可凸入骨盆。

（2）影像学诊断：X线片主要有正侧位及斜位片，其中，斜位X线片对髋臼骨折诊断具有重要意义。螺旋CT和CT三维重建可明确X线难以分辨的骨折线和骨折碎片，可精确的了解骨折线的位置、关节骨折是否有游离体、后壁骨折的情况，有利于髋臼骨折的辨别和诊断。

（3）分型：包括Judet-Letournel分型和AO分型。

① 1980年Letournel在解剖和临床应用的原则上，提出的髋臼的骨折分型，目前仍被临床广泛应用。Judet-Letournel分型将骨折分为简单和复合10种骨折类型。

② AO分型：分为A，B，C三型。

2. 康复评定

（1）疼痛评定：对于髋臼骨折的患者来说，疼痛是不可避免的，对这类患者评定时，需要详细记录患者疼痛的部位、性质、程度，疼痛的加重和缓解因素，晨起和夜间疼痛的变化情况，疼痛是否影响患者的睡眠，疼痛对患者精神状况的影响等。

（2）运动功能评定：髋臼骨折术后有的患者需要牵引，因此，需要对患者的髋关节活动度、髋周软组织的紧张情况、髋周肌肉的肌张力等进行综合评定。在患者能够坐起或直立的情况下，还应该对患者进行坐位平衡、立位平衡、患侧负重情况的评定。

（3）综合评定量表：主要为Matta髋臼骨折复位标准，此外还有髋关节Harris评分、Merlcd Aubigne-Postal髋关节临床功能评分。

① Matta复位标准：骨折移位＜1 mm为解剖复位，＜3 mm为满意复位，＞3 mm为不满意复位。

② Matta疗效标准中的临床标准：以髋关节疼痛、活动度和行走情况三方面为评分依据，对髋臼情况进行评定，每项最高为6分，最差为1分，3方面分数相加得到评分结果，优为18分，15～17分为良，12～14分级为尚可，少于12分为差。

③ Matta疗效标准中的X线标准，包括优、良、可、差四种，具体内容如下。

优：接近正常X线。

良：髋关节关节面轻度硬化，关节间隙轻度狭窄，髋臼和股骨头有轻度增生。

可：股骨头中度增生硬化，髋关节间隙中度狭窄，关节面中度硬化，股骨头半脱位。

差：股骨头中到重度增生，半脱位，股骨头塌陷，软骨下有囊性变，髋臼和股骨头有严重的骨刺形成及关节囊的狭窄与硬化。

④髋关节Harris评分：从髋关节的疼痛、运动功能、畸形和活动度四个方面来评定关节的功能，也常用来评定保髋和髋关节置换术后的效果，满分为100分，90分以上为

优良，80～89分为较好，70～79分为尚可，小于70分为差。

⑤Merled'Aubigne-Postal髋关节临床功能评分：在骨盆髋臼骨折的疗效评价中，应用也较为广泛。

（4）日常生活活动能力和生命质量评定：患者由于髋臼骨折，对于患者的坐位、立位及体位转移，二便管理等方面都有影响，可以通过Barthel指数来评定患者的基本生活活动能力（BADL），也可用MOS SF-36、肌肉骨骼功能评分简表（SMFA）、WHOQOL-100量表、QWB良好状态量表、NHP诺丁汉健康调查表等评定。

3. 康复治疗

（1）康复治疗原则与目标：髋臼骨折主要影响的是下肢的负重能力，髋臼的解剖结构决定了其在下肢负重中的重要地位，因此，髋臼骨折术后，负重能力的恢复是最重要的。治疗原则包括以下内容：

①防止髋关节粘连。

②提高髋关节周围肌肉力量。

③负重前必须确保髋臼内固定的稳定性。

④术后早期需要牵引治疗。

（2）康复治疗技术：包括关节活动度训练，等长收缩训练，向心性肌肉训练等。

①术后牵引过程中，患侧的膝关节和踝关节进行主动和被动的关节活动度训练。

②术后牵引过程中，患侧的股四头肌可进行等长收缩训练，小腿三头肌和胫前肌可进行主动的向心性肌肉训练。

③术后三周拆除牵引后，可开始患侧髋关节的被动屈伸训练，可借助床旁持续被动运动机（CPM）。

④术后四周可开始进行髋关节的辅助主动屈髋伸髋训练。

⑤术后四周可下地，患侧从不负重开始，逐渐增加负重。

（二）股骨颈骨折

1. 概述

（1）定义及临床分型：股骨颈骨折常发生在老年人，随着人口的逐渐老龄化，发病率日趋增高。老年人骨质疏松时，张力骨小梁处仅有脂肪填充，在强度上更加脆弱，当遭受轻微扭转暴力即会发生骨折。

根据解剖位置，股骨颈骨折可分为：股骨头下骨折；经股骨颈骨折；股骨颈基底骨折。根据Pauwells角，股骨颈骨折可分为内收型骨折（Pauwells角大于50°）和外展型骨折（Pauwells角小于30°），Pauwells角越大，骨折越不稳定。

（2）影像学诊断：X线正侧位片可显示骨折的部位、类型和移位情况，CT检查可进一步明确诊断。

（3）分型：股骨颈骨折中，Garden 分型法是最常用的，该分型法通过判断骨折是否完全和移位，将骨折分为 4 型。

①Ⅰ型为不完全骨折。

②Ⅱ型为完全骨折无移位。

③Ⅲ型为完全骨折部分移位，并有部分骨折端嵌插，股骨头外展，股骨颈端轻度外旋及上移。

④Ⅳ型为完全移位骨折，股骨颈端明显外旋及上移，伴有关节囊和滑膜的撕裂。

2.康复评定

（1）疼痛评定：股骨颈骨折术后患者大部分主诉无痛，一些患者主诉为髋部及臀部的疼痛，或整个下肢的酸痛，对于这类患者的疼痛评定需要记录疼痛的部位、性质、程度，疼痛的加重和缓解因素，疼痛感是否与术后皮下瘀血有关等。

（2）运动功能评定：股骨颈骨折术后需要对患者髋关节的关节活动度，髋周肌群的肌力，髋周肌肉尤其是内收肌和髂胫束的肌张力进行评定，记录双下肢的围度等，这类患者术后早期都可在床上坐起，需要对患者坐位的平衡能力进行评定。当患者能够下地负重时，还应评定患者的平衡能力和患侧下肢的负重能力。

（3）综合评定量表：常用的有髋关节 Harris 评分系统（具体见上节内容），老年人髋部骨折功能恢复量表（FRS）。

（4）日常生活活动能力和生命质量评定：这类患者的日常生活活动能力评定，可用 Barthel 指数、FIM 评定量表、功能恢复量表（FRS）、Jagial 老年髋部骨折功能评分和老年髋部骨折患者的社会功能评分。

3.康复治疗

（1）康复治疗原则与目标

1）股骨颈骨折后空心钉内固定：

①术后 8 周之内不能负重。
②早期可开始进行关节活动度和肌力的训练。
③术后 8 周可开始负重和平衡功能的训练。

2）股骨颈骨折后髋关节置换：

见"髋关节置换术后康复"相关章节。

（2）康复治疗技术

1）股骨颈骨折后空心钉内固定：

①术后早期可在床上起坐，活动膝关节和踝关节。

②无痛范围内可做关节活动度的训练，注意内外旋方向须轻柔缓慢。

③术后 8 周内患侧肢体禁止负重，防止空心钉折断。

④术后早期可进行髋周肌群主动肌力训练。

⑤术后三个月后可开始进行技巧型训练。

2）股骨颈骨折后髋关节置换：

见"髋关节置换术后康复"相关章节。

（三）股骨粗隆间骨折

1. 概述

（1）定义及临床分型：股骨粗隆间骨折，即为股骨大粗隆和小粗隆之间的骨折，又称转子间骨折，多见于老年人。由于大粗隆和小粗隆间均为松质骨，粗隆间位于股骨干和股骨颈之间，是承受剪切应力最大的部位，因此容易骨折。股骨粗隆间骨折多见于 70 岁以上老年人，男性多于女性，男女比例约为 1.5 ∶ 1。

（2）影像学诊断：股骨粗隆间骨折一般通过 X 线检查可明确诊断，较为复杂的骨折可通过 CT 检查来明确骨折块的数量、位置，三维重建可较清楚的显示各个骨折块之间的位置关系。

（3）分型：Evans 分型、Boyd–Griffin 分型、Jensen 分型、AO 分型。

2. 康复评定

同股骨颈骨折评定内容。

3. 康复治疗

康复治疗原则与目标：粗隆间骨折多用 PFNA 内固定，部分也用 DHS 内固定。

（1）PFNA 内固定：内固定一般较牢固，在小转子稳定的情况下可早期下地负重，术后早期髋关节周围疼痛，这种疼痛多为软组织性的，可利用手法放松紧张的内收肌和髂胫束，疼痛可明显缓解。

①术后早期可开始进行坐位训练，做膝关节和踝关节的主动活动。

②术后早期可做无痛范围内的髋关节活动度训练，旋转方向的被动活动应轻柔缓慢。

③若内固定坚固，可术后早期下地负重，负重量从小重量开始，循序渐进。

④早期可开始进行髋周肌群的辅助主动肌力训练。

（2）DHS 内固定：一般适用于稳定性骨折，相比 PFNA 较少见。

①DHS 术后早期也可开始坐起，进行膝关节和踝关节的主动运动。

②术后早期可做髋关节周围的肌群等长收缩，这对接下来的肌力训练有重要意义。

③髋关节周围的无痛关节活动度范围训练，宜循序渐进。

④术后 4 周开始进行负重训练。

（四）股骨干骨折

1. 概述

（1）定义及临床分型：股骨是人体最长、最粗的长骨，并且是下肢最主要的负重骨。股骨干骨折是指股骨粗隆以下至股骨髁以上部位的骨折，骨折干下三分之一处骨折时，骨折端易向后方成角，损伤经过此位置的腘动脉和腘静脉。

根据骨折形态可分为：横行、斜行、螺旋形、粉碎性和青枝骨折。

（2）影像学诊断：X 线检查可明确股骨干骨折类型，CT 检查能够从水平面了解骨折块移位情况，三维 CT 重建能够更加清楚的对骨折部位进行影像重建。

（3）分型：包括 AO 分型和 Russull-Taylor 分型。

①股骨干骨折的 AO 分型：A 型为简单骨折；B 型为楔形骨折；C 型为复杂骨折。

② Russell-Taylor 分型：根据骨折线向近端累及范围（包括大粗隆和髓内钉进钉点梨状窝）分型，该分型不考虑骨折的粉碎程度。

2. 康复评定

（1）疼痛评定：股骨干骨折患者容易出现骨化性肌炎，需要对疼痛及硬化部位进行详细的记录，必要时需要结合 X 线检查明确病变位置，在一般疼痛评定的同时也需要注意到这一点。

（2）运动功能评定：膝关节屈曲时，需要髌骨与股骨髁间部进行相对的滑动，股骨干骨折会合并膝关节的关节活动度受限，因此，需要对髌骨关节的附属活动，尤其是头尾相的活动度进行评价。同时还需要评定膝关节周围肌肉、肌腱的肌张力，膝关节、胫股关节的屈伸活动度等。

（3）综合评定量表：应用 Schatzker-Lambert 股骨远端骨折功能评分表，该评分表根据膝关节的屈伸活动、畸形及疼痛，将关节功能分为优、良、中、差。

（4）日常生活活动能力和生命质量评定：主要有 Barthel 指数评定、FIM 评定量表，也可用 MOS SF-36、肌肉骨骼功能评分简表（SMFA）、WHOQOL-100 量表、QWB 良好状态量表、NHP 诺丁汉健康调查表。

3. 康复治疗

（1）康复治疗原则与目标：股骨干骨折一般使用交锁髓内钉内固定，这种内固定有很高的骨折愈合率和很低的感染率及畸形愈合率。A 型的骨折愈合时间最短，膝关节屈伸活动度较大，膝关节功能最好，B 型次之，C 型最差。具体治疗原则如下：

①术后早期可开始进行患侧踝关节的踝泵训练，股四头肌的等长收缩训练。
②术后应抬高患侧肢体，促进血液回流，减轻肿胀。
③术后早期开始进行患侧膝关节的关节活动度被动训练和连续被动活动（CPM）。
④术后做髌骨关节的附属活动，这对膝关节的角度有重要的意义。
⑤患者术后的负重根据骨折的 AO 分型决定负重时间和负重量。

（2）康复治疗技术：根据患者情况选择适宜的康复治疗技术。具体内容如下：

①软组织松解技术。
②髋关节和膝关节的关节活动度训练。
③股四头肌和腘绳肌的肌力训练。
④患侧下肢的负重训练。
⑤辅助器具的使用，如拐杖或者助行器等。
⑥患侧下肢负重训练。
⑦平衡能力训练。

（五）髌骨骨折

1. 概述

（1）定义及临床分型：髌骨是人体中最大的籽骨，它是膝关节的重要组成部分。髌骨后方是软骨面，与股骨的内外髁形成髌骨关节。髌骨切除后，在伸膝活动中会使股四头肌的肌力减少 30% 左右，因此，髌骨的作用是保护膝关节，增强股四头肌肌力，伸直膝关节滑车。

（2）影像学诊断：X 线检查可对髌骨骨折做明确的诊断，螺旋 CT 和三维 CT 重建可对髌骨粉碎性骨折的骨折块情况进行明确的定位和诊断。

（3）分型：髌骨骨折常用的分型有 Rock-wood 分型、AO/OTA 分型和 Regazzoni 分型。

2. 康复评定

（1）疼痛评定：患者髌骨骨折后存在局部压痛、肿胀，须记录患者的疼痛位置、疼痛程度，是否因疼痛导致活动受限等。

（2）运动功能评定：评定内容主要有髌骨关节活动度，胫骨关节屈伸活动度；在内固定牢固的情况下，对患侧屈膝／伸膝力量进行评定；患侧下肢负重能力，患者的平衡能力和步态评定等。

（3）综合评定量表：应用 Bostman 髌骨骨折功能评分表，评定内容包括运动范围、疼痛、工作情况、股四头肌萎缩、助行工具、打软腿、关节积液、上楼梯等方面的内容。

（4）日常生活活动能力和生命质量评定：主要有 Barthel 指数评定、FIM 评定量表，以及 MOS SF-36、肌肉骨骼功能评分简表（SMFA）、WHOQOL-100 量表、QWB 良好状态量表、NHP 诺丁汉健康调查表。

3. 康复治疗

（1）康复治疗原则与目标

①扩大膝关节的关节活动度。

②防止瘢痕粘连。

③恢复下肢伸膝肌力。

④恢复患者站立和步行功能。

（2）康复治疗技术：髌骨骨折一般会用张力带或者克氏针内固定，或空心钉内固定，大多数内固定都比较坚固。具体治疗技术如下：

①在内固定坚固的情况下，术后早期即可膝关节佩戴支具固定伸直位负重。

②术后早期防止瘢痕粘连，需要做髌骨关节的附属活动。

③在内固定坚固的情况下，尽早开始膝关节的被动关节活动范围训练。

④术后早期可训练股四头肌等长收缩和踝关节的主动活动。

⑤术后早期可开始股四头肌的辅助主动肌力训练。

（六）胫骨平台骨折

1. 概述

（1）定义及临床分型：胫骨平台是胫骨近端的关节部分，它与股骨的内外侧髁构成膝关节，胫骨平台的内侧平台较大且平，外侧平台较小且凸，外侧平台高于内侧，二者之间为髁间嵴，是交叉韧带和半月板的附着部分。胫骨平台骨折多为关节内骨折，会导致不同程度的关节面损伤，包括关节面的压缩和不同程度的移位。胫骨平台的外侧平台骨折更为常见，当发生内侧平台骨折时常需要更大的暴力，而且更容易合并软组织的损伤。

（2）影像学诊断：X 线片能帮助明确诊断和了解骨折的类型，CT 更有利于判断骨折块的空间位置关系和关节面塌陷劈裂的程度，MRI 更有利于判断是否存在半月板、交叉韧带及侧副韧带的损伤和撕裂，怀疑有血管损伤的患者也可以采用血管造影检查。

（3）分型：最常用的有 Schatzker 分类法和 Hohl-Moore 分类法。

2. 康复评定

（1）疼痛评定：主要有 VAS 和 NRS 两种评定方法。主要记录患者疼痛的性质，疼痛是否有扩散或集中，疼痛的程度，引起疼痛和缓解疼痛的体位或动作，疼痛是否影响睡眠，是否有神经功能紊乱症状等。

（2）运动功能评定：主要有髌骨关节的附属活动，胫股关节的主动关节活动度（AROM）和被动关节活动度（PROM），屈膝/伸膝的肌力，股四头肌和腘绳肌的肌张力，患侧下肢的负重能力和步态分析等评定。

（3）综合评定量表：Rasmussen 膝关节功能分级系统。

（4）日常生活活动能力和生命质量评定：主要有 Barthel 指数评定、FIM 评定量表，也可用 SF-36、WHOQOL-100 量表，QWB 良好状态量表，NHP 诺丁汉健康调查表。

3. 康复治疗

（1）康复治疗原则与目标

①扩大膝关节的关节活动度。

②防止粘连。

③提高股四头肌和腘绳肌的肌力。

④提高患侧下肢的负重能力。

⑤改善步态。

⑥提高步行能力和运动耐力。

⑦提高患者的日常生活能力。

（2）康复治疗技术

①胫骨关节的分离和相对运动。

②髌骨关节的关节松动。

③胫骨关节的关节活动度训练。

④膝关节屈伸肌力训练。

⑤下肢负重训练。

⑥立位平衡训练。

⑦运动耐力训练。

> 注意：当骨折涉及胫骨平台关节面时，术后 4 周内膝关节屈曲不得超过 90°，术后 4 周内患侧下肢禁止负重，在负重之前须复查 X 线检查。

（七）胫腓骨骨干骨折

1. 概述

（1）定义及临床分型：胫腓骨骨干骨折在长骨骨折中最为常见，出现胫骨和腓骨双骨折、粉碎性骨折和开放性骨折居多，病情一般都比较复杂。由于胫骨和腓骨之间有骨间膜和骨筋膜室的存在，因此，损伤通常合并较严重的软组织损伤，治疗较为复杂。

小腿深筋膜与胫腓骨及骨间膜形成了4个筋膜室，包括侧室、前室、浅后室、深后室等。小腿骨折合并严重的软组织损伤，会引发骨筋膜室综合征。

（2）影像学诊断：通过X线检查可以明确骨折的部位、类型，以及是否有移位，注意投照时应将膝关节和踝关节都包括在内。

（3）分型：胫骨骨折目前常用的为改良Ellis分类和Johner-Wruhs分类。

2. 康复评定

（1）疼痛评定：患者胫腓骨骨折会有局部的疼痛及肿胀，注意骨筋膜室综合征的症状，记录局部软组织情况，明确疼痛的性质是骨性还是软组织性。因为胫腓骨骨折同时可能伴有较重的软组织损伤，因此，应该对下肢的血管和神经功能进行较全面的检查，如足背动脉是否有搏动，足部感觉是否有异常，足趾的跖屈/背伸力量是否减弱等神经方面的检查，必要时行肌电图检查。在某些条件下，还应测量骨筋膜室的压力及超声检查。

（2）运动功能评定：除骨折的体征外，应注意软组织损伤的严重程度，是否合并血管和神经的损伤，记录足背动脉和胫后动脉是否有搏动，踝关节和足趾的背伸/跖屈以及足部的感觉是否有异常。

（3）综合评定量表：胫腓骨骨折的评定需要根据病情，评价上行膝关节和下行踝关节的功能。评价量表有：HSS膝关节评分系统（改良）、美国足与踝关节协会（AOPAS）踝与后足功能评分等。

（4）日常生活活动能力和生命质量评定：主要有Barthel指数评定、FIM评定量表，也可用SF-36、WHOQOL-100量表、QWB良好状态量表、NHP诺丁汉健康调查表。

3. 康复治疗

（1）康复治疗原则与目标

①最大限度的运动功能恢复。

②消除软组织肿胀。

③防止骨筋膜室综合征。

④在条件允许下，患侧下肢尽早负重。

⑤踝关节和足趾的力量训练。

（2）康复治疗技术

①胫骨干周围软组织松解技术。

②早期可开始活动上行膝关节和下行踝关节。

③进行胫前肌和小腿三头肌的主动收缩训练。

④复查X线后可以开始进行负重训练，从小重量开始，循序渐进增加负重量。

（八）踝关节骨折

1. 概述

（1）定义：踝部的骨折是最常见的关节内骨折，一般青壮年较为常见。踝关节骨折多为间接暴力导致，多数是由于踝关节处于内翻跖屈位引发，因暴力和姿势的不同可导致不同类型的踝关节骨折。

（2）分型：包括 Danis-Weber 分型、Lange-Hanson 分型，以及旋前（外翻）外旋型（PER）、旋后内收型（SA）、旋前外展型（PA）。临床上多用 Danis-Weber 和 Lange-Hanson 的综合分类。

2. 康复评定

（1）疼痛评定：踝关节解剖结构复杂，踝关节骨折时常会伴随周围软组织的损伤，导致踝关节骨折后踝足部有较明显的肿胀。因此，需要对患者的疼痛类型、部位、程度，疼痛时间是否随昼夜和体位变化而变化，是否存在因疼痛导致的神经功能紊乱和被迫体位，进行详细的记录。

（2）运动功能评定：包括对踝关节的关节活动度，脚趾的主动和被动关节活动度，踝足部肌腱的肌张力，踝周的软组织张力，是否有神经损伤的明显表现等，进行全面、综合的评价。

（3）综合评定量表：常见以下三种评定量表。

① Olerud-Molander 踝关节骨折功能评分。

② Kaikkonen 踝关节损伤功能评分。

③ Mazur 踝关节功能评分。

（4）日常生活活动能力和生命质量评定：主要有 Barthel 指数评定、FIM 评定量表，也可用 SF-36、WHOQOL-100 量表、QWB 良好状态量表、NHP 诺丁汉健康调查表。

3. 康复治疗

（1）康复治疗原则与目标

①缓解足部及小腿软组织的肿胀。

②维持踝关节跖屈/背伸方向被动关节活动度。

③早期需佩戴踝关节中立位支具保护。

④早期暂时不负重。

（2）康复治疗技术

①足部软组织松解技术。

②术后早期患肢抬高，促进体液回流，缓解肿胀。

③术后早期足趾的主动/被动活动。

④术后早期踝关节跖屈/背伸可在无痛范围内进行被动活动。

⑤由于踝关节骨折较为复杂，踝关节的主动运动和踝关节的负重情况遵医嘱。

第 4 节　骨盆骨折术后的康复评定和治疗

骨盆骨折是一种占骨折总数 1% ～ 3% 的严重的外伤，多由高能外伤所致，半数以上伴有并发症或多发伤，有较高的致残率，最严重的并发症是创伤性失血性休克及盆腔脏器合并伤，如救治不当死亡率较高。

一、概述

（一）定义及临床分型

骨盆骨折是骨盆部位的骨质连续性和完整性受到破坏，从而造成了骨盆骨折，与此同时，出现一些骨折症状，以及功能障碍。

骨盆骨折的分型方法，应用比较多的是 Tile 分型。Tile 分型主要根据骨折后的形态和受伤的方式大致分为三型，分别为 A、B 和 C 型，每一分型里面又分三个亚型，即 1、2、3 个亚型。A 型主要涉及对整个骨盆环没有影响的部分骨折，比如髂嵴、耻骨；B 型骨折主要是旋转方面，骨盆的旋转不稳定；C 型损伤更严重，对骨盆环的稳定性破坏也更大，不但有旋转性的不稳定，也有垂直方向的不稳定。

（二）影像学诊断

骨盆骨折的检查方法较多，主要包括以下几种：

（1）X 线检查：以最快的速度了解患者是否发生骨盆骨折。

（2）CT 检查：了解患者骨折移位情况，为后续临床医生对骨折分型及治疗方案的制定，提供有效的临床依据。腹部 CT 还可以检查骨折是否引发腹腔脏器的损伤。

（三）治疗方式

1. 保守治疗

保守治疗最简单的办法就是卧床休息，还可以用一些骨盆的固定器械固定，如腰围、骨盆绷带，以减少骨盆的活动，缓解疼痛。

2. 手术治疗

骨盆骨折的手术一般有两种方式，一种是切开复位内固定，一种是微创复位内固定。

二、康复评定

骨盆骨折的治疗目的，是控制疼痛和其他伴随症状、减少功能障碍，指导患者及其家人了解该疾病和治疗情况，以便于患者及家属积极配合治疗。为此，骨盆骨折的康复评定主要是对患者的疼痛情况、关节运动功能状况、患者的日常生活活动能力和心理因素等，进行全面评定。

（一）疼痛评定

常用的评定方法包括：视觉模拟评分法、数字等级评定量表、语言等级评定量表、Wong-Baker 面部表情量表。

（二）运动功能评定

1. 关节活动度测量

最常用的测量和记录关节活动度方法为中立位法（解剖 0° 位法），即将解剖学中立位时的肢体位置定为 0°。评定时要检查患者骨盆各个方向的主、被动活动范围，如因疼痛或其他原因无法完成评定，要进行标记。

2. 肌力评定

骨盆骨折的患者入院后，生命体征平稳的情况下，治疗师应对其骨盆周围的肌肉，例如腹直肌、腹横肌、腹内外斜肌，竖脊肌、腰方肌等进行肌力评定。如术后需长时间卧床的患者，也应对其双下肢肌力进行评定，并进行双侧对比。

3. 平衡及协调功能评定

（1）平衡功能测定：骨盆骨折早期严格卧床的患者，暂不对其进行平衡功能的评定。由于长时间卧床，其平衡功能也会受到严重的影响，因此，当患者可以进行站立训练时，要对其平衡功能进行评定。临床上常用的平衡功能评定方法包括：平衡反应评定、Berg 平衡量表，以及应用仪器进行不同体位的动态和静态平衡功能评定等。

（2）协调功能评定：在进行协调功能评定时，患者的意识必须清楚，能够充分的配合。另外，患者肢体的肌力必须 4 级以上，否则评定无意义。临床上常用的评定动作有：指鼻试验、指指试验、轮替试验、还原试验、示指对指试验、拇指对指试验、握拳试验、跟膝胫试验、旋转试验、拍地试验、拍手试验、画圆试验等。

4. 步行功能评定

运用 Holden 步行功能分级量表对患者的步行能力进行评定。

（三）日常生活活动能力和生命质量评定

日常生活活动能力常用的量表，为改良 Barthel 指数、FIM 量表等。生命质量（QOL）

常用的量表，是 SF-36 量表、WHO-QOL100 等。

（四）特殊检查

特殊检查包括骨盆挤压分离试验，"4"字试验，扭转试验（严重骨折患者禁止使用此检查）。

三、康复治疗

（一）康复治疗原则与目标

骨盆骨折的康复目标是减轻或者消除患者的疼痛，控制病情，矫正畸形，改善和恢复关节功能，缩短患者卧床时间，提高患者生活质量，使其尽快地回归家庭，回归社会。

骨盆骨折的康复总原则，是药物和非药物相结合治疗，必要时手术治疗。治疗应个体化，结合患者自身情况，如年龄、性别、体重、自身危险因素、病变部位及程度等，选择合适的康复方案。

（二）康复治疗技术

1. 物理手法治疗

术后会产生肢体的肿胀，瘢痕周围的肌肉、肌筋膜紧张，关节活动度受限等症状，此时，可以利用物理手法缓解此类症状。常用到的手法有：

（1）淋巴回流术：促进淋巴液的吸收，以达到减轻肿胀的效果。

（2）筋膜松解术：放松皮下的软组织及肌筋膜，以减轻患者的疼痛。

（3）体位放松术：放松过度紧张的肌肉。

（4）关节松动术：在关节生理活动范围内，做关节的附属活动，以改善缓解关节的僵硬，扩大关节的活动范围，同时也可以缓解由于关节僵硬给患者带来的疼痛。

2. 运动疗法

早期（0～2周）：早期练习的主要目的，是减轻疼痛，消退肿胀，提高肌力，避免粘连及肌肉萎缩。以静力练习（关节不活动，保持某一姿势直至肌肉疲劳）为主，逐渐增加小负荷的耐力练习，具体内容如下：

（1）麻醉消退后即开始活动足趾及踝关节，并开始踝泵练习，通过小腿肌肉挤压作用促进血液及淋巴的回流。这种练习可以促进患肢血液的流通，预防肿胀及深静脉血栓。

（2）在不增加疼痛的前提下，尽可能多做股四头肌及腘绳肌等长收缩练习，腰背肌静力性收缩训练，每日要大于 300 次。

（3）双上肢的抗阻（手持哑铃）训练，以减少卧床导致的上肢肌肉萎缩。

初期（2～4 周）：初期练习的主要目的是维持关节活动度、提高肌力。

在无或微痛及骨折稳定的前提下，开始髋、膝关节主动屈伸练习（10～20 次/组，每天 3 组），动作要缓慢、用力，屈髋、屈膝要达到最大限度，保持 10 秒后缓慢伸直。

中期（4 周～3 个月）：中期练习的主要目的，是继续强化关节活动度，提高肌力，改善关节稳定性。通过影像学检查，以确定是否可以逐步尝试让患者进行负重训练，改善步态。具体内容如下。

（1）负重及平衡练习：在骨折愈合程度允许的前提下，开始负重及平衡练习。根据骨折愈合的程度，可在平板秤上让患腿负重，以明确部分体质量负重的感觉。负重按 1/4 体质量、1/3 体质量、1/2 体质量、2/3 体质量、4/5 体质量、100% 体质量逐渐过渡，直至患者完全负重站立。

（2）继续加强并维持关节活动度练习。

（3）开始有氧练习，如蹬车，逐渐由轻负荷至大负荷。

（4）加强腿部肌力练习，包括仰卧位直腿抬高、俯卧位后抬腿练习、俯卧位抗阻屈膝、抗阻伸膝练习。

（5）提踵练习。

后期（4～6 个月）：后期练习的主要目的，是强化肌力及关节稳定。若骨折完全愈合，并足够牢固，即可开始全面恢复日常生活各项活动。

（1）随着肌力的增加逐渐增加下蹲的角度。

（2）跨步练习，包括前后、侧向跨步练习。

（3）靠墙静蹲练习（30 秒/次，10 次/组，3 组/天），动作要有控制（不打晃）。

3. 物理因子治疗

（1）短波、超短波疗法：短波、超短波治疗的热效应，使患部的表层和深层组织均匀受热，可增强血管通透性，改善微循环，调节身体内分泌，加强组织机体的新陈代谢，降低感觉神经的兴奋性，从而达到消炎、止痛、解痉，促进血液循环和组织修复的治疗目的。

（2）中频电疗法：临床常用的有干扰电疗法、调制中频电疗和等幅正弦中频（音频）电疗法等。

（3）经皮神经电刺激疗法：近来研究发现，TENS可以在有效缓解关节疼痛的同时，改善关节功能。

（4）超声波疗法：有研究表明小剂量超声波（连续式 $0.1 \sim 0.4 \, \text{W/cm}^2$、脉冲式 $0.4 \sim 1 \, \text{W/cm}^2$）多次投射，可以促进骨骼生长，骨痂形成；中等剂量（$3 \, \text{W/cm}^2$ 以下5分钟）超声波作用时，可见骨髓组织充血，温度上升7℃，但未见到骨质的破坏，故可用于骨盆骨折的治疗。

（5）激光疗法：激光针治疗尤其适用于骨折疼痛点的治疗，以及深层组织的炎症消除。

4. 作业治疗和心理治疗

骨盆骨折术后的疼痛，以及卧床，常引起患者焦虑、抑郁等心理因素的改变（可用症状自评量表SCL-90进行评定），焦虑、抑郁等反过来又会加剧患者的疼痛，但目前临床中常被忽略。建议临床过程中应加强护理关怀，尤其是一些药物不能有效止痛的患者，特别要注意心理因素的影响。

骨盆骨折术后，患者患肢暂不能负重，或只能部分负重，须使用助行器具辅助人体支撑体重，保持平衡及行走。因此，需对患者进行助行器具的教育。

第5节　多发骨折术后的康复评定和治疗

多发骨折是一种由交通损伤、重物砸伤、坠落伤、机器损伤、生活损伤，以及其他原因导致的身体两处关节或两处骨骼以上的骨折。多发骨折目前尚没有公认的明确定义，仅机械地从受伤的骨关节数目来定义。一般可将人体分为24个部位，即头面、胸骨盆、脊柱、双侧肩、肱骨干、肘、尺桡骨干、腕手，以及髋、股骨干、膝、胫腓骨干及踝足。凡有上述两个或两个以上部位发生骨折者，均称为多发骨折。

一、概述

（一）定义及临床分型

凡两个或两个以上部位发生骨折者，均称多发性骨折。按骨折的部位，可将多发性骨折分为 3 类，即躯干骨折加肢体骨折、同一肢体的多发性骨折、不同肢体的多发性骨折。

（二）影像学诊断

多发骨折的检查方法较多，主要包括以下几种：

（1）X 线检查：可快速了解患者是否发生多发骨折，并确诊骨折部位及骨折程度。

（2）CT 检查：可了解骨折移位情况，为后续临床医生对骨骼分型及治疗方案制定，提供重要的临床依据。

（三）治疗方式

1. 保守治疗

石膏外固定，或夹板外固定，适用于四肢骨折的患者。

2. 手术治疗

①加压钢板内固定。

②带锁髓内针内固定。

二、康复评定

多发骨折的治疗目的，是控制疼痛和其他伴随症状、减少功能障碍，指导患者及其家人了解该疾病和治疗情况。为此，多发骨折的康复评定，主要是对患者的疼痛情况、关节运动功能状况、患者的日常生活活动能力和心理因素等进行全面评定。

（一）疼痛评定

常用的评定方法包括：视觉模拟评分法、数字等级评定量表、语言等级评定量表、Wong–Baker 面部表情量表。

（二）运动功能评定

1. 关节活动度测量

最常用测量和记录关节活动度的方法，为中立位法（解剖 0° 位法），即将解剖学中立位时的肢体位置定为 0°。评定时要检查患者被检查关节各个方向的主、被动活动范围，并与健侧肢体关节进行对比，如因疼痛或其他原因无法完成评定，要做标记。

2. 肌力评定

当患者为多发骨折时，要对其骨折部位周围的肌肉进行肌力评定。例如对于双上肢骨折的患者，要对其双上肢骨折部位周围的肌肉，包括肱二头肌、肱三头肌、三角肌、冈上肌、冈下肌、斜方肌等进行肌力评定；对于双下肢骨折的患者，要对其双下肢肌肉，包括股四头肌、腘绳肌、胫前肌、小腿三头肌等进行肌力评定；对于肢体骨折伴随骨盆骨折的患者，还要对其骨盆周围的肌肉进行肌力评定。所有肌力评定都要进行双侧的对比。

3. 平衡及协调功能评定

（1）平衡功能测定：多发骨折早期严格卧床的患者，暂不对其进行平衡功能的评定。由于长时间卧床，其平衡功能也会受到严重的影响。因此，当患者可以进行站立训练时，要对其平衡功能进行评定。临床上常用的平衡功能评定方法包括：平衡反应评定、Berg 平衡量表，应用仪器进行不同体位的动态和静态平衡功能评定等。

（2）协调功能评定：在进行协调功能评定时，患者的意识必须清醒，能够充分的配合。另外，患者肢体的肌力必须 4 级以上，否则评定无意义。临床上常用的评定动作有：指鼻试验、指指试验、轮替试验、还原试验、示指对指试验、拇指对指试验、握拳试验、跟膝胫试验、旋转试验、拍地试验、拍手试验、画圆试验等。

4. 步行功能评定

运用 Holden 步行功能分级量表，进行步行能力评定。

（三）日常生活活动能力和生命质量评定

日常生活活动能力常用的量表，为改良 Barthel 指数、FIM 量表等。生命质量（QOL）常用的量表是 SF-36 量表、WHO-QOL100 等。

（四）特殊检查

（1）内拉通线（Nelaton line）：即髂前上棘至坐骨结节的线。患者侧卧，髂前上棘到坐骨结节的连线，正通过大转子的最高点，否则为阳性，提示髋关节脱位或股骨颈骨折。

（2）杜加征（Dugas sign）：患肢肘关节屈曲，手放于对侧肩关节上，则肘部不能与胸壁相贴；或肘部能与胸壁相贴，但手不能放于对侧肩上，即为阳性，提示肩关节脱位。

（3）直尺试验（Hamilton sign）：以直尺置于上臂外侧，一端紧贴肱骨外上髁，则另一端不能贴及肩峰。如另一端能贴及肩峰则为阳性，提示肩关节脱位。

（4）指压试验（Fimbrill-fisher sign）：检查者以指尖置于内侧副韧带前方的关节间隙，屈曲旋转小腿数次，或同时伸膝，若内侧半月板损伤，则可感觉到手指下有物体在移动，并可伴疼痛及摩擦音。

（5）研磨试验（Appley sign）：患者俯卧，屈膝 90°，检查者双手握患者足部，健腿压住患腿，旋转提起患膝，若出现疼痛，则为侧副韧带损伤；将膝下压再旋转，如出现疼痛则为半月板损伤；轻微屈曲时痛，则为半月板前角损伤。

三、康复治疗

（一）康复治疗原则与目标

多发骨折的康复目标，是减轻或者消除患者的疼痛、控制病情、矫正畸形，改善和恢复关节功能，缩短患者卧床时间，提高患者生活质量。

多发骨折的康复总原则，是药物和非药物相结合治疗，必要时手术治疗。治疗应个体化，结合患者自身情况，如年龄、性别、体重、自身危险因素、病变部位及程度等，选择合适的康复方案。

（二）康复治疗技术

1. 物理手法治疗

术后会产生肢体的肿胀，瘢痕周围的肌肉、肌筋膜紧张，关节活动度受限等症状，此时可以利用物理手法缓解此类症状。常用到的手法有：

（1）淋巴回流术：促进淋巴液的吸收，以达到减轻肿胀的效果。

（2）筋膜松解术：放松皮下的软组织及肌筋膜，以减轻患者的疼痛。

（3）体位放松术：放松过度紧张的肌肉。

（4）关节松动术：在关节生理活动范围内，做关节的附属活动，以改善缓解关节的僵硬，扩大关节的活动范围，同时也可以缓解由于关节僵硬给患者带来的疼痛。

2. 运动疗法

早期（0～2周）：早期练习的主要目的，是减轻疼痛、消退肿胀、提高肌力、避免粘连及肌肉萎缩。以静力练习（关节不活动，保持某一姿势直至肌肉疲劳）为主，逐渐增加小负荷的耐力练习，具体内容如下：

（1）麻醉消退后即开始活动足趾及踝关节（踝关节骨折早期患者是否可以行踝泵训练，要遵医嘱），并开始踝泵练习，通过小腿肌肉挤压作用，促进血液及淋巴的回流。这种练习可以促进患肢血液的流通，预防肿胀及深静脉血栓。

（2）在不增加疼痛的前提下，尽可能多做肌肉的等长收缩练习，腰背肌静力性收缩训练，每日要大于300次。

初期（2～4周）：初期练习的主要目的，是维持关节活动度、提高肌力。

在无痛或微痛及骨折稳定的前提下，开始患侧肢体关节的主动运动(10～20次/组，每天3组)，动作要缓慢、用力，每个动作尽可能达到最大范围，并在最大范围时维持10秒。

中期（4周～3个月）：中期练习的主要目的，是继续强化关节活动度、提高肌力、改善关节稳定性。通过影像学检查，以确定是否可以逐步尝试进行负重训练，改善步态。

（1）负重及平衡练习：在骨折愈合程度允许的前提下，开始负重及平衡练习。根据骨折愈合的程度，可在平板秤上让患腿负重，以明确部分体质量负重的感觉。负重按 1/4 体质量、1/3 体质量、1/2 体质量、2/3 体质量、4/5 体质量、100% 体质量逐渐过渡，直至患者完全负重站立。

（2）继续加强并维持关节活动度练习。

（3）开始蹬车等有氧练习，逐渐由轻负荷至大负荷。

（4）加强腿部肌力练习，包括仰卧位直腿抬高、俯卧位后抬腿练习、俯卧位抗阻屈膝、抗阻伸膝练习。

（5）提踵练习。

后期（4～6个月）：后期练习的主要目的，是强化肌力及关节稳定。若骨折完全愈合，并足够牢固，即可开始全面恢复日常生活各项活动，具体内容如下：

（1）随着肌力的增加逐渐增加下蹲的角度。

（2）跨步练习，包括前后、侧向跨步练习。

（3）靠墙静蹲练习（30秒/次，10次/组，3组/天），动作要有控制（不打晃）。

3.物理因子治疗

（1）短波、超短波疗法：短波、超短波治疗的热效应，使患部的表层和深层组织均匀受热，可增强血管通透性、改善微循环、调节内分泌，加强组织的新陈代谢，降低感觉神经的兴奋性，从而达到消炎、止痛、解痉，促进血液循环和组织修复的治疗目的。

（2）中频电疗法：临床常用的有干扰电疗法、调制中频电疗和等幅正弦中频（音频）电疗法等。

（3）经皮神经电刺激疗法（TENS）：近来研究发现，TENS可以在有效缓解关节疼痛的同时，改善关节功能。

（4）超声波疗法：有研究表明，小剂量超声波（连续式 $0.1\sim0.4\ W/cm^2$、脉冲式 $0.4\sim1\ W/cm^2$ 多次投射，可以促进骨骼生长，骨痂形成；中等剂量（$3\ W/cm^2$以下5分钟）超声波作用时，可见骨髓组织充血，温度上升7℃，但未见到骨质的破坏。

（5）激光疗法：激光针治疗尤其适用于骨折疼痛点的治疗以及深层组织的炎症消除。

4.作业治疗和心理治疗

多发骨折术后的疼痛以及卧床，常引起患者焦虑、抑郁等心理因素的改变（可用症状自评量表 SCL-90 进行评定），焦虑、抑郁等反过来又会加剧患者的疼痛，但目前临床中常被忽略。建议临床过程中加强护理关怀，尤其是一些药物不能有效止痛的患者，特别要注意心理因素的影响。

5.助行器的教育

多发骨折术后，患者患肢暂不能负重，或只能部分负重，须使用助行器具辅助人体支撑体重，保持平衡及行走。

第 6 节　病例选编

一、一般资料

患者，女，93 岁，退休人员。2 天前在家中不慎摔倒，左髋着地致左髋关节疼痛，活动受限，就诊于某三甲医院，X 线示"左股骨粗隆间骨折"，行"左股骨粗隆间骨折闭合复位内固定术"。既往重度骨质疏松病史多年。

二、入院康复评定

（1）肢体围度测量：髌上 20 cm（左 / 右）的围度为 43 cm/41.5 cm；髌中（左 / 右）的围度为 38.5 cm/38 cm。

（2）关节活动范围及肌力见表 5-6。

表 5-6　关节活动范围及肌力

关节名称	活动方向	主动幅度	被动幅度	肌力
左髋关节	屈曲	60°	95°	3-
	伸直	0°	0°	3-
	内收	10°	15°	3-
	外展	15°	25°	3-
左膝关节	屈曲	95°	105°	3-
	伸直	0°	0°	3-
其他关节	各方向	正常	正常	正常

（3）疼痛评定：McGill 疼痛评定表；S=1，A=1，T=2，VAS= 2/10，PPI=1。

（4）步行功能：Holden 分级 0 级。

（5）平衡等级：坐位平衡 3 级；站立平衡 1 级。

（6）日常生活能力评定：FIM 量表 68 分。

（7）软组织紧张：左下肢髂腰肌、内收肌及伤口周围肌肉紧张。

（8）辅助检查：X 线片（外院）示"左股骨粗隆间骨折术后"。

三、目前存在的主要问题

（1）左髋关节水肿。

（2）左髋关节伤口周围疼痛。

（3）左下肢髂腰肌、内收肌及伤口周围肌肉紧张。

（4）左下肢活动度不足。

（5）左下肢肌力不足。

（6）平衡功能受限。

（7）日常生活能力受限。

四、康复治疗目标（结合患者需求）

（1）短期目标：①缓解左下肢水肿；②缓解左髋关节疼痛；③放松髂腰肌、内收肌及伤口周围肌肉紧张；④改善左下肢关节活动度；⑤增强左下肢肌力；⑥增强平衡功能；⑦提高日常生活能力。

（2）长期目标：能完成大部分日常生活活动，回归家庭，回归社会。

五、康复治疗计划

1. 第 1 ~ 第 2 周

①缓解左下肢水肿。

②放松髂腰肌、内收肌及伤口周围肌肉。

③左下肢被动屈髋屈膝、内收外展活动。

④左下肢主动屈髋屈膝、外展内收、膝下垫枕训练。

⑤提高站立平衡训练（助行器具辅助站立，患肢不负重）。

⑥如厕、转移训练。

⑦康复踏车训练（床旁）。

2. 第 2 ~ 第 6 周

①消除左髋关节水肿。

②继续放松紧张的肌肉。

③左下肢抗阻屈髋屈膝、外展内收、膝下垫枕训练。

④步行训练（遵医嘱患侧腿负重身体体重的 20%）。

⑤康复踏车训练（坐位抗阻）。

⑥重心转移训练（患侧负重）。

⑦等速肌力训练。

⑧进食、穿衣、如厕、步行、训练。

3. 第 6～第 8 周

①独立步行。

②大部分日常生活活动自理。

六、出院前康复评定

患者按照上述康复治疗计划训练 8 周后，出院前进行评定，评定结果如下：

（1）关节活动范围及肌力见表 5-7。

表 5-7　关节活动范围及肌力

关节名称	活动方向	主动幅度	被动幅度	肌力
左髋关节	屈曲	100°	120°	4+
	伸直	10°	20°	4+
	内收	20°	35°	4+
	外展	20°	35°	4+
左膝关节	屈曲	105°	115°	4+
	伸直	0°	0°	4+
其他关节	各方向	正常	正常	正常

（2）疼痛评定：视觉模拟量表（VAS）0/10。

（3）步行功能：Holden 分级 I 级。

（4）日常生活能力评定：FIM 量表 75 分。

（5）附属活动：右侧髌骨各方向附属活动，使用四级手法感觉正常。

（6）软组织紧张：伤口周围肌肉紧张。

> 备注：①患者负重情况需根据手术大夫建议。
> 　　　②禁止内、外旋。

关节置换术后的康复治疗

第 1 节　全髋关节置换术后的康复评定和治疗

在人工关节置换手术中，人工髋关节置换和膝关节置换的治疗效果非常值得肯定。人工髋关节置换是指用与人体生物相容性好和机械活动性能良好的金属、陶瓷、聚乙烯等材料制成的一种形似人体骨关节的假体，利用外科手术方法将人工关节置换于被疾病或损伤所破坏的关节腔或关节面。手术目的是祛除病根、消除疼痛，改善关节的活动与其原有的功能。人工关节置换术具有关节活动度（ROM）较好，可快速早期下地活动，减少老年患者长期卧床的并发症等优点。

一、概述

（一）适应证及临床表现

髋关节骨关节炎是人工关节置换术首选适应证，其他依次为骨坏死（如股骨头坏死等）、某些髋部的骨折、类风湿性关节炎、骨肿瘤等。

患者的临床表现可以大致分为以下几类：

（1）髋关节出现剧烈，反复的疼痛（活动稍加重）。

（2）髋关节活动受限和畸形造成的关节活动能力降低。

（3）运动功能减退、疼痛及关节活动度受限，可引起髋部附近肌肉以及下肢肌肉活动减少，容易出现废用性肌萎缩和肌力减退。

（4）行走功能障碍是因为关节挛缩的影响，极易形成异常步态，从而导致关节负荷不均匀。

（5）患者日常生活能力（ADL）受限。

（二）影像学诊断

全髋关节置换术后评定方法，主要为 X 线检查。初期主要的关注点为假体周围的变化，以及假体的位置、假体周围骨质的重建、假体的磨损情况和移位和其他并发症。

需密切关注患者的假体初始位置并定期对比，查看髋臼的贴合程度，以防止骨溶解等现象出现，观察假体柄与髓腔的匹配情况，以防止假体脱落或假体损坏等现象。

（三）手术分型

髋关节置换手术分为全髋关节置换术和半髋关节置换术，两者的区别为：全髋关节置换术为髋臼及股骨头均置换为人工关节；半髋关节置换主要是置换损坏的股骨头或者髋臼其一。

二、康复评定

全髋关节置换术的治疗目的，是控制髋关节疾病带来的疼痛和其他伴随症状，减少功能障碍，指导患者及其家人了解该疾病和治疗情况。为此，全髋关节置换术后的康复评定，主要是对患者的疼痛情况、关节运动功能状况、患者的日常生活活动能力和心理因素等进行全面评定。

（一）疼痛评定

常用的评定方法包括视觉模拟评分法、数字等级评定量表、语言等级评定量表、Wong-Baker 面部表情量表。

（二）运动功能评定

1. 关节活动度测量

根据所测量的关节大小，选择适合的量角器。测量髋关节等大关节时，应选择 40 cm 长臂的量角器。在测量时应按照规定，固定臂与构成关节的近端骨长轴平行，移动臂与构成关节的远端骨长轴平行。量角器的轴心应与关节的运动轴一致。检查者应掌握各关节测量时的固定臂、移动臂、轴心。关节活动有个体差异，应左右对比评定。

需要注意的是，髋关节置换早期 3 个月内可以不测髋关节内收、内旋、外旋、90° 以上的屈曲。

（1）髋关节的屈曲，伸展
- 体位：仰卧位或侧卧位，方法有髋关节屈曲和伸展两种，测定伸展时呈俯卧位。
- 固定臂：通过大转子，躯干的纵轴。
- 移动臂：股骨纵轴。

● 轴心：大转子。

● 运动：屈曲，下肢在矢状面上，做向靠近头部的方向的运动。伸展，下肢在矢状面上做髋关节向后方的运动。

> 注意：检查时应固定骨盆，防止躯干的代偿。

（2）髋关节外展

● 体位：仰卧位，髋关节屈曲、伸展、旋转均呈 0° 位，膝关节伸展位。

● 固定臂：两侧髂前上棘连线。

● 移动臂：股骨纵轴（髂前上棘与髌骨中心连线）。

● 轴心：髂前上棘。

● 运动：外展时下肢在冠状面上做向外的运动。

（3）膝关节屈曲和伸展

● 体位：俯卧位，髋关节内收外展、屈曲、伸展、旋转呈 0° 位。

● 固定臂：股骨纵轴。

● 移动臂：腓骨小头与外踝连线。

● 轴心：股骨外侧髁。

● 运动：屈曲，小腿做靠近臀部方向的运动。伸展，从基本肢位向屈曲相反方向的运动。

> 注意：检查时应固定大腿，防止髋关节出现旋转、屈曲、伸展的代偿动作。

2. 肌力评定

徒手肌力检查（Manual Muscle Test，MMT）是于 1912 年提出后，世界应用最广泛、最直观的肌肉力量测评方法。

施行 MMT 时，应让受试者采取标准受试体位，正确摆放患者的体位及检测部位的位置。测量者充分暴露患者的受测试部位，固定好检测肌肉肢体近端。检查受测试部位的肌肉轮廓，比较两侧肢体同名肌肉的对称性，触摸肌腹，必要时参考两侧肢体维度大小。让受试肌肉做标准的测试动作。观察该肌肉完成受试动作的能力，必要时由测试者用手施加阻力，判断该肌肉的收缩力量。

（1）髋关节屈曲：主要受检肌肉为髂腰肌。受检肌肉的主要作用为使髋关节屈曲。

检查体位与方法：患者坐于床边，两小腿下垂，两手把持床边固定躯干。固定患者骨盆，阻力施加于大腿远端上面。嘱患者屈曲髋关节，如果患者能充分克服阻力屈曲髋关节，肌力为 5 级；如只能克服部分阻力，肌力为 4 级；不施加阻力，患者抬腿可克服重力而屈曲髋关节，肌力为3级；患者侧卧，检查者托起上侧下肢（或应用悬吊带把下肢吊起），受检肢体在下方放于床上，固定患者骨盆，嘱其屈曲受检髋关节，此时已去除重力，如果患者可完成此动作，肌力为2级；如果髋关节不能活动，但可于腹股沟处触及髂腰肌收缩，肌力为1级；未触及肌肉的收缩，肌力为0级。

（2）髋关节伸展：主要受检肌肉为臀大肌及腘绳肌。受检肌肉的主要作用为使髋关节伸展。

检查体位与方法：患者俯卧位，检查者固定患者骨盆，在大腿远端后侧施加阻力，嘱患者伸展髋关节，如果患者能充分克服阻力，伸展髋关节，肌力为5级；只能克服部分阻力，肌力为4级（如同时检测臀大肌及腘绳肌肌力，应让患者伸膝抗阻；如单独检测臀大肌肌力，则应让患者屈膝抗阻）；不施加阻力，患者抬腿可克服重力而伸展髋关节，肌力为3级；患者侧卧，检查者托起上侧下肢（或应用悬吊带把下肢吊起），受检肢体在下方放于床上，固定患者骨盆，嘱其伸展受检下肢髋关节，在无重力情况下，患者可伸展髋关节，肌力为2级；髋关节不能伸展，可于臀部及坐骨结节下方触及肌肉活动，肌力为1级；未触及肌肉的收缩，肌力为0级。

（3）髋关节内收：主要受检肌肉为内收肌群（包括长、短收肌，内收大肌，股薄肌及耻骨肌）。受检肌肉的主要作用为使髋关节内收。

检查体位与方法：患者侧卧位，受检侧下肢位于下方，两腿伸直，检查者托住非受检侧下肢（或应用悬吊带把下肢吊起），嘱患者受检髋关节内收，阻力加于大腿远端内侧，如果患者能充分克服阻力，肌力为5级；如只能克服部分阻力，为4级；同样体位，不施加阻力，患者可抬下侧腿克服重力而内收髋关节，肌力为3级；患者仰卧，两腿分开45°，固定骨盆及非受检侧下肢，嘱患者受检下肢向对侧内收，在不用克服重力的情况下，如果患者可内收髋关节，肌力为2级；如不能内收髋关节，但活动时可于股内侧触及肌肉活动，肌力为1级；未触及肌肉的收缩，肌力为0级。

（4）髋关节外展：主要受检肌肉为臀中肌、臀小肌及阔筋膜张肌。受检肌肉的主要作用为使髋关节外展。

检查体位与方法：患者侧卧，受检侧位于上方，腿伸直，对侧腿在床面上半屈膝，固定患者骨盆，嘱患者受检髋关节外展，阻力加于膝关节外侧（检查臀中小肌时，髋关节应稍过伸展位，膝关节应屈曲；检查阔筋膜张肌时，髋关节宜屈曲45°，膝关节应伸直），患者能完全克服阻力，肌力为5级；只能克服部分阻力，肌力为4级；同样体位下，对患者不施加阻力，患者可抬起下肢克服重力使髋关节外展，肌力为3级；患者仰卧，固定其骨盆及非受检侧下肢，嘱患者外展髋关节，在不用克服重力情况下，可外展大腿，肌力为2级；髋关节不能外展，但活动时可于股骨大转子上方及髂骨外侧触及臀中、小肌收缩，于臀部外侧及膝关节外上方触及阔筋膜张肌收缩，肌力为1级；未触及肌肉的收缩，肌力为0级。

注意：检查髋外展肌力时，应防止髋关节外旋，以排除髋关节屈肌在外旋时的外展替代作用。

（5）髋关节外旋：主要受检肌肉为股方肌，梨状肌，闭孔内、外肌及臀大肌。受检肌肉主要作用为使髋关节外旋。

检查体位与方法：患者坐位或仰卧，小腿垂于床缘外，于膝关节上方固定大腿，以防止大腿外展或屈曲，患者双手把持床边，固定骨盆防止臀部移动；嘱其小腿向内摆（使髋关节外旋），于踝关节上方内侧施加阻力，如果患者能充分克服阻力，肌力为5级；如只能克服部分阻力，肌力为4级；同样体位下，不施加阻力，患者可摆动小腿克服重力使髋关节外旋，肌力为3级；患者仰卧，双腿在床上伸直，固定骨盆，在不用克服重力情况下，如果患者可外旋髋关节，肌力为2级；如不见髋关节外旋，但活动时可于股骨大转子后触及外旋肌群的收缩，肌力为1级；未触及肌肉的收缩，肌力为0级。

（6）髋关节内旋：主要受检肌肉为臀小肌及阔筋膜张肌。受检肌肉主要作用为使髋关节内旋。

检查体位与方法：患者坐位或仰卧，小腿垂于床缘外，于膝关节上方固定大腿，以防止大腿内收，患者双手把持床边，固定骨盆防止臀部移动，嘱患者小腿外摆（使髋关节内旋），于踝关节上方外侧施加阻力，如果患者能充分克服阻力，肌力为5级；如只能克服部分阻力，肌力为4级；同样体位下，不施加阻力，患者可摆动小腿克服重力使髋关节内旋，肌力为3级；患者仰卧，双腿在床上伸直，固定骨盆，在不用克服重力情况下，患者可内旋髋关节，肌力为2级；如果不见髋关节内旋，但活动时可于股骨大转子上方，髂前上棘的后方及下方等处触及肌肉收缩，肌力为1级；未触及肌肉的收缩，肌力为0级。

（7）膝关节伸展：主要受检肌肉为股四头肌。受检肌肉主要作用为使膝关节伸展。

检查体位与方法：患者坐位或仰卧，膝关节屈曲，小腿垂于床缘外，患者双手把持床沿，以固定躯干，检查者一手固定骨盆，一手在踝关节上方施加阻力，嘱患者用力伸直膝关节，如果能充分克服阻力，肌力为5级；如只能克服部分阻力，肌力为4级；同样体位下，不施加阻力，患者可克服重力抬起小腿伸展膝关节，肌力为3级；患者取侧卧位，受检侧腿在下方，膝关节屈曲，检查者托住上方肢体（或应用悬吊带把下肢吊起），在不用克服重力情况下，患者可伸直膝关节，肌力为2级；如患者不能伸展膝关节，但可于髌骨下方和大腿前面触及肌肉收缩，肌力为1级；未触及肌肉的收缩，肌力为0级。

（8）膝关节屈曲：主要受检肌肉为腘绳肌（包括股二头肌，半腱肌及半膜肌）。受检肌肉主要作用为使膝关节屈曲。

检查体位与方法：患者俯卧位，双下肢伸直，固定患者骨盆，于小腿下端后侧施加阻力。嘱患者屈曲膝关节（检查股二头肌时，同时外旋小腿；检查半腱肌、半膜肌时，同时内旋小腿），如果患者能充分克服阻力，肌力为 5 级；如只能克服部分阻力，肌力为 4 级；体位同前，在不施加阻力的情况下，患者可克服重力屈曲膝关节，肌力为 3 级；患者取侧卧位，受检侧腿在下方，膝关节伸展位，检查者托住上方肢体（或应用悬吊带吊起），如患者在不用克服重力情况下，可屈曲受检膝关节，肌力为 2 级；患者不能屈曲膝关节，但可于腘窝两侧触及肌肉活动，肌力为 1 级；未触及肌肉的收缩，肌力为 0 级。

（9）踝关节背屈：主要受检肌肉为胫前肌。受检肌肉主要作用为使踝关节背屈。

检查体位与方法：患者取坐位，小腿垂于床沿外，检查者握住踝关节上方固定，嘱患者足背屈，于足背施加阻力（检查时足趾不要用力，以防止趾长伸肌及跛长伸肌的代偿作用），如果能充分克服阻力，肌力为 5 级；如只能克服部分阻力，肌力为 4 级；同样体位下，不施加阻力，患者可克服重力使踝关节背屈，肌力为 3 级；侧卧位，受检侧肢体在下方置于床面上，踝关节在无重力情况下，可主动背屈，肌力为 2 级；如不能使踝关节背屈，但可于胫前肌触及肌肉的活动，肌力为 1 级；未触及肌肉的收缩，肌力为 0 级。

（10）踝关节跖屈：主要受检肌肉为腓肠肌、比目鱼肌。受检肌肉主要作用为使踝关节跖屈。

检查体位与方法：患者取侧卧位，受检侧下肢在下，检查者握住踝关节上方固定，嘱患者足跖屈，于足掌侧施加阻力（检查时足趾不可屈曲，以防止趾长屈肌及跛长屈肌的代偿作用），如果能充分克服阻力，肌力为 5 级；如只能克服部分阻力，肌力为 4 级；同样体位下，不施加阻力，患者可克服重力，使踝跖屈，肌力为 3 级；患者仰卧位，可在消除重力影响下，能使足主动内翻并跖屈，肌力为 2 级；如果踝关节不能跖屈，但可触及小腿后部的腓肠肌肌肉活动，肌力为 1 级；未触及肌肉的收缩，肌力为 0 级。

3. 平衡及肢体维度评定

（1）平衡功能测定：临床上常用的平衡功能评定方法包括　平衡反应评定、Berg 平衡量表和平衡仪测定，可用于不同体位的动态和静态平衡功能评定等。

（2）肢体维度评定：在患者舒适的体位下，用皮尺量出患侧主观肿胀最明显位置的维度，并与健侧对比相同位置的维度。

①臀围：皮尺延绕小腹下缘环绕一周，在臀大肌最突出部位量出臀围。

②大腿维度：患者取仰卧位，患腿微微屈髋屈膝，测量位于臀部下方，延腹股沟测量大腿维度，并记录选取位置为髌骨上 ×× cm。

③膝维度：大腿肌肉放松，皮尺经髌骨中点进行测量。

④小腿维度：用皮尺量出小腿腓肠肌最粗处的维度，并记录选取的位置距离髌骨中

点的位置为 ×× cm。

4. 步行功能评定

运用 Holden 步行功能分级量表进行步行能力评定。

（三）综合评定量表

临床常用的综合评分量表有 Harris 髋关节手术患者评分表（全髋或半髋置换术后、置换翻修术后）、Merled'Aubigne-Postel 髋关节评分表（髋关节周围手术除置换术后、髋关节周围损伤保守治疗）。

（四）日常生活活动能力和生命质量评定

日常生活活动能力常用的量表，为改良 Barthel 指数、FIM 评定量表等。生命质量（QOL）常用的量表，是 SF-36 量表、WHO-QOL100 等。

三、康复治疗

（一）康复治疗原则与目标

全髋关节置换术后，康复的目标是减轻或消除疼痛、控制病情、矫正畸形，改善或恢复关节功能，改善生活质量。

康复的总体原则，是非药物与药物治疗相结合，必要时手术治疗。治疗应个体化，结合患者自身情况，如年龄、性别、体重、自身危险因素、病变部位及程度等选择合适的康复方案。

（二）康复治疗计划

1. 运动治疗

（1）术后第一阶段（1～14 天）：恢复功能移动性，警惕禁忌动作，独立进行家庭训练计划，具体内容如下。

①独立的转移训练及安全上下床 / 座椅 / 马桶。

②使用助行器，在平及台阶上独立步行。

③了解有关知识并遵守全髋关节置换术后的注意事项。

④独立进行基本的日常生活活动。

⑤缓解患者初期的疼痛，以及关节肿胀僵硬。

注意事项

- 避免髋关节屈曲超过 90°，内收超过身体中线，内旋超过中立位，外旋贴床。
- 避免手术侧卧位。
- 避免将垫枕置于膝下，防止髋关节屈曲性挛缩。
- 仰卧位时应使用外展垫枕。
- 如果同时行截骨术或生物骨固定型，应减轻负重至 20% ~ 30%。

治疗计划

- 进行肌力训练，包括：股四头肌及臀肌的等长收缩，踝泵，仰卧位髋关节屈曲至 45°，坐位伸膝及屈髋练习（小于 90°），站立位髋关节后伸、外展及膝关节屈曲练习，如手术麻醉消退后，即开始活动足趾及踝关节，并开始踝泵练习，通过小腿肌肉挤压作用，促进血液及淋巴的回流。这种练习可以促进患肢血液的流通，预防肿胀及深静脉血栓。双上肢的抗阻（手持哑铃）训练，以减少卧床导致的上肢肌肉萎缩。
- 在辅助装置协助下渐进性步行。
- 利用助行器强化下肢对称性负重及交替步态。
- 交替性台阶练习。
- 复习髋部防脱位注意事项。
- 日常生活活动指导。
- 患侧肢体淋巴回流。
- 术后刀口附近筋膜松解缓解疼痛。

晋级标准：患者能够实现对称性负重及非防痛步态。

（2）术后康复第二阶段（第 2 ~ 第 8 周）：密切观察伤口情况，检测疼痛水平，恢复正常步态，增强柔韧性及肌肉力量，结合功能性活动，具体内容如下：

①最大限度降低疼痛。

②无辅助装置下步态正常化。

③髋关节后伸 0° ~ 15°。

④控制水肿。

⑤独立进行日常生活活动。

注意事项

- 避免髋关节屈曲超过 90°，内收超过身体中线，内旋超过中立位，外旋贴床。
- 避免高温。
- 避免一次性长时间坐位（超过 1 小时）。
- 避免疼痛下进行训练及日常活动。
- 避免双腿交替性爬楼梯。

治疗计划

- 继续增强肌力训练。
- 步态训练。
- 本体感觉训练 / 平衡训练。
- 日常生活活动训练。
- 患侧肢体淋巴回流。
- 术后刀口附近筋膜松解缓解疼痛。

晋级标准：①水肿及疼痛得到控制；②髋关节后伸 0°～15°；③无辅助下正常步态；④可登台阶；⑤独立进行日常生活活动。

（3）术后第三阶段（第 8～14 周）：恢复日常生活活动，恢复体育运动。

①交替上下台阶。

②够独立完成下身穿戴。

③功能范围、起立行走、单腿站立时间，均在相应年龄组正常值范围内。

④恢复体育运动。

注意事项

- 避免疼痛下进行训练及日常活动。
- 监控患者活动量。

治疗计划

- 平板训练。
- 抗阻训练。
- 下台阶训练。

- 强化本体感觉 / 平衡。
- 特需活动训练。

2. 物理因子治疗

髋关节周围肌肉丰厚，应用物理因子治疗术后出现的症状，可以取得更好的治疗效果。但是要注意髋关节的材质，全髋关节置换材料存在差异，应避开金属假体。

（1）热疗法和冷疗法：患者在术后初期后的康复过程中，难免会出现肿痛的现象。这种现象会在运动后加剧，此时进行冰敷治疗，可以有效缓解肿胀以及疼痛。在术后一段时间过后，进行适当地热敷，同样也可以促进皮下瘀血的吸收，利于进一步的消肿和康复。

（2）中频电疗法：临床常用的有干扰电疗法、调制中频电疗和等幅正弦中频（音频）电疗法等。

（3）经皮的神经电刺激疗法（TENS）：近来研究发现，TENS 可以在有效缓解关节疼痛的同时，改善关节功能。

（4）紫外线疗法：紫外线具有消炎、消肿、杀菌等功效，可以直接作用于患者术后初期的伤口，有利于伤口的愈合和消肿。

3. 作业治疗和心理治疗

全髋关节术后的疼痛以及卧床，常引起患者焦虑、抑郁等不良情绪（可用症状自评量表 SCL-90 进行评定），焦虑、抑郁等情绪又会加剧患者的疼痛，但目前临床中常被忽略。建议临床过程中加强对患者的护理关怀，尤其是一些不能通过药物有效止痛的患者，应特别注意其心理因素的影响。

第2节　全膝关节置换术后的康复评定和治疗

膝关节是下肢重要的负重关节，其结构和功能在人体关节中最为复杂。膝关节退行性骨关节病是老年人的常见疾病，严重膝关节骨关节病需要进行人工膝关节置换术的患者越来越多，膝关节置换术可解除膝关节疼痛，改善膝关节功能，纠正膝关节畸形和获得长期稳定。

一、概述

（一）适应证及其临床表现

全膝关节置换的适应证包括：严重的膝关节疼痛、不稳、畸形、日常生活活动严重障碍，经过保守治疗无效或效果不显著的老年患者；各种无菌性膝关节炎，如类风湿性关节炎、膝骨性关节炎，少数创伤性关节炎等；胫骨高位截骨术失败后的骨性关节炎；原发性或继发性的骨软骨坏死性疾病。

患者的临床表现可以大致分为以下几类：

①膝关节出现剧烈，往复的疼痛（活动稍加重）。

②膝关节活动受限和畸形造成的关节活动能力降低。

③运动功能减退、疼痛及关节活动度受限，可引起膝关节附近以及下肢肌肉活动减少，容易出现废用性肌萎缩和肌力减退。

④行走功能障碍是因为关节挛缩的影响，极易形成异常步态，从而导致关节负荷不均匀。

⑤患者日常生活能力（ADL）受限。

⑥患侧腿膝关节负重出现疼痛。

（二）影像学诊断

X线检查可以评价假体位置及力线对位，关节线高度，髌骨位置，骨–假体交界面有无透亮线，以及判断有无骨溶解。

（三）手术分型

膝关节置换分为全膝置换和单髁置换，主要区别在于：全膝关节置换（全膝关节表面置换），需切除关节两侧（胫骨平台和股骨髁）表面的软骨和少量骨质，以及半月板、交叉韧带，然后换成大小合适的人工关节假体，适用于膝关节磨损及畸形严重的患者；而单髁置换仅去除病变严重一侧的表面骨质，并换成人工假体，最多见是内侧单髁置换，适用于内髁磨损严重而外侧髁无明显磨损的患者。

二、康复评定

全膝关节置换术的治疗目的，是控制膝关节疾病带来的疼痛和其他伴随症状，减少功能障碍，指导患者及其家人了解该疾病和治疗情况。为此，全膝关节置换术后的康复评定，主要是对患者的疼痛情况、关节运动或其畸形导致的功能改变、患者的日常生活活动能力、步态和步行能力、肌力和耐力和心理因素等，进行全面评定。

（一）疼痛评定

常用的评定方法包括视觉模拟评分法、数字等级评定量表、语言等级评定量表、Wong-Baker面部表情量表。

（二）运动功能评定

1. 关节活动度测量

根据所测量的关节大小，选择适合的量角器，测量膝关节等应选择 40 cm 长臂的量角器。在测量时应按照规定，固定臂与构成关节的近端骨长轴平行，移动臂与构成关节的远端骨长轴平行。量角器的轴心应与关节的运动轴一致。检查者应掌握各关节测量时的固定臂、移动臂、轴心。关节活动有个体差异，应左右对比评定。

测量膝关节屈曲、伸展活动度具体内容包括：

- 体位：俯卧位，髋关节内收、外展、屈曲、伸展、旋转呈 0° 位。
- 固定臂：股骨纵轴。
- 移动臂：腓骨小头与外踝连线。
- 轴心：股骨外侧髁。
- 运动：屈曲，小腿做靠近臀部方向的运动；伸展，从基本肢位向屈曲相反方向的运动。

> 注意：检查时应固定大腿，防止髋关节出现旋转、屈曲、伸展的代偿动作。

2. 肌力评定

徒手肌力检查（Manual Muscle Test，MMT）是于 1912 年提出后，世界应用最广泛、最直观的肌肉力量测评方法。

施行 MMT 时，应让受试者采取标准受试体位，检查的具体程序：应正确摆放患者的体位及检测部位的位置。测量者充分暴露患者的受测试部位，固定好检测肌肉肢体近端。检查受测试部位的肌肉轮廓，比较两侧肢体同名肌肉的对称性，触摸肌腹，必要时参考两侧肢体维度大小。让受试肌肉做标准的测试动作。观察该肌肉完成受试动作的能力，必要时由测试者用手施加阻力，判断该肌肉的收缩力量。

（1）膝关节伸展：主要受检肌肉为股四头肌。受检肌肉主要作用为使膝关节伸展。

检查体位与方法：患者坐位或仰卧，膝关节屈曲，小腿垂于床缘外，患者双手把持床沿，以固定躯干，检查者一手固定骨盆，一手在踝关节上方施加阻力，嘱患者用力伸直膝关节，如果能充分克服阻力，肌力为 5 级；如果只能克服部分阻力，肌力为 4 级；同样体位下，不施加阻力，患者可克服重力抬起小腿伸展膝关节，肌力为 3 级；患者取侧卧位，受检侧腿在下方，膝关节屈曲，检查者托住上方肢体（或应用悬吊带把下肢吊起），在不用克服重力的情况下，患者可伸直膝关节，肌力为 2 级；如患者不能伸展膝关节，但可于髌骨下方和大腿前面触及肌腱、肌肉的收缩，肌力为 1 级；未触及肌肉的收缩，肌力为 0 级。

（2）膝关节屈曲：主要受检肌肉为腘绳肌（包括股二头肌，半腱肌及半膜肌）。受检肌肉主要作用为使膝关节屈曲。

检查体位与方法：患者俯卧位，双下肢伸直，固定患者骨盆，于小腿下端后侧施加阻力。嘱患者屈曲膝关节（检查股二头肌时，同时外旋小腿；检查半腱肌、半膜肌时同时内旋小腿），如果患者能充分克服阻力，肌力为5级；如果只能克服部分阻力，肌力为4级；体位同前，不施加阻力，如果患者可克服重力屈曲膝关节，肌力为3级；患者取侧卧位，受检侧腿在下方，膝关节伸展位，检查者托住上方肢体（或应用悬吊带吊起），如患者在不用克服重力情况下，可屈曲受检膝关节，肌力为2级；患者不能屈曲膝关节，但可于腘窝两侧触及肌腱活动，肌力为1级；未触及肌肉的收缩，肌力为0级。

（3）踝关节跖屈：主要受检肌肉为腓肠肌及比目鱼肌。受检肌肉主要作用为使踝关节跖屈。

检查体位与方法：患者取仰卧位或俯卧位，检查者一手固定患者踝关节上方，另一手握住足跟周围，施加阻力与跖屈对抗，嘱患者跖屈踝关节（检查腓肠肌时，膝关节伸直位；检查比目鱼肌时，膝关节屈曲位），如果患者能充分克服阻力，肌力为5级；如果只能克服部分阻力，肌力为4级；患者俯卧位，不施加任何阻力，如果可克服重力使踝关节跖屈，肌力为3级；患者取侧卧位，受检侧肢体在下方置于床面上，踝关节在不用克服重力的情况下，可主动跖屈，肌力为2级；如踝关节不能跖屈，但可触及跟腱的活动，肌力为1级；未触及肌肉的收缩，肌力为0级。

（4）踝关节背屈：主要受检肌肉为胫前肌。受检肌肉主要作用为使踝关节背屈。

检查体位与方法：患者取坐位，小腿垂于床沿外，检查者握住踝关节上方固定，嘱患者足背屈，于足背施加阻力（检查时足趾不要用力，以防止趾长伸肌及踇长伸肌的代偿作用），如果能充分克服阻力，肌力为5级；如只能克服部分阻力，肌力为4级；同样体位下，不施加阻力，患者可克服重力，使踝关节背屈，肌力为3级；侧卧位，受检侧肢体在下方置于床面上，踝关节在无重力情况下，可主动背屈，肌力为2级；如不能使踝关节背屈，但可于胫前肌触及肌腱的活动，肌力为1级；未触及肌肉的收缩，肌力为0级。

（5）踝关节跖屈：主要受检肌肉为腓肠肌、比目鱼肌。受检肌肉主要作用为使踝关节跖屈。

检查体位与方法：患者取侧卧位，受检侧下肢在下，检查者握住踝关节上方固定，嘱患者足跖屈，于足掌侧施加阻力（检查时足趾不可屈曲，以防止趾长屈肌及踇长屈肌的代偿作用），如果能充分克服阻力，肌力为5级；如只能克服部分阻力，肌力为4级；同样体位下，不施加阻力，患者可克服重力，使踝跖屈，肌力为3级；患者仰卧位，可在消除重力影响下，能使足主动内翻并跖屈，肌力为2级；如果踝关节不能跖屈，但可于小腿后部触及腓肠肌的肌腱活动，肌力为1级；未触及肌肉的收缩，肌力为0级。

3. 平衡及肢体维度评定

（1）平衡功能测定：临床上常用的平衡功能评定方法包括：平衡反应评定、Berg 平衡量表和应用仪器进行不同体位的动态、静态平衡功能评定等。

（2）肢体维度评定：在患者舒适的体位下，用皮尺量出患侧主观肿胀最明显位置的维度，并与健侧对比相同的位置的维度。

①膝维度：大腿肌肉放松，皮尺经髌骨中点进行测量。

②小腿维度：用皮尺量出小腿腓肠肌最粗处的维度，并记录选取的位置距离髌骨中点的位置。

4. 步行功能评定

运用 Holden 步行功能分级量表进行步行能力评定。

（三）综合评定量表

临床上最常用的膝关节置换评定量表，是美国纽约特种外科医院（HSS）人工全膝关节手术患者评分表。HSS 评分系统是于 1976 年提出的，其将临床疗效分为 4 个等级：优（＞ 85 分）、良（70 ～ 85 分）、中（60 ～ 69 分）、差（＜ 59 分）。该量表强调在膝关节手术前必须进行严格的评分。

（四）日常生活活动能力和生命质量评定

日常生活活动能力常用的量表，为改良 Barthel 指数、FIM 量表等。生命质量（QOL）常用的量表是 SF-36 量表、WHO-QOL100 等。

三、康复治疗

（一）康复治疗原则与目标

（1）预防长期卧床的并发症。

（2）改善置换术后关节的活动范围，保证重建关节的良好功能。

（3）训练和加强关节周围的肌群，达到重建关节稳定性的目的。

（4）训练平衡和步行能力。

（5）恢复日常生活自理能力。

（6）加强对置换关节的保护，延长关节的使用寿命。

（7）使患者回归家庭，并最终回归社会，重返工作岗位。

（二）康复治疗技术

1. 运动治疗

（1）术后第一阶段（1～14天）：重点是尽可能地减轻水肿及屈伸膝关节，恢复功能独立，获得生活独立。

康复目标：

①无辅助转移。

②无辅助利用助行器在平地行走或上下台阶。

③能够独立进行家庭训练计划。

④ ROM ＞ 90°；伸直＜ 10°。

⑤消肿止痛。

> 注意事项
> * 避免长时间坐，站立，行走。
> * 行走和关节活动度（ROM）练习严重疼痛。

治疗措施

①关节活动度（ROM）练习。

②肌力训练。

③转移训练。

④日常生活活动（ADL）训练。

⑤步态训练。

⑥冰敷。

⑦踝泵。

⑧抬高患肢防止水肿加重。

⑨患侧肢体淋巴回流缓解水肿。

⑩手术伤口筋膜松解缓解疼痛。

晋级标准：① ROM 超过 90°；②可利用助行器步行。

（2）术后第二阶段（2～8周）：重点是减轻水肿，尽量恢复膝关节活动度，改善下肢力量，纠正步态，改善平衡障碍，增强患者独立从事各种功能活动能力和独立进行家庭训练计划。

康复目标：

①主动屈曲超过 110°。

②主动伸膝等于 0°。

③尽量减轻术后水肿和疼痛。

④迈上高的台阶。

⑤正常步态。

⑥独立进行日常生活活动（ADL）。

注意事项

● 注意异常步态，及时纠正。

● 避免长时间坐和行走。

● 避免在治疗或活动时产生剧烈疼痛。

● 在患肢恢复足够肌力或良好控制的时候，方能交替爬楼梯。

治疗措施

①被动屈伸膝。

②主动屈伸膝。

③采用冰敷，抬高患肢等消肿。

④髌骨附属活动。

⑤上下台阶练习。

⑥平衡 / 本体感觉训练。

⑦步行训练。

⑧日常生活活动 ADL 训练（上厕所等）。

⑨患侧肢体淋巴回流缓解水肿。

⑩手术伤口筋膜松解缓解疼痛。

晋级标准：①屈曲＞110°；②股四头肌不松弛；③步态正常；④可上下台阶。

（3）术后第三阶段（第 9 ～第 16 周）：重点是最大限度恢复关节活动度（ROM）。

康复目标：

①主动屈膝＞ 120°。

②起立时双腿负重对称。

③独立进行日常生活活动（ADL）。

④可正常上下楼梯。

⑤肌力足够满足日常需要。

注意事项

● 避免练习时疼痛。

● 得到手术大夫许可方能跑跳。

治疗措施

①髌骨附属活动。

②强化肌力训练。

③靠墙静蹲。

④平衡/本体感觉加强训练。

（4）术后康复注意事项

①运动强度控制：运动应从小强度开始，随着患者病情的恢复，逐渐过渡到中小强度，其判定标准以患者主观感觉为主。在锻炼中可以通过主观运动强度测定法和测量心率，作为运动强度的指标。对于术后患者，主要以其主观感觉较轻松为宜，主观感觉往往可以作为心率的一个补充或替代来使用。由于患者以 60 岁以上的老年人居多，故其在锻炼时，应当注意身体状态对运动强度的适应能力，根据其身体状态做出相应调整，不能千篇一律。

②运动时间、运动频率控制：原则上术后当天就应开始进行功能锻炼，并将功能锻炼分为 3 个阶段进行。第 1 阶段为术后早期，时间为从术后当日开始到术后第 1～第 14天，为小运动强度的锻炼，每次以不超过 30 分钟或感到轻度疲劳为宜，每日 3～4 次。第 2 阶段为术后中期，时间为从术后第 2～第 8 周，为被动练习辅以主动练习，膝关节持续被动活动一般为每次 1～2 小时，每日 2 次；膝关节主动练习每次不超过 30 分钟，每日 3～4 次。第 3 阶段第 9～第 16 周，宜进行中小运动强度的锻炼，每次 10～20分钟，每日 2 次，以后逐渐增至每次 20～30 分钟，每日 3～4 次。运动直至膝关节功能基本恢复，可以进行正常行走。

2. 物理因子治疗

膝关节周围韧带较多，容易形成积液，应用物理因子治疗改善一定程度的肿胀，治疗效果才能更好。但是要注意全膝关节置换材料存在差异，应避开金属假体。

（1）温度疗法：患者在术后初期后的康复过程中难免会出现肿痛的现象，而且会在运动过后加剧，这时进行冰敷治疗可以有效缓解肿胀以及疼痛。在术后一段时间过后，适当地进行热敷同样也可以促进皮下瘀血的吸收，利于进一步的消肿和康复。

（2）中频电疗法：临床常用的有干扰电疗法、调制中频电疗和等幅正弦中频（音频）电疗法等。

（3）经皮的神经电刺激疗法（TENS）：近来研究发现，TENS可以在有效缓解关节疼痛的同时，改善关节功能。

（4）紫外线疗法：紫外线具有消炎、消肿、杀菌等功效，可以直接作用于术后初期患者的伤口，有利于伤口的愈合和消肿（注意禁止在照紫外线后进行任何温度疗法）。

3. 作业治疗和心理治疗

全膝关节术后的疼痛以及卧床，常引起患者出现焦虑、抑郁等心理因素的改变（可用症状自评量表SCL-90进行评定），焦虑、抑郁等反过来又会加剧患者的疼痛，但目前这些因素常被忽略。可在临床过程中加强护理关怀，尤其是对一些药物不能有效止痛的患者，特别要注意心理因素的影响。

第3节　肩关节置换术后的康复评定和治疗

肩关节置换是一种关节替代的手术，用人工关节来替换肩关节的关节盂和肱骨的肱骨头，达到实现人工关节植入替代原有毁损关节功能的目的。

一、概述

（一）定义及临床表现

人工关节置换术，是使用人工关节代替受损或影响正常功能的关节，是缓解关节疼痛、矫正畸形、恢复和改善关节活动的重要手术。

肩关节置换的适应证包括：骨性关节炎、创伤性关节炎、复杂肱骨近端骨折（复杂的3、4部分肱骨近端骨折、头劈裂及头压缩型肱骨近端骨折、复杂的老年肱骨解剖颈骨折）、肩袖损伤等。临床表现可以大致分为以下几类：

（1）肩关节出现剧烈疼痛（活动稍加重）。

（2）肩关节活动受限和畸形，造成关节活动能力降低。

（3）患者日常生活活动（ADL）受限。

（二）影像学诊断

1. 影像学检查

（1）X线片：可帮助判断生物力线及肩关节骨性结构。

（2）CT关节造影：借以诊断关节内、关节囊和周围某些软组织损伤与病变。

（3）MRI：可判断软组织滑膜、血管、神经，以及肌肉、肌腱、韧带和透明软骨神经并发症及骨髓炎等情况。

（4）肌电图：当由各种原因引起的神经疾病时，患者会出现手足麻木，无力，疼痛及其他感觉异常。应用电刺激可检查神经、肌肉兴奋及传导功能。

2. 临床诊断

肩置换最终要根据患者的病史、体格检查、疼痛评定、影像学检查的综合评定，来做临床诊断。

（三）分型

肩关节置换手术根据置换形式，可分为三类：①全肩关节置换；②半肩关节置换；③反肩关节置换。

二、康复评定

术后需要对肩关节进行评定，包括疼痛评定、关节活动度评定、肌力及肌耐力评定、日常生活活动能力评定，以及生存质量的评定。

（一）疼痛评定

常用的评定方法包括：视觉模拟定级评分法（VAS），口述分级评分法（VRS），疼痛整合评分法（IS），疼痛综合性问卷（MPQ）。

（二）运动功能评定

1. 关节活动度测量

根据所测量的关节大小，选择适合的量角器。测量肩关节等应选择40 cm长臂的量角器。在测量时应按照规定，固定臂与构成关节的近端骨长轴平行，移动臂与构成关节的远端骨长轴平行，量角器的轴心应与关节的运动轴一致。检查者应掌握各关节测量时的固定臂、移动臂、轴心。

（1）肩关节的前屈、后伸

● 开始姿势：患者取屈膝仰卧位或坐位，上肢置于身体两侧，且手掌面向内侧。

● 固定臂：平行于躯干中线。

● 移动臂：平行于肱骨纵轴。

● 轴心：肱骨头中点外侧面肩峰下2.5 cm外侧面。

● 末端姿势：肱骨向前上方运动至最大运动范围，包括了肩胛骨和肱骨的运动。

（2）肩关节外展

● 开始姿势：患者坐位或仰卧位，双上肢置于身体两侧，略外展、外旋。

● 固定臂：平行于躯干中线。

- 移动臂：平行于肱骨纵轴。
- 轴心：肱骨头中点外侧面肩峰下 2.5 cm 外侧面。
- 末端姿势：治疗师轻度力量使肱骨外旋，向上运动至最大范围。

2. 肌力评定

患者进行肌力检查时，患者要取标准体位，受检肌肉做标准的测试动作；固定受检查肌肉附着肢体的近端，放松不受检查的肌肉。首先，在承受重力的情况下观察该肌肉完成测试动作的能力。然后，根据测试结果决定是否由检查者施加阻力或助力，并尽可能达到最大的运动范围，进一步判断该肌肉的收缩力量。

（1）肩关节前屈：主要受检肌肉包括三角肌前部纤维，胸大肌锁骨部，喙肱肌，肱二头肌。

（2）肩关节后伸：主要受检肌肉包括三角肌后部纤维，背阔肌，胸大肌的胸肋部，大圆肌和肱三头肌长头。

（3）肩关节外展：主要受检肌肉包括三角肌中部纤维，冈上肌。

（三）综合评定量表

临床常用的综合评分量表为 GEL 肩关节手术患者评分表（全肩关节置换、半肩关节置换、反肩关节置换）。

（四）日常生活活动能力和生命质量评定

日常生活活动能力常用的量表，为改良 Barthel 指数、FIM 量表等。生命质量（QOL）常用的量表，是 SF-36 量表、WHO-QOL100 等。

三、康复治疗

（一）术前康复处方

肩关节置换术前康复的内容，主要是进行术前教育，具体内容如下：

（1）告知患者手术内容、术后并发症、术后康复程序及意义、术后注意事项、术后复诊、悬吊带的正确使用方法等。

（2）呼吸训练：行呼吸锻炼，以保持肺功能、帮助排痰、降低术后肺部感染的机会。

（二）术后运动疗法

1. 第一阶段（术后 4 周）

包括控制软组织肿胀及疼痛，吊臂，以进行日常活动为目标，提高关节活动范围，上举达 60°。

（1）注意事项

● 避免超过日常活动范围的不必要上举动作。

● 避免超过医生指示的活动范围。

（2）手法治疗：淋巴回流、筋膜松解。

（3）被动活动：肩关节被动前屈、外展小于60°。

（4）辅助主动关节活动：仰卧位，健侧肢体辅助患肩主动前屈、外展。

（5）术后6周内禁止内旋、外旋（遵术者医嘱）。

（6）理疗：蜡疗、冷疗。

2. 第二阶段（4~10周）

进行日常生活活动（ADL），提高被动关节活动度（ROM），上举达120°、外展120°。增加肌力。

（1）被动活动：肩关节被动前屈、外展至疼痛点（120°），肩关节内旋30°~40°，外旋至70°。

（2）辅助主动关节活动：健侧肢体辅助患肩主动前屈、外展至痛点。

（3）器械训练：爬墙、肩梯训练。

（4）理疗：蜡疗、冷疗。

（5）心理治疗。

3. 第三阶段（10周~3个月，回归家庭）

（1）抗阻训练：弹力带抗阻训练，使用橡皮带回缩肩胛运动。

（2）水平拉环训练。

（3）理疗：蜡疗、冷疗。

（4）回归生活完全自理能力。

（5）水疗：游泳池锻炼前屈（肩胛骨平面），水平外展、内收。

第4节 肘关节置换术后的康复评定和治疗

肘关节置换是一种关节替代手术，以人工关节植入替代原有毁损的关节，以实现关节的功能。本文以Coonrad-Morrey人工肘关节置换术作为代表介绍。

一、概述

（一）定义及临床表现

人工关节置换术，是使用人工关节代替受损或影响正常功能的关节，以缓解关节疼痛、矫正畸形、恢复和改善关节活动为目的的重要手术。

适应证：当类风湿关节炎经内科治疗、滑膜切除、桡骨小头切除术等治疗方法，均不能改善肘部疼痛及功能时，才可进行肘关节置换。

临床表现可以大致分为以下几类：

（1）双肘关节强直。

（2）肘关节活动受限和畸形，造成关节活动能力降低。

（3）患者日常生活活动（ADL）受限。

（二）影像学诊断

1.影像学检查

（1）X线：可帮助判断生物力线及肩关节骨性结构。

（2）CT关节造影：借以诊断关节内、关节囊和周围某些软组织的损伤与病变。

（3）MRI：适宜检查软组织滑膜、血管、神经，以及肌肉、肌腱、韧带和透明软骨神经并发症及骨髓炎等的情况。

（4）肌电图：当由于各种原因引起的神经疾病，导致患者出现手足麻木、无力、疼痛及其他感觉异常时，可应用电刺激检查神经、肌肉兴奋及传导功能。

2.临床诊断

需要根据患者的病史、体格检查、疼痛评定、影像学检查的综合评定，来做临床诊断。

（三）分型

肘关节置换手术根据置换形式可分为两类，即非限制型（表面）和半限制型假体。

二、康复评定

术后需要对肘关节进行评定，包括：疼痛评定、关节活动度评定、肌力及肌耐力评定、日常生活活动能力评定及生存质量的评定。

（一）疼痛评定

常用的评定方法包括：视觉模拟定级评分法（VAS）、口述分级评分法（VRS）、疼痛整合评分法（IS）、疼痛综合性问卷（MPQ）。

（二）运动功能评定

1. 关节活动度测量

根据所测量的关节大小，选择适合的量角器。测量肩关节等应选择 40 cm 长臂的量角器。在测量时应按照规定，固定臂与构成关节的近端骨长轴平行；移动臂与构成关节的远端骨长轴平行；量角器的轴心应与关节的运动轴一致。检查者应掌握各关节测量时的固定臂、移动臂、轴心。

（1）肘关节屈曲、伸直

- 开始姿势：患者仰卧位或坐位，上肢位于解剖位，肘关节伸直 0°。
- 固定臂：平行于肱骨纵轴，指向肩峰顶端。
- 移动臂：平行于桡骨纵轴，指向桡骨茎突。
- 轴心：肱骨外侧髁
- 末端姿势：从肘关节伸直姿势开始，前臂向前运动，即手向肩关节方向运动，达到最大运动范围 150°。

（2）前臂旋前、旋后

- 开始姿势：患者坐位，上肢位于身体两侧，肘关节屈曲 90°，前臂中立位。患者手握一支笔，并使笔尖在手的桡侧面突出。
- 固定臂：垂直于地面。
- 移动臂：平行于铅笔。
- 轴心：第三掌骨头。
- 末端姿势：前臂从中立位向外旋转，使掌心向上，朝向天花板（从中立位 80° ～ 90°）。

2. 肌力评定

患者进行肌力检查时，要取标准体位，受检肌肉做标准的测试动作；固定受检查肌肉附着肢体的近端，放松不受检查的肌肉。首先，在承受重力的情况下观察该肌肉完成测试动作的能力。然后，根据测试结果决定是否由检查者施加阻力或助力，并尽可能达到最大的运动范围，进一步判断该肌肉的收缩力量。主要受检肌肉有：

（1）肘关节前屈：屈肌主要有肱二头肌、肱肌。

（2）肘关节伸直：伸肌主要有肱三头肌。

（3）前臂旋前：旋前圆肌、旋前方肌。

（4）前臂旋后：肱桡肌、桡侧腕长、短伸肌，指总伸肌。

（三）综合评定量表

临床常用的综合评分量表包括肘关节 Mayo 功能评分表、改良 An-Morrey 肘关节功能评分、改良 Broberg-Morrey 评分、De Boer YA 肘功能评分。

（四）日常生活活动能力和生命质量评定

日常生活活动能力常用的量表，为改良 Barthel 指数、FIM 量表等。生命质量（QOL）常用的量表，是 SF-36 量表、WHO-QOL100 等。

三、康复治疗

术后运动疗法

1. 第一阶段（术后 1～3 天）

手术后患肢石膏托外固定，肘关节屈曲 40°，患肢肌肉收缩可促进血液循环、消肿，减少（轻）肌肉萎缩。

（1）注意事项：患肢用气垫或软枕垫起 15～20 cm，或用吊带绑在石膏托上将手向上悬吊于输液杆上，有利于消肿。

（2）手法治疗：淋巴回流、筋膜松解。

（3）被动活动：肘关节被动屈曲、伸直。

（4）等长收缩练习：患肢肱二头肌、肱三头肌等长收缩练习，10～15 次 / 组，3～5 组 / 天。

（5）术后第 1 天行肩关节、腕关节、手指各关节主动活动，活动度可到最大范围。肩关节的主动活动包括主动屈伸腕练习。

（6）手部训练包括握拳及伸指运动练习，10～20 次 / 组，2～3 组 / 天。训练中嘱患者循序渐进，逐渐加大活动量，量力而为。

（7）理疗：蜡疗、冷疗。

（8）心理治疗。

2. 第二阶段（术后 4 天～4 周）

每日训练结束睡觉时，将患肢用支具固定。

（1）手法治疗：淋巴回流、筋膜松解。

（2）被动运动：肘关节被动屈曲、伸直。

（3）主动运动：主动屈肘至最大角度，并用健侧手保护停留 10 秒，健侧手帮助患肢做被动伸肘活动，伸平为 0°，2～3 次 / 天，20～30 组 / 次。

（4）术后 3～4 周可做主动伸肘练习，术后第 4 周下床活动时可弃用吊带。

（5）手部训练包括握拳及伸指运动练习，10～20 次 / 组，2～3 组 / 天。训练中嘱咐患者循序渐进，逐渐加大活动量，量力而为。

（6）理疗：蜡疗、冷疗。

3. 第三阶段（4 ~ 6 周后）

术后 4 周后开始练习肘关节主动屈伸，及肘部的屈肘旋臂运动，主要恢复前臂的旋转功能。

（1）主动运动：前臂内旋及外旋到活动极限，并在极限位保持 5 ~ 10 秒，10 ~ 15 次 / 组，2 ~ 3 组 / 天。

（2）术后 6 周可拆下支具训练，内容以生活活动为主，使患肢功能生活化，如拧毛巾、吃饭、梳头、系扣子，另外，还有肌肉牵伸和抗阻力性力量训练。

（3）理疗：蜡疗、冷疗。

> 备注：患者在全肘关节置换术后，终身禁止单次屈肘持重 5kg，反复屈肘超过 1kg。

第 5 节　骨肿瘤关节置换术后的康复评定和治疗

骨肿瘤好发于肢体骨，20 世纪 70 年代以前主要以截肢治疗为主。随着新的化学治疗、特制的个性化人工假体研制、保肢治疗技术的完善，骨肿瘤生存率已经由从前的 10% ~ 20% 提高到 50% ~ 70%。但是，保肢治疗的效果不仅取决于手术是否成功，术后的功能锻炼也至关重要。正确、及时的康复训练，是保证手术效果、延长生存周期，以及提高生活质量的重要环节。

一、概述

（一）定义及临床表现

骨肿瘤是发生在骨骼内或各种骨组织成分的肿瘤，可以分为良性肿瘤和恶性肿瘤。良性肿瘤容易治愈，预后良好；而恶性肿瘤病程进展迅速，预后较差，死亡率较高。骨肿瘤又分为原发性和继发性肿瘤。

临床表现主要有：

（1）疼痛：为骨肿瘤的主要症状之一，良性肿瘤一般无痛或轻微痛，恶性肿瘤早期症状较轻，随着时间的推移症状逐渐加重，多数患者会在夜间感觉疼痛明显，休息后疼痛加重。

（2）肢体肿胀或肿块：通常表现为躯干或肢体表面的异常隆起，症状出现较早，有些肿块表面光滑，有些表面不平整，所以需要注意肿块部位、质地、表面性质、大小等。

（3）功能障碍：随着病程的进展，患者会因为疼痛肿胀而使患部周围功能异常。

（二）分类（WHO 骨肿瘤分类）

表 5-8　WHO 骨肿瘤分类

1. 软骨源性肿瘤	7. 脊索样肿瘤
2. 骨源性肿瘤	8. 血管性肿瘤
3. 纤维源性肿瘤	9. 肌源性肿瘤
4. 纤维组织细胞性肿瘤	10. 脂肪源性肿瘤
5. 造血系统肿瘤：浆细胞骨髓瘤	11. 未明确性质的肿瘤
6. 附于巨细胞的破骨细胞瘤	12. 杂类肿瘤

（三）影像学诊断

（1）X 线：多为正侧位，或特殊体位；可观察骨密度、形态改变，也可检查软组织密度及形态。

（2）CT：多为平扫，骨与软组织的病理影像信息优于 X 线。

（3）MRI：平扫或增强扫描。

（4）超声：适宜软组织检查。

骨肿瘤影像学检查的重点，在于观察并判断骨肿瘤的良恶性，如果为恶性，要早期诊断、早期治疗，提高生存率。

二、康复评定

（一）疼痛评定

常用的评定方法包括：视觉模拟评分法、数字等级评定量表、语言等级评定量表、Wong-Baker 面部表情量表等。

（二）运动功能评定

1. 关节活动度

（1）髋关节置换术：对患侧髋关节的屈曲伸展、内收外展、内旋外旋活动度进行测量，并与健侧做对比，同时注意髋关节置换术后活动度的限制。

（2）膝关节置换术：对患侧膝关节的屈曲伸展活动度进行测量，并与健侧做对比，注意防止髋关节代偿动作的出现。

（3）肩关节置换术：对患侧肩关节的屈曲伸展、内收外展、内旋外旋活动度进行测量，并与健侧做对比，同时注意肩关节角度限制。

2. 肌力评定

肌力评定采用徒手肌力检查，对髋关节、膝关节、肩关节周围肌肉肌力进行测定。测量时首先要注意取正确姿势，采用正确肢位，并固定近端的关节进行检查。其次，要防止代偿动作的出现。检查时还要充分暴露检查部位，且与健侧进行对比。此外，在肌力到 4 级以上时，阻力应施加于远端肢体，且阻力须与运动方向相反并保持同一强度。

（三）平衡功能评定

常采用 Berg 平衡量表进行测定，对于髋、膝关节置换术的患者，应注意其关节负重情况。

（四）步行功能评定

步行功能的评定，常采用 Holden 步行功能分级量表。

（五）日常生活能力评定

日常生活活动能力常用的量表，为改良 Barthel 指数、FIM 量表等。

（六）肌肉围度测量

测量肩关节、髋关节、膝关节的围度，同时与健侧对比，可得知关节肿胀程度与肌肉萎缩程度。

三、康复治疗

（一）膝关节置换

训练过程中注意伤口愈合情况，防止深静脉血栓形成，关节不稳导致的安全问题和假体松动状况。对于胫骨近段的关节置换，因为髌韧带的重建，康复训练应推迟至 3 周后。下地时间同样根据软组织切除范围而定，一般 4 ~ 6 周部分负重。

（1）术后 1 天 ~ 1 周：主要以减轻疼痛、消除肿胀、预防血栓形成的治疗为主，促进伤口愈合。如抬高患肢、冰敷，踝泵训练。

（2）术后 1 周 ~ 2 周：主要进行关节活动度训练，不负重状态下主动活动，加强股四头肌、腘绳肌肌力，并训练部分日常生活活动。同时，继续进行减轻疼痛和消除水肿的治疗，进行踝泵训练防止深静脉血栓。

（3）术后 2 ~ 4 周：继续控制肿胀、保持关节活动度、增加肌力的训练，适当地进行负重站立训练，扶助行器进行部分负重，此外进行本体感觉的训练。训练过后进行局部冰敷减轻肿胀，还需进行下肢肌力训练。

（4）术后 4～6 周：首先，训练至恢复正常关节活动度，继续训练患侧负重能力，可通过康复踏车或助行器进行负重。其次，进行步态、平衡功能，本体感觉的训练。

（5）术后 6～12 周：继续加强膝关节肌肉力量，保持正常关节活动度，增肌膝关节稳定性，提高日常生活活动能力。除此之外，还需要维持性的负重、关节活动度、肌力训练。

（二）髋关节置换

手术过后应避免髋关节屈曲大于 90°，内收过身体中线，内旋过中立位，避免患侧卧位，不应将患侧膝盖下方放置枕头，防止髋关节屈曲挛缩。

（1）术后 1 周：手术清醒后逐渐进行床上活动。可进行踝关节的抗阻肌力训练，还需进行股四头肌和腘绳肌的等长收缩训练，以及仰卧位髋关节屈曲训练，坐位下可进行屈伸膝关节训练。

（2）术后 2～8 周：此阶段要减轻患肢疼痛及肿胀程度，进行坐位和仰卧位的辅助主动屈髋、伸髋训练。可通过助行器下地站立，患侧髋关节不负重，同时进行髋关节屈曲、伸展练习以及平衡功能的锻炼。负重时间根据软组织切除范围而定，多数 4～6 周后开始进行部分负重。如果术中无植骨等操作可在肌力恢复、平衡功能较好后进行步行训练，患侧负重 20 kg。若术中切除骨的范围较大，则应根据患者情况推迟步行训练的时间。

（3）术后 8～14 周：进一步锻炼患侧肌力，同时注意避免过重负荷导致假体松动。继续进行髋关节屈曲、伸展、外展训练。还可进行上楼梯训练。平衡训练由双腿支撑平衡过渡到单腿支撑平衡。

（三）肩关节置换

肩关节是活动范围最大、最不稳定的关节。同时肩袖及周围韧带受损，会导致肩关节不稳。康复治疗过程中要注意并发症的发生，如假体松动，神经损伤，感染，假体周围骨折以及三角肌损伤。

（1）术后 0～3 周：此阶段应佩戴支具制动，止痛，控制水肿，保护受损的肩关节周围组织，进行关节活动度训练。患侧手指，腕关节和肘关节进行主动屈伸活动，还可使患者进行仰卧位肩关节被动前屈上举及外旋活动，扩大肩关节运动范围。但合并肩袖损伤的患者应注意避免外展、外旋运动。活动的角度限制为前屈小于 120°，外旋小于30°，内收小于 45°。

（2）术后 3～6 周：以预防肩关节周围组织粘连，防止肩关节周围肌肉萎缩，改善肩关节活动范围位目标。进行关节活动度训练，如摆动训练和划圈训练，前屈小于120°，外旋小于 30°，内收小于 45°。进行肌力训练，进行肩关节周围肌肉闭链练习。

（3）术后6～12周：以继续加强肩关节周围肌肉力量，促进肩关节恢复正常活动范围和本体感觉训练为目标。关节活动度训练：可用肩滑轮、肩梯进行辅助上举训练；进行肩关节主动屈曲、内收、内旋、外旋训练，但内收、内旋时注意避免过度牵拉。角度限制前屈小于140°。肌力训练，包括三角肌和冈下肌主动运动，进行抗阻肌力训练和牵拉训练，矫正姿势训练以及肌肉耐力训练。日常生活活动训练。进行本体感觉训练。

（4）术后12～24周：以加强肩关节肌肉的控制能力、关节活动范围达到正常、提高运动能力为目标，可不用穿戴支具。关节活动度训练，包括肩关节前屈大于140°，外旋大于45°，同时避免肩过度内旋，防止肩关节脱位，术后24周逐渐恢复正常范围。肌力训练，包括肩关节周围肌力渐进抗阻训练，姿势矫正训练。

第6节　病例选编

一、一般资料

患者，女，65岁，居住地北京，退休。20多年前无明显诱因出现四肢关节疼痛，多为隐痛或钝痛，以站立和行走时明显，休息后可缓解，伴关节肿胀不适，活动过度、天气变化时自觉疼痛明显，于晨起或固定某个体位较长时间后，自觉关节僵硬，活动数分钟后缓解，偶尔可感到关节活动时有响声及关节交锁，外院诊断为"类风湿性关节炎"，口服药物治疗。近来左膝疼痛明显，行走时有不稳感，严重影响日常生活。后进行"左膝人工关节置换术"，手术顺利。

二、入院康复评定

（1）关节活动度及肌力见表5-9。

表5-9　关节活动度及肌力

关节名称	活动方向	主动幅度	被动幅度	肌力
右膝关节	屈曲	135°	135°	4
	伸直	0°	0°	4
左膝关节	屈曲	90°	95°	2
	伸直	−15°	−5°	2
其他关节	各方向	正常	正常	正常

（2）疼痛评定：视觉模拟量表（VAS）3/10。

（3）步行功能：Holden 分级Ⅱ级。

（4）日常生活能力评定：Barthel 指数 55 分（中度依赖）。

（5）特殊试验：浮髌试验（+）。

（6）附属活动：左侧髌骨各方向附属活动使用四级手法，感觉稍紧。

三、目前需要解决的问题

（1）左下肢肿胀。

（2）左膝关节活动范围受限。

（3）左下肢肌力不足。

（4）左膝关节周围疼痛。

（5）日常生活活动能力受限。

四、康复治疗目标（结合患者需求）

（1）减轻左下肢肿胀。

（2）增加左膝关节活动范围。

（3）增加左下肢肌力。

（4）减轻左膝关节周围疼痛。

（5）提高日常生活活动能力。

五、康复治疗计划

（一）术后 1 周

（1）踝泵训练。

（2）股四头肌和腘绳肌等长收缩训练。

（3）膝关节伸直练习，足跟处枕头垫高。

（4）根据患者情况进行持续被动活动（CPM）练习。

（5）直腿抬高训练。

（6）床旁坐位屈膝伸膝训练。

（7）助行器站立负重训练。

（8）训练后冰敷。

（二）术后 2 ~ 3 周

（1）继续第 1 周的训练。

（2）加强膝关节屈曲伸直角度训练。

（3）持续性被动运动（CPM）角度增加。

（4）膝关节抗阻肌力训练。

（5）助行器步行训练。

六、出院前康复评定

患者按上述康复计划治疗三周后，出院前进行评定。

（1）关节活动范围及肌力见表 5-10。

表 5-10　关节活动范围及肌力

关节名称	活动方向	主动幅度	被动幅度	肌力
右膝关节	屈曲	135°	135°	5
	伸直	0°	0°	5
左膝关节	屈曲	95°	100°	3-
	伸直	-5°	0°	3-
其他关节	各方向	正常	正常	正常

（2）疼痛评定：视觉模拟量表（VAS）1/10。

（3）步行功能：Holden 分级 Ⅲ级。

（4）日常生活能力评定：Barthel 指数 70 分（部分依赖）。

（5）特殊试验：浮髌试验（-）。

（6）附属活动：右侧髌骨各方向附属活动，使用四级手法，感觉稍放松。

第 4 章

运动损伤的康复治疗

第 1 节　运动损伤非手术治疗的康复评定和治疗

一、概述

（一）定义及临床分型

运动过程中发生的各种损伤，即为运动损伤。运动损伤的分类包括以下几种。

1. 按受伤的组织结构分类

皮肤损伤，肌肉、肌腱损伤，关节软骨损伤，骨及骨骺损伤，滑囊损伤，神经损伤，血管损伤，内脏损伤等。

2. 运动损伤按时间的分类

新伤和旧伤。

3. 按损伤的病程分类

（1）急性损伤：直接或间接的外力一次作用而致伤者，伤后症状迅速出现，病程一般较短。

（2）慢性损伤：陈旧伤　急性损伤后因处理不当而导致反复发作；劳损伤　由于局部运动负荷量安排不当，长期负重超出了组织所能承受的能力，局部过劳致伤。症状出现缓慢，病程较长。

4. 按性质分类

（1）开放性损伤：伤后皮肤和黏膜的完整性遭到破坏，受伤组织有裂口与体表相通。例如擦伤、刺伤、切伤、撕裂伤及开放性骨折等。

（2）闭合性损伤：伤后皮肤或黏膜仍保持完整，无裂口与体表相通。例如挫伤、关节韧带扭伤、肌肉拉伤、闭合性骨折等。

5. 按程度分类

（1）轻度损伤：伤后锻炼者仍能按计划参加体育锻炼。

（2）中度损伤：伤后不能按计划进行训练，需停止患肢的活动。

（3）重伤：受伤后不能训练。这种方法适合于运动队或体育院校。

6. 按运动技术与训练的关系分类

（1）运动技术伤：与运动项目、战术动作密切相关的损伤。例如：网球肘、投掷肘等，多为局部组织过劳。

（2）非运动技术伤：多为运动中的意外伤。

（二）影像学诊断

1. X 线检查

由于 X 射线穿过人体时，会受到不同程度地吸收，例如，骨骼吸收的 X 射线量比肌肉吸收的量要多，因此，通过人体后的 X 射线量就不一样，到达荧屏或胶片上的 X 线量就有所差异。在荧光效应和感光效应的作用下，荧屏或胶片上，将显示出不同密度的阴影。根据阴影浓淡的对比，结合临床表现、化验结果和病理诊断，即可判断人体某一部分是否正常。从应用范围上讲，X 线检查在临床上主要应用于一般的骨骼方面的检查，检查的内容比较单一。

2. CT 检查

CT，即电子计算机断层扫描，是将电子计算机系统与 X 线系统相结合，以获得人体断层图像的方法。该检查可准确地探测各种不同组织间密度的微小差别，是观察骨关节及软组织病变的一种较理想的检查方式。CT 优于传统 X 线检查之处在于其密度分辨率高，而且能做轴位成像。由于 CT 的密度分辨率高，因此对软组织、骨与关节都能显示得很清楚。加上 CT 可做轴位扫描，一些传统 X 线影像上分辨较困难的关节能在 CT 图像上"原形毕露"。

3. 肌骨超声检查

股骨超声，是应用高频超声来诊断肌肉骨骼系统疾病，能够清晰地显示肌肉、肌腱、韧带、周围神经等浅表软组织结构，结合相关病史和临床症状，大部分病例可得到准确地超声诊断。肌骨超声可以在动态下进行检查，相比核磁共振成像，超声检查看的是局部的表现。

4. MRI

核磁共振成像（MRI），具有多于 CT 数倍的成像参数和高度的软组织分辨率，其对软组织的对比度明显高于 CT。核磁共振成像通过其多向平面成像的功能，应用高分辨的表面线圈，可明显提高各类关节部位的成像质量，使神经、肌腱、韧带、血管、软骨等其他影像检查所不能分辨的细微结果得以显示。核磁共振成像在骨关节系统的不足之处，是对于骨与软组织病变定性诊断无特异性，成像速度慢，在检查过程中，患者自主或不自主的活动，可引起运动伪影，影响诊断。

X 线、CT、MRI 可称为影像学检查的"三驾马车"，三者有机结合，使当前影像学检查既扩大了检查范围，又提高了诊断水平。

二、康复评定

1. 疼痛评定

常用的评定方法包括：视觉模拟评分法、数字等级评定量表等、语言等级评定量表，以及 Wong-Baker 面部表情量表。

2. 运动功能评定

常用的评定包括肌力评定、关节活动度测量、肢体维度测量、步行功能、平衡能力评定等，具体评定项目遵医嘱执行。

3. 日常生活活动能力和生命质量评定

日常生活活动能力常用的量表，为改良 Barthel 指数、FIM 量表。生命质量（QOL）常用的量表是 SF-36。

三、物理疗法

1. 短波、超短波疗法

短波、超短波治疗的热效应，使患部的表层和深层组织均匀受热，能增强血管通透性、改善微循环、调节内分泌、加强组织机体的新陈代谢、降低感觉神经的兴奋性，从而达到消炎止痛、缓解痉挛，促进血液循环和组织修复的治疗目的。

2. 中频电疗法

临床常用的有干扰电疗法、调制中频电疗和等幅正弦中频（音频）电疗法等。

3. 经皮神经电刺激疗法

近来研究发现，经皮神经电刺激（TENS）可以有效缓解关节疼痛，同时还可改善关节功能。

4. 超声波疗法

小剂量超声波（连续式 0.1 ～ 0.4 W/cm^2；脉冲式 0.4 ～ 1 W/cm^2）能改善局部的血液和淋巴循环，降低神经兴奋性，传导速度变慢，对神经和肌肉有显著的镇痛作用，还可以增加胶原纤维的延展性。

5. 激光疗法

激光治疗尤其适用于骨折疼痛点的治疗，以及深层消炎。

6. 离子电渗疗法

皮肤表面使用中度电流，可使皮肤的通透性增加，药物中带电离子（同性相斥的电极驱使下）可进入受伤组织，并导入抗炎药、镇痛药、麻醉药等。

7. 蜡饼疗法

利用蜡的温热作用和机械压迫作用，加速肿胀的消退，促进新陈代谢、消除炎症和促进渗出物的吸收。

四、常见的运动损伤

（一）交叉韧带损伤

1. 交叉韧带定义及损伤临床分类

交叉韧带，又称十字韧带，由前交叉韧带和后交叉韧带构成。前交叉韧带起自胫骨髁间隆起的前方，向后、上、外止于股骨外髁的内面；后交叉韧带起自胫骨髁间隆起的后方，向前、上、内止于股骨内踝的外面。膝关节无论伸直还是屈曲，前后交叉韧带均呈紧张状态，前交叉韧带可防止胫骨向前移动，后交叉韧带可防止胫骨向后移动。根据其受伤的交叉韧带断裂情况及核磁共振结果，综合判断患者需要进行保守治疗还是手术治疗。因十字韧带损伤保守治疗较少见，其详细训练方法可参照十字韧带重建术后的康复指南，但因保守治疗软组织愈合较慢，会比术后延后几周进行相关康复训练。损伤临床分类：

（1）断裂程度分类：完全断裂及不完全断裂。

（2）断裂部位分类：上止点断裂、中部断裂、下止点断裂。

（3）伤后时间分类：急性断裂（1～6周）、亚急性断裂（6周～1年）、慢性断裂（大于1年）。

（4）伤后膝关节前交叉韧带松紧程度：Ⅰ级（小于3mm）、Ⅱ级（小于5mm）、Ⅲ级（大于5mm）。

2. 交叉韧带损伤保守治疗的适应证

部分撕裂且不伴随有关节不稳，完全撕裂但是在需要的运动当中不伴随关节不稳，或者将要放弃目前的运动、以手工或者久坐为主的工作，儿童（骨骺未愈合者）。

3. 康复治疗的目标

（1）早期减轻疼痛和肿胀，增加关节活动度（ROM），增强肌肉的控制，增加肌力，改善功能，逐渐恢复日常功能。

（2）最终目标：恢复到正常功能和稳定的膝关节；预防进一步的损伤和创伤性关节炎；更好地回归社会、生活。

4. 交叉韧带损伤的症状和体征

（1）患者膝关节前交叉韧带损伤后，可出现持续性疼痛、肿胀、关节不稳、听到或感觉到"砰"的一声，关节活动度降低。

（2）不同于膝关节前交叉韧带，膝关节后交叉韧带断裂时极少能听到"砰"的一声响，有时候患者觉得自己的膝关只是有点小问题，仍然继续日常的活动和锻炼，症状逐渐加重才会想起到医院来检查，这时的症状往往是肿胀、膝关节疼痛、下楼时膝关节震颤、行走不便等。

5. 特殊检查

（1）前抽屉试验：患者仰卧，屈膝 90°，检查者轻坐在患者足背上以固定足部，分别在小腿外旋位、中立位、内旋位等三种位置下，向前牵拉胫骨上端。观察胫骨结节向前移位的程度，移位＞ 5 mm 的为异常。需要提醒的是，必须警惕患者是否因为后交叉韧带损伤导致胫骨上端向后塌陷，而在向前牵拉时表现为前抽屉试验的假阳性。

（2）拉克曼试验：患者仰卧或俯卧位，屈膝约 30°。检查者用一只手固定大腿，另一只手试图向前试验移动胫骨。前移程度与健侧比较，检查结果分为 3 度：1 度指胫骨前移 1 ～ 5 mm；2 度指胫骨前移 6 ～ 10 mm；3 度指胫骨前移 10 mm 以上，阳性结果提示有前交叉韧带损伤。拉克曼试验就是屈膝 30° 的前抽屉试验，检查时须与对侧做比较。

（3）轴移试验：膝关节的轴移试验，检查膝关节前交叉韧带损伤的准确率高达99%。患者采取仰卧位，尽可能放松肌肉。检查者一只手抓握患肢的踝关节并抬起，使膝关节伸直，同时施加内旋应力；另一只手置于膝关节外侧，施加外翻应力。对于前交叉韧带断裂的膝关节，此时胫骨会出现前向的半脱位。检查者缓慢屈曲患者膝关节，在屈膝 30°～ 40° 时，胫骨会出现突然复位（检查者能够清晰地感觉到这种复位），即为轴移试验阳性。

（4）Slocum 试验：患者健侧卧位，患肢在上，伸直膝关节，并用其足内缘支持床面，上身逐渐向患侧旋转平卧，此姿势造成膝外翻，小腿内旋位，检查者双手分别握持股骨下段及胫骨上段，双拇指分别置于股骨外髁及腓骨小头后方，示指位于关节间隙处，轻柔向前挤压膝关节使之逐渐屈曲，大约在 20°～ 40° 屈曲位时可触及或听到膝关节从胫骨前外侧脱位被迫复位的错动感，即为阳性。

6. 膝关节前交叉韧带损伤保守治疗的康复

（1）早期（0 ～ 1 周）：遵循 PRICE 原则，康复目标为减轻疼痛、缓解肿胀、减少关节积液、避免肌肉萎缩。

注意事项

- 患侧膝关节需石膏或支具固定 4 ～ 6 周（具体时间根据医生判断）。
- 患侧下肢至少 3 周不负重，可以使用拐杖（患侧下肢尽量不负重，悬空减少关节微动促进骨折愈合，尤其是在半月板损伤的情况下）。

- 指导患者良肢位摆放，正确使用支具和拐杖。

> 康复治疗措施
> - 消除肿胀、减轻疼痛的治疗。
> - 髌骨各方向附属活动（无痛范围内）。
> - 股四头肌静力收缩训练。
> - 邻近关节及健侧肢体的主、被动活动训练。
> - 日常生活能力训练。

（2）初期（2～4周）：康复目标为维持邻近关节正常生理活动及周围肌肉力量，提高健侧肢体日常生活能力。

> 注意事项：继续加强股四头肌肌力训练。

> 治疗措施
> - 健侧肢体抗重主动生理活动。
> - 患侧肢体逐步负重，逐步去除拐杖。
> - 加强日常生活能力训练。

（3）中期（5周～3个月）：继续强化邻近关节的关节活动度及肌肉力量，去除石膏或支具，开始膝关节屈伸训练、膝关节周围肌力训练。

> 注意事项：开始训练膝关节屈伸活动，活动后膝关节发热时应冰敷。

> 康复治疗措施
> - 膝关节被动生理活动。
> - 膝关节持续被动关节活动训练（CPM）。
> - 膝关节主动活动度训练。
> - 本体感觉及协调训练。
> - 加强膝关节周围肌肉稳定性、提高关节控制能力及稳定性，加强步态训练。
> - 腘绳肌离心收缩、股四头肌的运动。
> - 早期进行闭链运动，一段时间后与开链运动相结合。

（4）后期（4～6个月）：强化肌力以维持关节稳定，逐步回归日常生活。

7.膝关节后交叉韧带损伤保守治疗的康复

参见膝关节前交叉韧带损伤部分。

（二）跟腱损伤

1.跟腱损伤的定义及损伤临床分类

跟腱是人体最长、最粗壮的肌腱，它起于腓肠肌和比目鱼肌，止于跟骨结节后面中点，成人长约 15 cm。自上而下逐渐变窄，跟骨结节上 2～6 cm 最窄最薄弱，是相对容易缺血的部位，较易出现损伤。跟腱传递腓肠肌力量，调节踝关节活动，是人体足踝部的重要结构。其断裂容易发生在偶尔锻炼的中年人，所以这类人也被称为"周末运动员"。跟腱断裂常见的处理方法有保守治疗、开放性手术治疗、经皮微创手术等。跟腱损伤的临床分类包括以下几种：

- 横断型：切割伤所致，开放性损伤，断端整齐，组织失活较少，术后愈合较好。
- 撕脱型：钝器砸伤所致，开放和闭合性损伤均可见，损伤较重，愈合欠佳。
- 撕裂型：多见于剧烈运动者，且多伴有退行性病理变化。

2.跟腱保守治疗适应证

老年人、对运动功能要求较低者，以及拒绝手术者可进行保守治疗。

3.康复治疗目标

减轻疼痛和肿胀，改善功能，逐渐恢复日常功能。预防进一步的损伤，防止出现创伤性关节炎，回归社会、生活。

4.跟腱损伤的症状和体征

患者在跟腱损伤时，可在运动中听到跟部声响、运动连续性中断，足跟局部凹陷，趾屈力量明显减弱；经体格检查可见踝关节被动背伸过度，提踵试验阳性，腓肠肌挤压试验阳性，小腿无力，跛行。

5.特殊检查

腓肠肌挤压试验，称作 Thompson 试验，患者俯卧于检查台上，双足置于台边，挤压腓肠肌，如果跟腱完好，因腓肠肌 – 比目鱼肌联合腱通过跟腱与跟骨相连，足可跖屈；如果跟腱断裂，其不能将腓肠肌比目鱼肌联合腱与跟骨相连，则足不能跖屈。

6.跟腱损伤保守治疗的康复

（1）急性期（0～1周）：遵循 PRICE 原则，以减轻疼痛、缓解肿胀、减少关节积液、避免肌肉萎缩为目标。

注意事项

- 带足管型石膏，将踝关节固定在跖屈位 4 周（膝以下），开始 45° 跖屈（允许踝关节跖屈；限制背伸）。

- 使用腋拐减少患侧负重，避免再次损伤（具体时间遵医嘱）。
- 指导患者良肢位摆放，学习正确的拐杖使用方法。

康复治疗措施
- 消除肿胀、减轻疼痛的治疗。
- 邻近关节及健侧肢体的主、被动活动训练。
- 日常生活能力训练。

（2）初期（2～4周）：康复目标为维持邻近关节的正常生理活动及周围肌肉力量，提高健侧肢体日常生活能力。4周后更换石膏，将跖屈位改为中立位。

①邻近关节抗阻生理活动。

②日常生活能力训练。

（3）中期（5周～3个月）：跟腱损伤后8～10周去除石膏，给予足跟抬高鞋，约抬高2～25 cm。5～12周后开始主动功能训练。

康复治疗的具体内容如下：
- 无痛范围内，逐步开始踝关节被动活动。
- 引导并激活踝关节主动跖屈、背伸肌群。
- 康复踏车，踝关节抗弹力带跖屈、背伸训练。
- 平衡、本体感觉和协调训练。
- 日常生活能力训练。

（4）后期（4～6个月）：康复目标为肌力恢复正常，尽可能早的回归到日常生活中。

保守治疗中具体固定时间、踝关节位置、长短腿石膏应用，仍有不同意见。Taylor推荐使用膝上石膏，将膝关节固定于屈曲20°～30°，具体治疗方案遵医嘱。

（三）肩袖损伤

1. 肩袖损伤的定义及临床分类

肩袖由冈上肌、冈下肌、小圆肌和肩胛下肌组成，这四块肌肉像肩部的袖子一样包裹住肩部，对肩部的功能和稳定起着非常重要的作用。肩袖损伤的主要原因有三类，即创伤、血供不足、肩部慢性撞击损伤。肩袖损伤常发生在需要肩关节极度外展的反复运动中，肩袖会随着年龄的增长以及肩部的劳损，逐渐发生退行性改变，因此，肩袖损伤多见于40岁以上的中年人，而青壮年肩损伤多由外伤所致，约5%肩痛的原因是冈上肌肌腱损伤或炎症。

肩袖损伤康复治疗的总体原则是非药物与药物治疗相结合，必要时手术治疗。治疗应个体化，结合患者自身情况，如年龄、性别、体重、自身危险因素、病变部位及程度等，选择合适的康复方案。

局袖损伤的临床分类包括急性损伤和慢性损伤，急性损伤者大多有明确的外伤史，大于 50 岁的慢性损伤患者可无明显外伤史。

2. 肩袖损伤保守治疗适应证

保守治疗适用于慢性肩袖损伤、对功能要求不高的患者。

3. 康复治疗目标

康复治疗的目标为减轻或消除疼痛，控制病情、矫正畸形，改善或恢复关节功能，改善生活质量。

4. 症状和体征

患者主要表现为疼痛，疼痛弧征（肩关节外展 60°～ 120° 会出现疼痛，超过 120° 疼痛消失），活动受限，外展、外旋抗阻力试验阳性，落臂征。

5. 特殊检查

（1）推离实验（Lift off Test）：患者取坐位或站立位，将手置于下背部，手心向后。然后嘱患者将手抬离背部，适当给予阻力，不能完成动作为阳性，提示肩胛下肌损伤。当患者主诉在做外展位下外旋时，因为疼痛而出现落臂征，需要判断内旋肌是否损伤。

（2）外旋抗阻实验：患者上肢外展 90°，屈肘 90°，肩关节外旋 45°～ 60°，检查者于手背处施加应力，嘱患者做对抗动作，检查肩关节外旋肌力（冈下肌和小圆肌）。当患者主诉在做外展位下外旋时，因为疼痛而出现落臂征，需要判断外旋肌是否损伤。

（3）空罐实验（Jobe Test）：肩关节外展 90°，水平面内收 30°（肩胛骨平面），内旋使大拇指向下，然后检查者在患者双侧手腕处施加垂直向下的应力，并嘱患者抗阻力外展肩关节。本试验用于检查冈上肌肌力。如果肌力减弱，提示肩袖或冈上肌腱病变，或者撕裂。冈上肌完全撕裂，可以出现落臂征。与外旋落臂征做对比，即可判断区别冈上肌和肩胛下肌损伤。

6. 肩袖损伤保守治疗的康复

（1）早期（0～4 周）：遵循 PRICE 原则，以减轻疼痛、缓解肿胀为目标，上臂外展小于 90° 时（避免肩峰下撞击），肩关节内旋和外旋和健侧相同。

注意事项：①良肢位摆放；②悬吊带的使用；③日常生活训练。

康复治疗
- 消除肿胀、减轻疼痛的治疗。
- 肩胛骨各方向附属活动。

- 无痛范围内，肩关节被动各方向生理活动。
- 临近关节及健侧肢体的主、被动活动训练。
- 逐渐引导肩关节进行主动关节活动范围练习训练。
- 爬墙训练。
- 肘部活动，随耐受性增加，逐步从被动活动到主动活动（0°～130°）。
- 抓握强化训练（抓握胶泥，拍球）。
- 日常生活训练。

（2）中期（4～8周）：目标为改善肩关节周围肌力和耐力，使患侧关节活动度和健侧相同。康复训练可不制动，缓解疼痛处理同早期。

康复治疗的具体内容如下：

- 肩关节被动关节活动度训练。
- 关节囊牵拉。
- 肌力增强训练。
- 加强肩袖残余肌力：可做闭链等长肌力训练，如内旋、外旋、外展；可用弹力带做开链等长肌力训练 初始位置屈肘90º，肩关节处于前屈、外展及外旋0°位，进行训练。应用6种颜色弹力带，每种弹力带递增1磅，从16磅阻抗递增，一般经过2～3周的训练可进步至下一弹力带，根据患者水平，如有不适则不进行至下一弹力带；弹力带训练可以利用等张训练的方式，对肩袖周围肌群行向心或离心强化训练：前屈、后伸、外展、内旋、外旋。
- 轻重量哑铃训练：前屈、后伸、外展、内旋、外旋。
- 三角肌肌力加强训练。
- 肩胛骨周围肌肉肌力增强训练：闭链肌力增强训练：肩胛骨回缩（菱形肌，斜方肌中部）；肩胛骨前伸（前锯肌）；肩胛骨下沉（背阔肌，斜方肌，前锯肌）；耸肩（斜方肌上部）。逐渐过渡至开链肌力增强训练。

（3）中后期（8～12周）：以改善神经肌肉控制和本体感觉输入，逐步恢复正常功能活动为目标。继续加强肌肉训练及拉伸，逐步恢复正常活动。

五、急性期处理办法

（一）基本原则

一旦损伤发生，越早进行处理，出现的症状越少，康复治愈的时间也会随之缩短。

损伤发生后，充分暴露受伤部位，了解损伤发生的原因和存在的不适症状，检查受伤部位，软组织或骨骼是否有压痛，关节中是否感受到间隙。如有肿胀、压痛，负重时疼痛，应立即进行以下处理：

（1）休息（Rest）：停止活动，避免关节进一步损伤。

（2）冰敷（Ice）：关节周围冰敷，以收缩血管、减少出血、减轻肿胀、缓解疼痛。

（3）加压包扎（Compression）：增加关节周围压力，如用毛巾包扎起来。

（4）抬高患肢（Elevation）：患肢抬高，促进血液回流，减轻关节肿胀和疼痛感。

四个首字母"RICE"，又称大米原则，是所有运动损伤急救的基本处理原则。

（二）急性运动损伤处置原则的演变

（1）RICE（1978 年）。

（2）PRICE（20 世纪 90 年代）：在 RICE 原则上加了 P-Protection，第一处理原则就是保护受伤部位，将受伤部位固定，以免加重伤害程度。

（3）POLICE（2011 年）：临床提出创新的观点，即提倡对最佳负荷的重视，把 R 换成了 OL-Optimal Loading 急性运动损伤后，单纯的休息可能对除部分脆弱组织之外的机体是一种废用性的损伤，而不是良好作用。但也并非是肢体承受的负荷越大越好，想要尽快恢复，诀窍在于找到"最佳负荷"。最佳负荷意味着用一种平衡的、递增的康复方案来取代休息，患者越早进行 Optimal Loading，就恢复越快。

（4）POLICE MM（2014 年）：在国外文献最新提出的原则中，在 POLICE 的原则上增加了物理治疗（Modalities）和药物治疗（Medications）。

① Modalities（物理治疗）：在物理治疗师的指导下，使用无热量的超声波等物理治疗仪器，对局部挫伤的软组织和韧带发挥消肿、促愈合作用。除此之外，也能用肌贴的爪形贴法，来治疗损伤局部软组织水肿。

② Medications（药物治疗）：在医生的指导下，使用非甾体类消炎药。这种药物有别于激素，主要功效是消炎止痛。急性损伤后可能会出现一定程度的无菌性炎症，疼痛大多建立在炎症基础上，通过药物控制炎症后，疼痛自然得到缓解。

六、运动损伤与康复中的心理因素

根据患者自身情况，运动损伤会对患者的心理因素产生影响。焦虑、抑郁等不良情绪反过来又会加剧患者的疼痛，但心理因素目前在临床中常被忽略。建议临床过程中加强护理关怀，尤其是对于一些经药物治疗不能有效止痛的患者，要特别注意其心理因素的影响。患者心理因素的改变可用症状自评量表等进行评定。

七、辅助护具使用的宣教

当患者的患肢暂不能负重，或只能部分负重时，需要使用辅助护具，如助行器、悬吊带的选择与使用等，并有且应对患者进行护具相关的健康教育。

八、注意事项

（1）药物治疗：早期镇痛药和抗炎药的应用，有助于缓解疼痛。

（2）运动损伤常见并发症：运动损伤保守治疗的患者，为深静脉血栓（DVT）和肺栓塞（PE）的高发人群，早期功能锻炼是血栓的基本预防措施。另外，压力袜、间歇充气压力泵等，是预防血栓的辅助措施。

（3）预防再损伤：包括运动前充分热身、加强核心肌群力量、穿合适的鞋、改善运动场地、保护受伤的关节、平衡功能及本体感觉训练。

第2节　交叉韧带重建后术后的康复评定和治疗

膝关节内有前、后交叉韧带（又称十字韧带），前交叉韧带起自胫骨髁间隆起的前方，向后、上、外止于股骨外髁的内面；后交叉韧带起自胫骨髁间隆起的后方，向前、上、内止于股骨内踝的外面，膝关节不论伸直或屈曲，前后交叉韧带均呈紧张状态，前交叉韧带可防止胫骨向前移动，后交叉韧带可防止胫骨向后移动。

一、概述

（一）定义及临床表现

交叉韧带损伤在临床上分为完全断裂及不完全断裂。若患者膝关节韧带损伤后出现膝关节疼痛或腿软、无法用力时，需尽快入院治疗，医生可根据其受伤的交叉韧带断裂情况及核磁共振结果，综合判断是否需要进行手术治疗。若患者交叉韧带损伤后两周肿胀感消失，但膝关节仍存在疼痛感，尤其走斜坡、跑步时，出现腿发软无力或步伐不稳，膝关节挫动感明显，此时需进行手术治疗。

（二）手术方式

1.自体肌腱重建前、后交叉韧带术
该术式是目前最流行的一种方法，特别是对术后的美观要求较高的患者。

2.同种异体肌腱重建前、后交叉韧带术

同种异体肌腱重建同自体重建相比，其优点是不需要取自体的肌腱；缺点是可能有排异现象，而且价格较贵，在没有自体韧带可供取材的情况下，可考虑使用。

二、康复评定

交叉韧带重建术的治疗目的，是在保证重建的韧带顺利愈合的同时，尽快消除膝关节的肿胀，减轻疼痛，防止肌肉萎缩的关节功能障碍，促进膝关节功能全面而快速恢复。为此，交叉韧带重建术的康复评定，主要是对患者的疼痛情况、关节功能状况、日常生活活动能力和心理因素等进行全面评定。

（一）疼痛评定

常用的评定方法包括：视觉模拟评分法、数字等级评定量表、语言等级评定量表、Wong-Baker 面部表情量表。

（二）运动功能评定

1.关节活动度测量

最常用的测量和记录关节活动度的方法为中立位法（解剖 0° 位法），即将解剖学中立位时的肢体位置定为 0°。评定时要检查患者患侧膝关节各个方向的主、被动活动范围，并与健侧进行对比，如因疼痛或其他原因无法完成评定要进行标记。

2.肌力评定

患者进行肌力检查时，要取标准体位，受检肌肉做标准的测试动作；固定受检肌肉附着肢体的近端，放松不受检查的肌肉。首先，在承受重力的情况下观察该肌肉完成测试动作的能力。然后，根据测试结果决定是否由检查者施加阻力或助力，并尽可能达到最大的运动范围，进一步判断该肌肉的收缩力量。

3.平衡及协调功能评定

（1）平衡功能测定：临床上常用的平衡功能评定方法包括：平衡反应评定，Berg 平衡量表，应用仪器进行不同体位的动态和静态平衡功能评定等。交叉韧带重建患者，可应用 Berg 平衡量表来预测其跌倒的危险性。

（2）协调功能评定：在进行协调功能评定时，患者的意识必须清晰，能够充分的配合。另外，患者肢体的肌力必须 4 级以上，否则评定无意义。临床上常用的评定动作有轮替试验、跟膝胫试验、旋转试验等。

4.步行功能评定

运用 Holden 步行功能分级量表，进行步行能力评定。

（三）综合评定量表

临床常用 Lysholm 膝关节评分量表，对膝关节韧带损伤术后（膝关节韧带重建或修补术后）患者进行评分。

（四）日常生活活动能力和生命质量评定

日常生活活动能力常用的量表，为改良 Barthel 指数、FIM 量表等。生命质量（QOL）常用的量表，是 SF-36 量表、WHO-QOL100 等。

三、康复治疗

（一）康复治疗原则与目标

交叉韧带重建术康复的目标，是减轻或消除疼痛，控制病情、矫正畸形，防止肌肉萎缩的关节功能障碍，促进膝关节功能全面而快速恢复，改善生活质量。

交叉韧带重建术后的康复治疗，应遵循韧带从重建到愈合的组织学依据和生物力学特性，既不可盲目求快，也不能因为追求保险而导致功能的丧失。

（二）康复治疗技术

1. 前交叉韧带重建术后的康复训练方法

（1）初期（0～4周）

1）康复目标：

①强调完全被动伸直；②缓解术后疼痛、肿胀；③关节活动度达到0°～90°；④初期肌力练习；⑤渐进性负重练习。

2）注意事项：

①24小时全天佩戴支具；②避免0°～40°内的主动伸膝；③避免热敷。

3）正确体位摆放：

患腿足跟下垫枕头，保持足尖向正上方，不能歪向一边，膝关节下方应空出，不可用枕头将腿垫成微弯曲位置。如疼痛不能忍受，则在医生指导下摆放于舒适体位。

4）康复训练：

①手术当天：麻醉消退之后，就可以开始活动脚趾和踝关节，来促进循环和知觉的恢复。如果疼痛不是难以忍受，可尝试收缩股四头肌以及活动髌骨（上下左右推动髌骨，活动后立即冰敷5～10分钟）。

②术后第1～第3天：肌力训练。

● 踝泵练习：主动的屈伸踝关节，要求动作缓慢、用力，在不引起明显疼痛的范围

内最大限度活动，反复连续进行练习。最好在不睡觉的时候尽可能多做，至少也需要 5
分钟 / 小时，才能达到促进循环、消退肿胀、防止深静脉血栓的重要意义。

●股四头肌等长练习：大腿前面的肌群做绷劲和放松交替活动的练习。要求在不增
加疼痛的前提下尽可能地多做，维持 5 秒，休息 2 秒，每天做 500 ～ 1000 次才有效果。
此练习可以尽量避免下肢肌肉的萎缩，同时也能促进下肢血液循环。

●腘绳肌等长练习：大腿后侧肌群的练习，用患腿足跟和小腿同时向下用力压床
面，或者在腿下面垫枕头。这时如果用手摸大腿的后面，就能感觉到腘绳肌的收缩、变
硬。在不增加疼痛的前提下尽可能地多做，维持 5 秒，休息 2 秒，每天做 500 ～ 1000 次。

●直腿抬高练习：大腿股四头肌收缩，保持膝关节绷直抬离床面 10 ～ 15 cm 处，保
持至力竭，缓慢放下。20 ～ 30 次 / 组，2 组 / 天（佩戴支具下练习）。

●侧抬腿练习：目的是强化大腿外侧肌肉，20 ～ 30 次 / 组，2 组 / 天。

●后抬腿练习：俯卧位，患腿伸直向后抬起至离床面 5 ～ 10 cm 处，缓慢放下，20 ～
30 次 / 组，2 组 / 天。

> 注意：以上所有直抬腿练习，在力量增强之后，都可以在患侧关节处加沙袋作
> 为负荷，来强化练习，更好地强化肌肉力量。

③术后第 4 ～第 7 天：同样需加强以上各项练习，增加负重及平衡方案。

●患腿的负重及平衡练习（注意是否有半月板的缝合或关节软骨的处理）：在患腿
可以站地负重的基础上，站在墙壁或椅子等扶稳保护的位置。双腿的肌肉都要绷劲，以
控制身体的平衡，之后逐渐移动身体的重心，增加患腿的负重和用力的程度，逐渐达到
患侧单腿可以完全负重站立的程度。5 ～ 10 分钟 / 次，2 次 / 组，2 组 / 天。

关节活动范围练习按以下方案进行：

●髌骨的被动活动：大腿放松，手掌推住髌骨的边缘，上下左右各方向缓慢的用
力，推动髌骨到极限位，每方向 20 次 / 组，2 组 / 天。

●膝关节被动屈曲练习：去除支具，坐于床边，膝关节以下垂于床外，在保护措施
下放松大腿肌肉，使小腿缓慢下垂，在微痛的角度保持 10 分钟。必要时可在踝关节处
加以助力。不要反复练习，1 次 / 天，避免炎症和疼痛的增加。要避免暴力推拿和盲目
追求角度加快练习，7 天达到 90° 即可。

●膝关节被动伸直练习：在患腿足跟下垫枕头，保持足尖向正上方，不能歪向一
边，膝关节下方应空出。练习时间不少于 8 小时 / 天。

注意：以上角度练习之后，要立即冰敷 10 分钟左右，避免肿胀和出血。如平时关节内有明显发热、发胀的感觉，可再冰敷 2 ~ 3 次 / 天。练习的时候把支具去除，练习之后一定要再戴好支具。如有条件，可使用 CPM 机进行屈、伸膝锻炼。

④术后第 2 ~ 4 周：同样是加强以上各项练习，关节活动范围练习按以下方案。

● 膝关节被动屈曲练习：被动屈曲角度术后第 4 周至 110°，坐位，双手抱住脚踝，使脚跟缓慢接近臀部。

● 膝关节被动伸直练习：同术后第 4 ~ 第 7 天。

● 腘绳肌练习：俯卧位"勾腿"屈膝至无痛角度，缓慢放下。20 次 / 组，2 组 / 天

● 静蹲练习：背靠墙，双脚与肩同宽，脚尖及膝盖向正前方，下蹲至无痛范围，随力量增加逐渐增加下蹲角度（＜ 90°），每次至力竭，间隔 5 ~ 10 秒，3 ~ 5 个 / 组，2 组 / 天。

（2）中期（5 周~ 3 个月）

1）康复目标：

①强化关节活动度与健侧相同；②强化肌力；③改善关节稳定性；④恢复日常生活各项活动能力。

2）注意事项：

①白天佩戴支具，晚上睡眠时可不带支具，3 个月复查后可根据情况去除支具；②随肌力水平提高，中期以绝对力量的练习为主，选用负荷为完成 20 次动作即感到疲劳的负荷量，20 次 / 组，2 ~ 4 组连续练习，组间休息 60 秒，至疲劳为止；③避免热敷。

3）康复训练：

①术后第 5 ~第 8 周

● 膝关节被动屈曲练习：被动屈曲角度至 120° ~ 130°。

● 膝关节被动伸直练习：同术后第 4 ~ 第 7 天。

● 单腿蹲起练习：患腿单腿站立，上身正直，缓慢下蹲至屈曲 45° 处，再缓慢蹬直，要求缓慢、有控制、上身不打晃。

● 本体感觉练习：如有条件，且关节肿痛不严重的患者，可以使用固定自行车练习，提高关节灵活性，由无负荷至轻负荷，20 ~ 30 分钟 / 组，2 组 / 天。

②术后第 9 周~ 3 个月

● 3 个月复查后，可根据情况去除支具。

● 被动屈曲角度逐渐增至与健侧相同。

● 主动屈膝及伸膝的角度与健侧基本相同，且无明显疼痛。

● 9 周时如可单腿站立 1 分钟，即可用单拐行走，并于室内可脱拐行走。

● 坐位抗阻伸膝练习：使用沙袋或弹力带等作为负荷，进行股四头肌的练习。20 次 /组，连续 3 ~ 5 组，组间休息 30 秒，2 次 / 天。

● 末端伸膝练习：床边坐位，膝关节完全绷直处于 0° 位，然后慢慢屈膝到 20° 位，再慢慢伸直到 0° 位，踝关节处挂足够重量的沙袋或弹力带，20 次 / 组，连续 3 ~ 5 组，组间休息 30 秒，2 次 / 天。

● 俯卧位屈膝牵伸练习：俯卧位屈曲，使足跟完全接触臀部，持续牵伸 10 分钟 / 组，2 组 / 天。

● 台阶前向下练习：面向地面，站立于一层台阶上，上身直立，患侧腿单腿站立，健侧腿向前伸出，患侧腿缓慢下蹲至健侧腿足跟完全着地，再缓慢伸直。在力量增强后可手提重物坐位负荷。动作要求缓慢、有控制、上身不打晃。20 次 / 组，连续 3 ~ 5 组，组间休息 30 秒，2 次 / 天。

● 保护下全蹲：双脚与肩同宽，脚尖及膝盖向正前方，在手扶物体的保护下缓慢下蹲，足跟不离开地面，至感到微痛处保持 5 分钟，可等疼痛减轻后继续加大下蹲角度。注意双下肢平均分配体重，尽可能使足跟完全接触臀部。5 分钟 / 组，2 组 / 天。

（3）后期（4 ~ 6 个月）

1）康复目标：

①全面恢复日常生活各项活动；②强化肌力及关节稳定性；③逐渐恢复运动。

2）注意事项：

在此期间重建的韧带还不够坚固，故练习应循序渐进，不可勉强或盲目冒进。在做剧烈运动期间，必要时可戴护膝保护。

3）康复训练：

①步行训练；②膝环绕练习；③跳上跳下练习；④侧向跨跳练习；⑤弹力带下侧方移动练习；⑥侧向跑或向后跑；⑦折返跑；⑧8 字型跑；⑨如条件允许，可以开始游泳（早期禁止蛙泳）。

（4）恢复运动期（7 个月 ~ 1 年）：全面恢复运动或剧烈活动。强化肌力及跑跳中关节的稳定性。逐渐恢复剧烈活动，或专项训练。

2. 后交叉韧带重建术后的康复训练方法

（1）术后 0 ~ 7 天

1）康复目标：

①控制术后疼痛肿胀；②初期肌力练习以避免肌肉萎缩；③渐进性负重练习。

2）注意事项：

①避免主动屈膝；②避免热敷。

3）正确体位摆放：

患腿足跟下垫枕头，保持足尖向正上方，不能歪向一边，膝关节下方应空出，不可用枕头将腿垫成微弯曲位置。如疼痛不能忍受，则在医生指导下摆放于舒适体位。

4）康复训练：

①手术当天：麻醉消退之后，就可以开始活动脚趾和踝关节，来促进循环和知觉的恢复。如果疼痛不是难以忍受，可尝试收缩股四头肌以及活动髌骨（上下左右推动髌骨，活动后立即冰敷 5 ~ 10 分钟）。

②术后 1 天的康复训练如下。

● 踝泵练习：即主动的屈伸踝关节，要求动作缓慢、用力，在不引起明显疼痛的范围内最大限度活动，反复连续进行练习。最好是不睡觉的时候就尽可能多做，至少也需要 5 分钟 / 小时，才能达到促进循环、消退肿胀、防止深静脉血栓的重要意义。

● 股四头肌等长练习：绷劲和放松交替活动股四头肌。要求在不增加疼痛的前提之下尽可能地多做，维持 5 秒，休息 2 秒，要每天做 500 ~ 1000 次才有效果。此练习可以尽量避免下肢肌肉的萎缩，同时也能促进下肢血液循环。

● 腘绳肌等长练习：即用患腿脚后跟和小腿同时向下用力压床面，或者是腿下面垫的枕头。这时候如果用手摸着大腿的后面，就能感觉到腘绳肌的收缩变硬。在不增加疼痛的前提下，尽可能地多做，维持 5 秒，休息 2 秒，也要每天做 500 ~ 1000 次。

③术后两天，拔出引流管后需进行以下康复训练。

● 继续并加强以上练习。

● 开始尝试直腿抬高练习：大腿股四头肌收缩，保持膝关节绷直抬离床面 10 ~ 15 cm 处，保持至力竭，缓慢放下。20 ~ 30 次 / 组，2 组 / 天（佩戴支具下练习）。

● 开始侧抬腿练习：目的是强化大腿外侧肌肉，20 ~ 30 次 / 组，2 组 / 天。

● 此后继续以上练习，由治疗师决定膝关节的屈曲练习。

（2）术后 2 ~ 4 周

1）康复目标：

①加强活动度及肌力练习。②提高关节控制能力及稳定性。③逐步改善步态。④关节活动度达到 0° ~ 90°。⑤提高髌骨活动度。

2）注意事项：

①行走时支具应锁在 0°；②限制负重；③避免过度的关节活动度。

3）康复训练：

①术后 2 周：同样是加强以上各项练习，关节活动范围练习按以下方案。

● 髌骨的被动活动：大腿放松，手掌推住髌骨的边缘，上下左右各方向缓慢的用力，推动髌骨到极限位，每方向 20 次 / 组，2 组 / 天。

● 膝关节被动屈曲练习：去除支具，坐于床边，膝关节以下垂于床外，保护下放松大腿肌肉，使小腿缓慢下垂，在微痛的角度保持 10 分钟。必要时可在踝关节处加以助力。不要反复练习，1 次 / 天，避免炎症和疼痛的增加，更要避免暴力推拿和盲目追求角度而加快练习，屈曲角度应小于 60°。练习完毕戴好支具。

②术后 3 周：膝关节被动屈曲角度应达到 70°。

③术后 4 周：关节活动范围练习按以下方案。

● 膝关节被动屈曲角度应达到 90°。

● 后抬腿练习：俯卧位，患腿伸直向后抬起至离床面 5～10 cm 处，缓慢放下，20～30 次 / 组，2 组 / 天。在力量增强之后，可以在患侧关节处加沙袋作为负荷，来更好地强化肌肉力量。

● 患腿的负重及平衡练习：练习前注意是否有半月板的缝合或关节软骨的处理，在患腿可以站地负重的基础上，应用墙壁或椅子等做扶稳保护措施，双腿的肌肉都要绷紧，以控制身体的平衡，之后逐渐移动身体的重心，增加患腿的负重和用力的程度，逐渐达到患侧单腿可以完全负重站立的程度（4 周达到 50%）。5～10 分钟 / 次，2 次 / 组，2 组 / 天。

● 逐渐调整支具至 0°～50° 范围屈伸。每 4～5 天加大角度，术后满 6 周时调节至 0°～110° 范围。

（3）术后 5～8 周

1）康复目标：

①关节活动度达到 0°～120°；②步行无痛时去掉拐杖；③强化肌力；④改善关节稳定性。

2）注意事项：

①治疗过程中避免超出活动度限制；②避免抗住屈膝练习。

3）康复训练：

①膝关节被动屈曲角度应到达 110°。

②静蹲练习：背靠墙，双脚与肩同宽，脚尖及膝盖向正前方，下蹲至无痛范围，随力量增加，逐渐增加下蹲角度（＜90°），每次至力竭，间隔 5～10 秒，3～5 次 / 组，2 组 / 天。

③当在步行过程中无痛时（6～8 周）脱拐。

（4）术后 8～12 周：12 周时可根据复查情况去除支具。

1）康复目标：

①恢复全部关节活动度；②恢复正常步态；③提高下肢灵活性。

2）注意事项：

监控活动强度。

3）康复训练：

①膝关节被动屈曲角度逐渐至与健侧相同。

②力求达到正常步态。

③单腿蹲起练习：患腿单腿站立，上身直立，缓慢下蹲至屈曲 45° 处，再缓慢蹬

直。要求缓慢、有控制、上身不打晃。

④本体感觉练习：如有条件，且关节肿痛不严重的患者，可以使用固定自行车练习，提高关节灵活性，由无负荷至轻负荷，20～30分钟/组，2组/天。

⑤坐位抗阻伸膝练习：使用沙袋或弹力带等作为负荷，进行股四头肌的练习。20次/组，连续3～5组，组间休息30秒，2次/天。

⑥末端伸膝练习：床边坐位，膝关节完全绷直处于0°位，然后慢慢屈膝到20°位，再慢慢伸直到0°位，踝关节处挂足够重量的沙袋或弹力带，20次/组，连续3～5组，组间休息30秒，2次/天。

（5）术后3～6个月

1）康复目标：

①强化肌力及关节稳定性；②全面恢复日常生活各项活动；③逐渐恢复运动。

2）注意事项：

在此期间重建的韧带还不够坚固，故练习应循序渐进，不可勉强或盲目进行。在做剧烈运动期间，必要时可戴护膝保护。

3）康复训练：

①主动屈膝及伸膝的角度与健侧基本相同，且无明显疼痛。

②卧位屈膝牵伸练习：俯卧位屈曲，使足跟完全接触臀部，持续牵伸10分钟/组，2组/天。

③阶前向下练习：站立于一层台阶上，上身直立，患侧腿单腿站立，健侧腿向前伸出，患侧腿缓慢下蹲至健侧腿足跟完全着地，再缓慢伸直。在力量增强后可手提重物坐位负荷。动作要求缓慢，有控制，上身不打晃。20次/组，连续3～5组，组间休息30秒，2次/天。

④保护下全蹲：双脚与肩同宽，脚尖及膝盖向正前方，手扶物体保护下缓慢下蹲，足跟不离开地面，至感到微痛处保持5分钟，可等疼痛减轻后继续加大下蹲角度。注意双下肢平均分配体重，尽可能使足跟完全接触臀部。5分钟/组，2组/天。

此外，还有步行训练、膝环绕练习、跳上跳下练习、侧向跨跳练习、弹力带下侧方移动练习、侧向跑或向后跑练习等。如条件允许，可以开始游泳（早期禁止蛙泳）。

（6）术后7个月～1年：全面恢复运动或剧烈活动，强化肌力及跑跳中关节的稳定性，逐渐恢复剧烈活动，或专项训练。

第3节　肩袖损伤术后的康复评定和治疗

肩袖损伤的主要原因有三类：创伤，血供不足，肩部慢性撞击损伤。肩袖损伤时常发生在需要肩关节极度外展的反复运动中（如打棒球、自由泳、仰泳、蝶泳、举重、球拍类运动）。肩袖会随着年龄的增长，以及肩部的劳损，逐渐发生退行性改变，因此，肩袖损伤多见于 40 岁以上的中年人。肩袖损伤分为急性损伤和慢性损伤，急性损伤大多有明确的外伤史，大于 50 岁的慢性损伤患者可无明显外伤史。

一、概述

如肩袖损伤严重，或肩袖完全撕裂或断裂，经保守治疗 3 ~ 6 个月效果不明显的，需进行手术治疗。随着微创关节镜技术的发展，肩袖损伤的手术治疗大部分在关节镜下可以进行效果较好。部分撕裂、断裂或基础较差的患者，可行小切口开放性手术修补损伤的肩袖。

二、康复评定

肩袖术后康复治疗的目的，是控制疼痛和其他并发症状、减少功能障碍，指导患者及其家属了解该疾病和治疗状况。为此，肩袖术后的康复评定，主要是针对患者的疼痛情况、关节运动功能状况、日常生活活动能力和心理因素等来进行。

1. 疼痛评定

疼痛评定的方法有视觉模拟评分法，数字等级评定量表，语言等级评定量表，Wong-Baker 面部表情量表。

2. 运动功能评定

（1）关节活动度测量：将解剖学中立位时的肢体位置定为 0°，评定时要检查患侧肩关节各个方向的主、被动活动范围，并与健侧进行对比，如因疼痛或其他原因无法完成评定，要进行标记。

（2）肌力评定：肩袖撕裂术后早期，需要限制肩关节主动活动角度，肌力评定需在术后恢复 6 周后进行，评定流程参照 MMT 徒手肌力测定。

3. 日常生活活动能力和生命质量评定

日常生活活动能力常用的量表，为改良 Barthel 指数、FIM 评定量表等。生命质量（QOL）常用的量表，是 SF-36 量表、WHO-QOL100 等。

三、康复治疗

（一）康复治疗目标与原则

肩袖术后康复的目标，是减轻或消除疼痛，控制病情，改善或恢复关节功能，改善患者生活质量。治疗原则应个体化，结合患者自身情况，如年龄、性别、体重、自身危险因素、病变部位及程度等，选择合适的康复方案。

（二）康复治疗技术

1. 术后 1 ~ 10 天

在此阶段康复治疗以缓解术后肿胀和疼痛，预防肌肉萎缩，维持关节活动度为主。治疗内容包括：①使用肩部垫带或外展支具（遵手术医生医嘱）；②钟摆运动练习；③被动的肩关节活动（早期小范围）；④肘屈曲和手抓握的主动运动；⑤少量的等长收缩（前屈、外展、内外旋等）；⑥冰敷消肿镇痛；⑦睡觉时佩戴肩部支具或吊带。

2. 术后 11 天 ~ 6 周

在此阶段康复治疗以缓解肿胀和疼痛，预防肌肉萎缩，维持关节活动度，增强肩部稳定性为主。治疗内容如下：

（1）术后 11 天 ~ 4 周：①继续使用肩部支具；②被动关节活动度增加到可忍受范围，包括前屈、外展、内外旋；③治疗师帮助进行辅助主动的关节活动度训练；④继续少量的等长收缩（前屈、外展、内外旋等）；⑤如有疼痛继续使用冰敷；⑥被动关节活动度至正常范围，或接近正常范围；⑦睡觉时仍需继续使用肩部支具。

（2）术后 4 ~ 6 周：①体操棒辅助肩部屈伸、外展的关节活动度训练；②继续肘和手的主动运动；③利用小阻力弹力带开始内外旋的力量训练；④6 周后，睡觉时可拆除支具。

3. 术后 7 ~ 14 周

在此阶段康复治疗以恢复全范围肩关节的关节活动度，增强肌力和耐力，提高肩部稳定性为主。治疗内容如下：

（1）7 ~ 10 周：①继续关节活动度训练；②利用小重量哑铃或小阻力弹力带进行力量训练。

（2）10 ~ 14 周：①继续以上训练；②在临床医生允许下，可进行简单的功能活动；③开始肩关节基础性训练。

4. 术后 15 ~ 22 周

在此阶段康复治疗以维持肩关节全范围关节活动度，增强肌力和耐力，维持关节稳定性，恢复功能活动为主。治疗内容如下：①维持全范围关节活动度；②肩关节关节囊的自我牵拉，可从肩关节的力量训练逐步过渡到功能训练；③物理因子治疗。

5. 术后 23 ~ 30 周

在此阶段康复治疗以逐步恢复正常的体育运动和体力劳动为主。治疗内容如下：①继续肩关节的功能训练和力量训练，每周至少 4 次；②如肩关节出现紧张感，可继续自我牵拉；③恢复正常的体育运动和体力劳动；④物理因子治疗。

第4节 跟腱断裂术后的康复评定和治疗

一、概述

跟腱断裂治疗的手术方式多样，根据术中探查所见跟腱损伤的具体情况而定，包括各种肌腱缝合术，以及选择邻近其他腱性组织进行的增加肌腱强度的技术。术后需要进行积极的康复，才能保证治疗的效果。

二、康复评定

跟腱断裂术后康复治疗的目的，是控制疼痛和其他并发症状，减少功能障碍，指导患者及其家属了解该疾病和治疗状况。为此，跟腱断裂术后的康复评定，主要是针对患者的疼痛情况、关节运动功能状况、日常生活活动能力等来进行。

1. 疼痛评定

疼痛评定包括视觉模拟评分法，数字等级评定量表，语言等级评定量表，Wong-Baker面部表情量表。

2. 运动功能评定

（1）关节活动度测量：踝关节维持在90°中立位，测量跖屈、内翻、外翻的关节活动度，背屈暂不测。

（2）肌力评定：跟腱断裂术后早期，跟腱背屈制动，可测跖屈肌、内翻肌和外翻肌肌力，以及下肢近端肌肉的肌力。

3. 平衡能力和步行能力的评定

常用Berg平衡量表和Holden步行能力量表对平衡能力和步行能力进行评定。

4. 日常生活活动能力和生命质量评定

日常生活活动能力，常用改良Barthel指数、FIM评定量表等。生命质量（QOL）常用SF-36量表、WHO-QOL100等。

三、康复治疗

（一）康复治疗目标与原则

跟腱断裂术后康复的目标，是减轻或消除疼痛，促进软组织恢复，改善或恢复关节功能，改善生活质量。总体原则是治疗应个体化，结合患者自身情况，如年龄、性别、体重、自身危险因素、病变部位及程度等选择合适的康复方案。

（二）康复治疗技术

1. 运动疗法

（1）1期（手术后）：用短腿石膏或夹板固定踝关节在轻度跖屈位，治疗师可利用淋巴回流技术促进消肿，间接筋膜松解来缓解筋膜和软组织紧张，如有小腿肌和足部肌肉的紧张，可进行点按放松治疗，治疗后可冰敷。

（2）2期（术后3天）：继续之前的治疗，可小幅度的做踝关节跖屈背伸、内翻外翻活动，佩戴夹板可进行下肢近端关节的肌肉训练，跟腱处如有疼痛可行冰敷。

（3）3期（术后2周）：伤口愈合良好时，可拆除缝线，继续上述治疗。除进行踝关节跖屈背伸、内翻外翻以外，还可做小幅度的踝关节环转运动。

（4）4期（术后3周）：逐渐开始部分负重练习，可将患足置于带有跟垫的踝关节支具中，使踝关节跖屈10°～15°，继续上述活动练习。有条件的情况下，可在有浮力的水中进行步行练习。

（5）5期（4～6周）：由部分负重过渡到完全负重，可在平衡杠内行走。逐步加强踝关节各个方向关节活动度练习，可做蹬自行车练习，阻力不宜过大。

（6）6期（6～12周）：踝关节支具继续保持一定的跖屈角度，可利用弹力带进行踝关节抗阻训练，蹬自行车阻力可加大、时间可延长，并开始上下台阶的训练。

（7）7期（12周后）：可做单提踵练习，跟腱牵拉训练，可站斜板，逐渐增加行走距离，开始练习跳和慢跑，逐步恢复体育运动。

2. 物理因子治疗

（1）短波、超短波疗法：超短波能加速创伤急性期反应的消退，如消除疼痛、肿胀、血肿，加速伤口肉芽组织的生长和炎症的消退，促使伤口的愈合，促进瘢痕的软化。

（2）中频电疗法：临床常用的有干扰电疗法、调制中频电疗和等幅正弦中频（音频）电疗法，其可刺激肌肉收缩，促进血液循环，同时起到镇痛、消炎等作用。

（3）蜡饼疗法：利用蜡的温热作用和机械压迫作用，可加速肿胀的消退，促进新陈代谢，起到消炎和促进渗出物吸收的作用。

第5节　病例选编

一、一般资料

患者，男，34岁，职员，于2018年8月打球时不慎伤及右膝，伤后右膝关节疼痛，肿胀，行右膝MRI检查示"右膝前交叉韧带断裂，半月板损伤"，受伤1个多月后行"右膝前交叉韧带重建术＋半月板修复术"，术后2天入院康复。既往体健。

二、入院康复评定

（1）关节活动度及肌力见表 5-11。

表 5-11　关节活动度及肌力

关节名称	活动方向	主动幅度	被动幅度	肌力
左膝关节	屈曲	130°	145°	4
	伸直	0°	0°	5
右膝关节	屈曲	15°	30°	2
	伸直	0°	0°	1
其他关节	各方向	正常	正常	正常

（2）疼痛评定：视觉模拟量表（VAS）5/10。

（3）步行功能：Holden 分级 0 级。

（4）日常生活能力评定：Barthel 指数 55 分（中度依赖）。

（5）特殊试验：双膝髌周压痛（+），浮髌试验（+）。

（6）附属活动：右侧髌骨各方向附属活动使用四级手法，感觉稍紧。

三、目前需要解决的问题

（1）右下肢肿胀。

（2）右膝关节活动范围受限。

（3）右下肢肌力不足。

（4）右膝关节周围疼痛。

（5）日常生活活动能力受限。

四、康复治疗目标（结合患者需求）

（1）减轻右下肢肿胀。

（2）增加右膝关节活动范围。

（3）增加右下肢肌力。

（4）减轻右膝关节周围疼痛。

（5）提高日常生活活动能力。

五、康复治疗计划

（一）术后 1～4 周

①髌骨各方向附属活动。
②踝泵训练。
③股四头肌、腘绳肌等长收缩训练。
④支具保护下直腿抬高训练。
⑤床旁坐位屈膝训练（因有半月板损伤，屈膝不超过 90°）。
⑥根据患者情况进行持续被动活动（CPM）练习。
⑦训练后冰敷。

（二）术后 5～8 周

①继续术后 1～4 周的训练。
②加强膝关节抗阻肌力训练。
③患肢的负重训练。
④靠墙静蹲训练。
⑤床旁坐位屈曲训练（角度达到 120°）。
⑥末端伸膝练习。
⑦卧位自行车训练。

（三）术后 9～12 周

①继续第 5～第 8 周的训练。
②加强膝关节抗阻肌力训练。
③等速肌力训练。
④右膝关节屈曲角度至与健侧相同。
⑤步态训练。
⑥俯卧位屈膝牵伸训练。
⑦台阶前向下训练。
⑧保护下全蹲。

六、出院前康复评定

患者按照上述康复治疗计划训练 12 周后，出院前进行评定：
（1）关节活动范围及肌力见表 5-12。

表 5-12　关节活动范围及肌力

关节名称	活动方向	主动幅度	被动幅度	肌力
左膝关节	屈曲	130°	145°	5
	伸直	0°	0°	5
右膝关节	屈曲	120°	145°	5
	伸直	0°	0°	5
其他关节	各方向	正常	正常	正常

（2）疼痛评定：视觉模拟量表（VAS）0/10。

（3）步行功能：Holden 分级 V 级。

（4）日常生活能力评定：Barthel 指数 100 分（完全自理）。

（5）特殊试验：双膝髌周压痛（-），浮髌试验（-）。

（6）附属活动　右侧髌骨各方向附属活动，使用四级手法，感觉正常。

第 5 章

脊柱术后的康复治疗

第 1 节　颈椎术后的康复评定和治疗

随着社会的发展和科技的进步，人们长时间低头使用电子产品、长期伏案工作，以及一些不良的生活方式，使得颈椎病发病率逐年增长，且发病年龄逐渐年轻化。症状严重的颈椎病患者需要采用手术的方式来解除症状。术后进行系统的康复治疗，可以使患者尽快地回归正常的生活工作当中，保障手术的良好效果。

一、概述

当患者因颈椎病引起的头晕、四肢麻木、脚踩棉花感、恶心等症状，通过保守治疗不能得到缓解时，需要通过手术的方法，缓解其椎体间、软组织的问题。

手术方式分两种：

（1）解除压迫：前路减压和后路椎管成形术。

（2）重建脊柱稳定性：前路或后路内固定。

二、康复评定

颈椎手术的治疗目的，是缓解甚至消除颈椎病带来的不适，预防或减少功能障碍的发生。因此，颈椎病术后的康复评定，主要是对患者的疼痛情况、运动功能、平衡能力、日常生活活动能力等进行全面评定。

1.疼痛评定

疼痛评定方法包括视觉模拟评分法（VAS），数字等级评分法（NRS），口述分级评分法（VRS），面部表情量表法（FPS）。

2.运动感觉功能评定

（1）颈椎活动度评定：最常用量角器测量。颈椎可沿冠状轴做侧屈运动（$0° \sim 45°$），沿矢状轴做屈伸运动（$0° \sim 45°$），沿纵轴做旋转运动（$0° \sim 60°$）。如因疼痛或其他原因无法完成评定，要进行记录（早期禁止测量）。

（2）肌力评定：常采用徒手肌力评定。颈椎术后需要进行四肢肌力检查时，患者采取仰卧位，在减重、抗重力或抗阻力的状态下，使受检肌肉做标准检测动作，观察该肌肉完成受试动作的能力，判断该肌肉的收缩力量（术后早期肩关节禁止抗阻评定）。

（3）平衡及协调功能评定

1）平衡功能测定：

①量表评价法，如 Fugl-Meyer 法、Berg 平衡量表；②平衡测试仪法。

2）协调功能评定：评定时，患者的意识必须是清晰的，且能够充分的配合。患者肢体的肌力必须达 4 级以上，否则评定无意义。临床上常用的评定动作有指鼻试验，指指试验，交替指鼻、指指试验，示指对指试验，拇指对指试验，握拳试验，拍手实验，跟膝胫试验，旋转试验，拍地试验，画圆试验等。

（4）步行功能评定：常用 Holden 步行功能分级量表进行评定。

（5）感觉评定：四肢深感觉及浅感觉评定。

3. 日常生活活动能力和生命质量评定

日常生活活动能力常用的量表，为改良 Barthel 指数、FIM 评定量表、颈椎失能问卷表、脊髓型颈椎病 JOA 评分。生命质量（QOL）常用的量表，是 SF-36 量表、WHO-QOL100 等。

三、康复治疗

（一）康复治疗原则与目标

（1）避免引起颈椎疼痛。如果患者做某项动作出现疼痛时，就停止该项动作。

（2）康复锻炼强度因人而异，视患者情况及时调整治疗计划。

（3）注意颈围佩戴的时间。一般在 3 个月以内，起来活动时都应该佩戴颈围，以起到保护作用，同时应该进行各个肢体关节活动度及颈部肌肉锻炼，以免造成活动受限及颈肌失用性萎缩。

（4）尽快让患者回归到生活和工作中去。

（二）康复治疗技术

（1）术后 1～3 天：卧床，颈围制动，被动轴向翻身，每 2～3 小时进行 1 次；仰卧位四肢各个关节各个方向的关节活动度训练，踝泵训练，康复踏车训练。运动强度因人而异。

（2）术后 4～7 天：仰卧或床旁活动，颈围制动。每日床头可升高 10°～15°，逐渐至 80°，每次保持 30 分钟，每日至少 2 次；卧位上下肢主动关节活动度训练；颈肌等长收缩训练（屈伸），每日在治疗师协助下训练；在治疗师辅助下，患者进行床边坐位及离床站立训练；踝泵训练、康复踏车训练同上。

（3）术后2周：颈围制动，练习主动或辅助下轴向翻身；上下肢主要关节全关节范围内抗阻训练；颈肌等长收缩训练（屈伸及侧屈）方法同上；床边坐位及离床站立训练；室内步行训练；日常活动能力（ADL）训练，每日至少2次；踝泵训练、康复踏车训练，强度与次数可视患者情况加减。

（4）术后3～4周：颈围制动；步行训练；坐位、站位平衡训练；其他训练同上。

（5）术后5～12周：颈围制动，继续维持上述训练，可视患者情况加减训练强度。

（6）术后12周：颈围制动，进行临床检查及康复评定，确定下一步康复治疗方案。

（7）日常生活能力（ADL）训练：从术后2周开始，在上下肢运动的基础上，锻炼日常生活能力，如洗漱、进食、穿衣、如厕等。

第2节　腰椎术后的康复评定和治疗

近些年来，由于人们长期伏案工作以及一些不良的生活方式，使得腰椎病发病率逐年增长，且发病年龄逐渐年轻化，严重者影响到工作、学习和日常生活者。症状严重的患者往往需要采用手术的方式进行治疗，以缓解症状。

一、概述

腰椎病引起的腰痛、下肢麻木、疼痛等症状，通过保守治疗不能得到缓解，需要通过手术缓解其椎体间、软组织的问题。

腰椎手术类型包括：腰椎间盘突出症髓核摘除术，髓核摘除椎间植骨内固定术，腰椎后路减压融合内固定术，腰椎前路椎间融合内固定术，腰椎管减压术等。可根据术后的X线、MRI等影像学检查方法，明确患者的手术方式及手术节段，为后期康复提供依据及指导。

二、康复评定

腰椎手术的治疗目的，是缓解甚至消除患者的伴随症状，预防或减少功能障碍。因此，腰椎术后的康复评定，主要是对患者的疼痛情况、神经症状、运动功能、平衡能力、日常生活活动能力等进行全面评定。

1. 疼痛评定

疼痛评定方法包括视觉模拟评分法（VAS）、数字等级评分法（NRS）、口述分级评分法（VRS）、面部表情量表法（FPS）。

2. 运动功能评定

（1）腰椎活动度评定：腰椎可在矢状面做屈伸运动，在冠状面做侧屈运动，在水平面上以垂直轴为轴，做腰椎旋转运动。如因疼痛或其他原因无法完成评定，要进行记录。

（2）肌力评定：常采用徒手肌力评定。颈椎术后需要进行四肢肌力检查时，患者采取仰卧位，在减重、抗重力或抗阻力的状态下，使受检肌肉做标准检测动作，观察该肌肉完成受试动作的能力，判断该肌肉的收缩力量。

（3）平衡功能评定：①量表评价法：Fugl-Meyer 法、Berg 平衡量表；②平衡测试仪法。

（4）步行功能评定：常用 Holden 步行功能分级量表进行评定。

3. 日常生活活动能力和生命质量评定

日常生活活动能力常用的量表，为改良 Barthel 指数、FIM 评定量表。生命质量（QOL）常用的量表，包括 SF-36 量表、WHO-QOL100 等。

三、康复治疗

（一）康复治疗原则与目标

（1）避免引起腰椎疼痛及下肢神经症状。如果某项动作导致患者出现疼痛或有神经症状，则应停止。

（2）康复锻炼强度因人而异，运动时注意保护手术相邻节段，避免手术相邻节段的劳损，视患者情况及时调整治疗计划。

（3）注意腰围佩戴的时间。一般在 3 个月以内，起床活动时都应该佩戴腰围，以起到保护作用，同时应该辅以腰部肌肉锻炼，以免造成腰肌失用性萎缩。

（4）避免弯腰及腰椎负载、上肢提重物及体力劳动。

（5）避免腰椎旋转、侧屈、后伸运动。

（6）尽快让患者回归到生活和工作中去。

（二）康复治疗技术

（1）术后 1～3 天：患者需卧床休息，轴向翻身，并对其进行心理辅导和健康宣教。双下肢以髋为把手的整体调整及双下肢以踝为把手的整体调整治疗；筋膜松解；卧床上肢主动运动训练（维持上肢肌力），下肢各个方向关节活动度训练；双踝踝泵训练；可摇床至 30°，半卧位，腰椎微创术后患者如症状缓解者，可做直腿抬高、腰伸肌等长收缩，及佩戴腰围站立训练。

（2）术后 4～7 天：卧床上下肢主动运动训练，逐渐进行屈髋屈膝、内收外展、直腿抬高训练，训练强调视患者情况而定；腰伸肌等长收缩训练；可佩戴腰围扶助行器行床旁站立训练；踝泵训练同上；可增加康复踏车训练。

（3）术后 2～3 周：加强上下肢主动运动训练（同上）及腰部肌肉的等长训练；可试行佩戴腰围室内步行训练，逐渐增加步行距离；日常生活能力（ADL）训练；踝泵训练方法同上，强度与次数可视患者情况加减。

（4）术后 4～6 周：训练同上。加强下肢训练及腰背肌等长训练，适度屈腹或腹肌等长训练，屈髋下蹲训练。在佩戴腰围情况下，增加日常生活活动。

（5）术后 6～8 周：训练同上。逐渐增强运动强度，在腰围保护下增加日常生活活动。

（6）术后 8～12 周：训练同上，适当增加训练强度，可逐渐增加"燕飞""双桥"等训练。

第 3 节　病例选编

一、一般资料

患者，女，年龄 61 岁，退休，患者劳累后间断腰痛 10 余年，无下肢放射痛、麻木，无力感，无脚踩棉花感，无二便失禁等其他不适，休息后可好转，患者未重视；4 年前无明显诱因突然出现右下肢麻木，麻木范围是右小腿外侧，就医给予药物治疗后缓解，未特殊治疗。患者 2 周前突发左下肢平卧时剧烈疼痛、无力，疼痛范围为左侧大腿至小腿外侧，伴左脚背屈受限，无明显麻木感。坐位时疼痛缓解，疼痛致夜间无法入睡。外院诊断"腰椎管狭窄、腰椎间盘突出、重度骨质疏松"，后于全麻下行"腰椎后路融合术＋脊髓神经根粘连松解术＋后入路腰椎椎间盘切除术＋腰椎椎间融合器植入术＋椎弓根内固定术后＋腰椎植骨术"。术后因双下肢疼痛伴活动障碍，为行康复治疗入院。

二、入院康复评定

（1）关节活动度及肌力见表 5-13。

表 5-13 关节活动度及肌力

关节名称	活动方向	主动幅度	被动幅度	肌力
髋关节（左/右）	屈曲	正常	正常	3
	伸直	正常	正常	3
膝关节（左/右）	屈曲	正常	正常	3-
	伸直	正常	正常	3
踝关节（左/右）	背伸	正常	正常	3
	跖屈	正常	正常	3

（2）疼痛评估：视觉模拟量表（VAS）2/10。

（3）步行功能：Holden 分级 I 级，需大量持续性帮助。

（4）平衡功能：Berg 平衡量表 23 分。患者有一定平衡能力，可在辅助下步行。

（5）日常生活能力评定：Barthel 指数 55 分（中度依赖）。

三、目前需要解决的问题

（1）双下肢肌力不足。

（2）左侧小腿疼痛，VAS 2/10。

（3）平衡能力较差。

（4）日常生活活动能力受限。

四、康复治疗目标（结合患者需求）

（1）增加双下肢肌力。

（2）减轻左小腿疼痛。

（3）恢复平衡能力。

（4）提高日常生活活动能力。

五、康复治疗计划

（一）术后 1 周内

（1）指导患者轴向翻，并进行心理辅导和健康宣教。

（2）筋膜松解。

（3）双下肢以髋为把手的整体调整，以及双下肢以踝为把手的整体调整治疗。

（4）卧床上肢各个方向举哑铃主动训练，各 20 个 / 组，3 组 / 天（维持上肢肌力）。

（5）下肢各个方向主动关节活动（AROM）训练。

（6）腰伸肌等长收缩训练，10 秒 / 次，10 次 / 组，2 组 / 天。

（7）双踝踝泵训练，50 个 / 组，2 ~ 3 组 / 天。

（8）康复踏车训练，无阻力 15 分钟 / 次，2 次 / 天。

（9）可摇床至 30°，半坡卧位。

（二）术后 2 ~ 3 周

（1）加强上肢主动运动训练（同上）。

（2）双下肢主动屈髋屈膝、内收外展、直腿抬高训练，各 15 个 / 组，3 组 / 天。

（3）腰部肌肉的等长训练，15 秒 / 次，10 次 / 组，2 组 / 天。

（4）可试行佩戴腰围室内步行训练，逐渐增加步行距离。

（5）康复踏车训练，无阻力 15 分钟 / 次，2 次 / 组。

（6）双踝踝泵训练　100 个 / 次，3 次 / 组。

（三）术后 4 ~ 6 周

训练同上，加强下肢训练及腰背肌等长训练，适度屈腹或腹肌等长训练；屈髋下蹲训练；在佩戴腰围情况下逐渐增加日常生活活动。

六、出院前康复评估

患者按照上述康复治疗计划训练 6 周后，出院前进行评估。

（1）关节活动范围及肌力见表 5-14。

表 5-14　关节活动范围及肌力

关节名称	活动方向	主动幅度	被动幅度	肌力
髋关节（左 / 右）	屈曲	正常	正常	4+
	伸直	正常	正常	4+
膝关节（左 / 右）	屈曲	正常	正常	4+
	伸直	正常	正常	4+
踝关节（左 / 右）	背伸	正常	正常	4+
	跖屈	正常	正常	4+

（2）疼痛评估：视觉模拟量表（VAS）0/10。

（3）步行功能：Holden 分级 V 级。

（4）平衡功能：Berg 平衡量表 54 分，平衡能力较好，可独立行走。

（5）日常生活能力评定：Barthel 指数 100 分（完全自理）。

第六篇
神经康复治疗

第 1 章

脑卒中的康复治疗

第 1 节　脑卒中的康复评定和治疗

一、康复原则

康复对于减轻残障和促进个人独立自理非常重要。最佳的康复治疗方案是需要多学科协作的康复团队制定的，制定康复方案时需要考虑患者的病史、病程和症状，另外，还要考虑患者存在的功能障碍、活动受限和参与受限，患者的收入、资产，以及存在的优势和拥有的资源，包括家人支持、居家环境和社区资源等。

（一）急性期

一旦判断脑卒中患者处于医学稳定期，一般是急性发作后 2 小时内，患者就可以在急性期医疗设施的监护下进行低强度的康复训练。早期活动可以预防或降低长期卧床的不良影响，还能促进患者的意识水平恢复等，早期刺激和偏瘫侧肢体的早期活动可促进患者功能的恢复。

（二）亚急性期

康复锻炼的介入时间是预测康复效果的至关重要因素，早期介入康复治疗能够更为显著地改善患者的功能，可以预防不必要的肢体功能障碍，并提高长期康复的预后。

（三）恢复期

恢复期的康复治疗一般是在脑卒中后 6 个月开始，通常在医院的康复门诊、社区或家中进行，此时康复目标通常设定为进一步改善灵活性、肌力、平衡能力、运动功能、耐力和上肢功能。患者及其家属在治疗师的指导下学习家庭训练方案，了解保持训练强度、防跌倒和注意安全的重要性。对于恢复期的患者，治疗师要帮助患者加强解决问题的技巧，以保证其能够成功适应多变的家庭和社区生活。检查周围环境并对家庭设施的调整提出建议，是治疗师帮助患者重返家庭的重要的准备工作，这将减少或消除患者在家中跌倒的危险因素。治疗师应帮助患者重新开始娱乐活动并融入社区生活，根据需要调整患者的训练强度和指导其掌握节省体力的技巧。

二、康复评定

脑卒中康复评定是脑卒中康复的重要内容和前提，它对康复治疗目标、康复治疗方案起着指导作用，且有利于康复效果的预测。康复评定涉及的内容很多，主要评定如下。

（一）神经功能损伤程度的评定

（1）格拉斯哥昏迷量表（Glasgow Coma Scale，GCS）：GCS用以确定患者有无昏迷及昏迷的严重程度。GCS分数≤8分为昏迷状态，是重度脑损伤；9～12分为中度损伤；13～15分为轻度损伤。

（2）脑卒中患者临床神经功能缺损程度评分：我国第四届脑血管学术会议推荐应用"脑卒中患者临床神经功能缺损程度评分标准"来评定脑卒中损伤程度。该评分标准简单、实用、可靠、易于操作，是脑卒中最基本的功能评定方法之一。它的最高分是45分，最低分是0分，轻型是0～15分，中型是16～30分，重型是31～45分。

（3）美国国立研究院脑卒中评分表（NIH Stroke Scale，NIHSS）：由Brott等人制订的，是一种有效的标准化的脑卒中后神经功能缺损严重程度评价工具。其有11项检测内容，得分低说明神经功能损害程度轻，得分高说明程度重。

（二）运动功能评定

脑卒中造成的肢体功能障碍比较实用的评定方法，主要有Brunnstrom偏瘫功能评价法、Fugl-Meyer法、上田敏法。其中Fugl-Meyer法在感觉运动功能和平衡功能方面信度和效度较好，其缺点是评定过于复杂和费时；上田敏法对于上下肢、手指运动功能评定简易、快速，但使用较局限，而Brunnstrom偏瘫功能评价法在临床中以其简便、易于操作而得到广泛应用。

（1）Brunnstrom偏瘫功能评价法：Brunnstrom将脑血管意外后肢体偏瘫恢复过程结合肌力、肌张力变化情况，分为6个阶段进行评定，见表6-1。

表 6-1　Brunnstrom 偏瘫功能评价法

分期	上肢	手	下肢
I	弛缓，无任何运动	弛缓，无任何运动	弛缓，无任何运动
II	开始出现痉挛及共同运动模式	仅有细微的手指屈曲	出现极少的随意运动
III	屈肌异常运动模式达到高峰	可做勾状抓握，但不能伸指	伸肌异常运动模式达到高峰
IV	异常运动开始减弱，可做以下活动： 1. 肩 0°，肘屈曲 90° 时，前臂旋前、旋后； 2. 肘伸直时，肩前屈 90°； 3. 手背可触及腰后部	能侧方抓握及松开拇指，手指可随意做小范围伸展	1. 坐位时可屈膝 90° 以上，使脚向后滑动； 2. 坐位时膝关节伸展； 3. 仰卧位髋伸展
V	出现分离运动： 1. 肘伸直，肩外展 90°； 2. 肘伸直，肩屈曲 30° ~ 90°，前臂旋前、旋后； 3. 肘伸直，前臂中立位，臂可上举过头	能抓握圆柱状或球状物体，手指可一起伸开，但不能做单个手指伸开	1. 坐位，膝关节伸展，踝关节背屈； 2. 坐位，髋内旋； 3. 立位，踝背屈
VI	运动协调正常或接近正常	能进行各种抓握动作，但速度和准确性稍差	运动速度和协调性接近正常

（2）简化 Fug-Meyer 评定法：Fug-Meyer 评定法是由 Fugl-Meyer 等在 Brunnstrom 评定法的基础上制订的综合躯体功能的定量评定法，其内容包括上肢、下肢、平衡、四肢感觉功能和关节活动度的评测，其科学性较强，因而在相关科研中多采用此法。简化 Fugl- Meyer 评定法是一种只评定上、下肢运动功能的简化评定形式，具有省时、简便的优点。简化 Fug- Meyer 运动功能评定中各单项评分充分完成为 2 分，不能完成为 0 分，部分完成为 1 分。其中上肢 33 项，下肢 17 项，上下肢满分为 100 分。医师可以根据最后的评分对脑卒中患者的运动障碍严重程度进行评定。

（3）上田敏偏瘫功能评价：日本的上田敏等学者认为，Brunnstrom 评定法从完全偏瘫至完全恢复仅分为 6 级是不够的。因此，他在 Brunnstrom 评定法的基础上，将偏瘫功能评定分为 12 级，并进行了肢位、姿势、检查种类和检查动作的标准化判定，此方法称为上田敏偏瘫功能评定法，也是一种半定量的评定方法。

（4）运动功能评定量表运动功能评定量表（Motor Assessment Scale，MAS）：是由澳大利亚的 Carr 等人于 1985 年提出的，由 8 个不同的运动功能项目和一个有关全身肌张力的项目组成。每一项评定记分为 0 ~ 6 分，检测内容有：仰卧位翻至侧卧位、侧卧位至床边坐坐位平衡、坐位至站位、行走、上肢功能、手的运动和手的精细活动等。

（5）Rivermead 运动指数：运动指数（RMI）是由英国 Rivermead 康复中心 1991 年

编制的、专门用于评估运动功能的方法。该方法针对性强、简单、实用、易于掌握，但相对较粗略，共有 15 项评测内容和 2 个功能等级（0～1分），能独立完成规定的运动得 1 分，不能完成则为 0 分。

（6）改良 Ashworth 肌张力分级评定法：主要用于上运动神经元损伤肌张力增高的评定，它是通过被动活动关节来了解受累肌肉的张力情况。0级：无肌张力的增加；1级：肌张力轻度增加，受累部分被动屈伸时，关节活动度（ROM）之末出现突然的卡住然后释放或出现最小的阻力；1+级：肌张力轻度增加，受累部分被动屈伸时，在 ROM 后50% 范围内突然出现卡住，当继续将 ROM 检查进行到底时，始终有小的阻力；2级：肌张力较明显增加，受累部分通过 ROM 的大部分时，阻力均较明显地增加，但受累部分仍能较容易地移动；3级：肌张力严重增高，受累部分进行被动关节活动度（PROM）检查有困难；4级：僵直，受累部分不能屈伸。

（三）平衡功能评定

（1）三级平衡检测法：三级平衡检测法在临床上经常使用，Ⅰ级平衡是指在静态下不借助外力，患者可以保持坐位或站立位平衡；Ⅱ级平衡是指在支撑面不动（坐位或站立位）、身体某个或几个部位运动时，可以保持平衡；Ⅲ级平衡是指患者在外力作用或外来干扰下仍可以保持坐位或站立平衡。

（2）Berg 平衡评定量表（Berg balance scale test）：Berg 平衡评定量表是脑卒中康复临床与研究中最常用的量表，一共有 14 项检测内容，包括：①坐 - 站；②无支撑站立；③足着地，无支撑坐位；④站坐；⑤床椅转移；⑥无支撑闭眼站立；⑦双足并拢，无支撑站立；⑧上肢向前伸；⑨从地面拾物；⑩转身向后看；⑪转体360°；⑫用足交替踏台阶；⑬双足前后位，无支撑站立；⑭单腿站立。每项评分 0～4分，满分56分，得分高表明平衡功能好，得分低表明平衡功能差。

（3）平衡测试分析系统检测：通过检测了解患者动态和静态时身体重心的分布情况，来判断其平衡能力。一般正常人身体重心分布，是两侧肢体分别承担体重的50%，脑卒中患者健侧大于患侧。

（四）日常生活活动能力的评定

日常生活活动（Activity of Daily Living，ADL）能力的评定是脑卒中临床康复常用的功能评定，其方法主要有 Barthel 指数和功能独立性评定（Functional Independence Measure，FIM）。

（五）生活质量评定

生活质量（Quality of Life，QOL）评定分为主观取向、客观取向和疾病相关的 QOL 3种，常用的量表有生活满意度量表、WHO-QOL100 和 SF-36 等。

三、康复治疗

（一）Bobath 技术

Bobath 技术是指通过仔细的评价，寻找患者运动中的主要问题，然后设法抑制其异常的运动模式和姿势反射，根据发育顺序促进正常的运动，使其功能尽快恢复。主要论点：使肌力正常化和抑制异常的原始反射。训练特点：通过关键点的控制、设计的反射抑制模式和肢体的恰当摆放，来抑制肢体的痉挛，待痉挛缓解之后，通过反射诱发其平衡反应，再让患者进行主动的、小范围的、不引起联合反应和异常运动模式的关节运动，然后再让患者进行各种运动控制训练，逐步过渡到日常生活动作的训练而取得康复效果。

1. 治疗原则

①强调运动学习的感觉；②进行重复的动作训练，可促进患者获得正常运动的感觉；③强调学习基本的运动模式；④遵循人体正常发育顺序，抑制异常的运动模式，并通过控制关键点诱导患者逐步掌握正常的运动模式；⑤将患者作为整体进行治疗。

2. 常用的技术

（1）反射抑制性模式

1）躯干抗痉挛模式：

患者健侧卧位，治疗师站立于患者身后，一只手扶住其肩部，另一只手扶住髋部，双手做相反方向的牵拉动作，在最大的牵拉范围内停留数秒。

2）上下肢的抗痉挛模式：

患侧上肢处于外展、外旋、伸肘、前臂旋后、伸腕、拇指外展的位置，可对抗上肢的屈曲痉挛模式；患侧下肢轻度屈髋、屈膝、内收、内旋、踝与趾背屈，可对抗下肢的伸肌痉挛模式。

3）肩的抗痉挛模式：

肩部向前、向上方伸展。

4）手的抗痉挛模式：

Bobath 握手，腕关节、手指伸展，拇指外展并处于负重位。

（2）姿势控制：姿势控制是通过前庭觉、视觉、听觉、触觉、本体觉、增加支持面、寻找稳定的支撑面、关键点的控制共同作用进行的。姿势控制的稳定程度与核心肌群密切相关，核心肌群主要包括：腹直肌，腹内斜肌、腹外斜肌、竖脊肌、大腿及臀部肌群。通过关键点，对肩、肘、腕、手、髋、膝、踝、足进行控制，帮助身体力线对位，维持身体的正常平衡。

1）头部关键点的控制：

①前屈：颈部屈曲，全身屈曲模式占优势，抑制全身伸展模式，促进屈曲。

②后伸：颈部伸展，全身伸展模式占优势，抑制全身屈曲模式，促进伸展。

③旋转：用于破坏全身性伸展和屈曲模式。

2）躯干关键点的控制：

胸骨柄中下段主要控制躯干的张力；躯干伸展，使全身伸肌占优势，可以抑制全身屈曲模式；躯干旋转，可以破坏全身性屈曲、伸展模式。

3）肩胛及上肢关键点的控制：

肩胛向前伸则全身屈曲占优势；肩胛带处于回缩位，全身伸展模式占优势。

4）下肢及骨盆关键点的控制：

坐位骨盆后倾时，上半身屈曲位占优势，下肢伸展位占优势；坐位骨盆前倾时，上半身伸展占优势，下半身屈曲占优势；站位时骨盆后倾，全身伸展模式；站位时骨盆前倾，全身屈曲模式。

5）远端关键点的控制：

控制拇指可缓解手部的痉挛；踝关节处于背屈及外展位，能缓解下肢伸肌痉挛。

（3）促进正常的姿势反射：促进翻正反应；促进上肢保护性伸展反应；促进平衡反应。

（4）刺激固有感受器、体表感受器

①关节负重：利用体位，使重力通过关节，进而刺激本体感受器，引起关节周围肌肉共同收缩，提高关节稳定性。

②位置反应：指肢体反应性短暂保持某种体位的能力，它是肢体的重量刺激引发出的正常姿势反应。

③保持反应：指身体对所处体位的有意识的控制。

④拍打：利用刺激固有感受器、体表感受器来提高肌紧张。

（5）运动控制：将肢体的末端被动移动，使之停留在关节活动度范围内的某一点上，然后撤去支持，指示患者将肢体控制在这一点上不动，并使之保持一段时间，在此期间，肢体实际上是进行一种等长收缩。当患者能主动维持肢体处于该位置后，可训练患者主动将其肢体定位在关节活动范围内的各个点上，然后由此位置向上、向下活动，再返回原处。初期时，肢体可能因控制能力不足而顺着重力方向逐渐下落，此时，治疗师可在患肢的下方轻轻拍打，促进患者完成训练。

3.适应证

主要适用于偏瘫患者和脑瘫患儿。

4.具体应用

（1）弛缓期的康复训练：弛缓期主要以加强高级姿势反应和患侧肢体的负重训练，来刺激运动功能的恢复。偏瘫患者的弛缓期一般可持续几天、几个星期或更长的时间，主要表现为肌肉松弛、肌张力低下、不能进行自主性的运动。

1）弛缓期的体位摆放：Bobath 技术强调在此期应及早进行良好体位的摆放，从而有助于预防或减轻痉挛，抑制日后痉挛模式的出现，维持关节活动度并防止关节出现挛缩。

● 仰卧位：患侧肩关节前伸，上肢伸直、外旋、稍抬高，并将患侧上肢放在体旁的枕头上，掌心向上，手指分开。骨盆前挺，大腿稍内收内旋，膝关节稍弯曲，膝下垫一支持枕。

● 健侧卧位：患侧上肢前伸，肘关节伸展，腕、指关节伸展放在胸前软枕上。患侧下肢半屈曲向前置于枕上。健侧肢体自然放置。为防止躯干稳定性差而出现向后倾倒，可在患者身后放置软枕，保持侧卧位。

● 患侧卧位：患侧上肢前伸，防止受压和后缩，前臂后旋，患侧下肢稍屈曲。健侧肢体自然放置。

● 床上坐位：患者选择最佳体位，即髋关节屈曲近于直角，脊柱伸展，用枕头支持背部帮助患者达到直立坐位，头部无须支持，以便患者学会主动控制头部的活动，上肢交叉放在身前桌子上，防止躯干前屈。

● 轮椅上坐位：躯干靠近椅背，臀部靠近椅座后方，患侧髋、膝、踝关节保持 90°以上屈曲，头部和躯干稍前倾，患侧上肢放在身前软枕上，肩胛骨前伸。

2）健侧翻身：

● 翻身前的准备动作：Bobath 握手，肘关节伸展，双手上举，尽可能高于头部，再回原位。

● 身体上半部的旋转动作：双手上举，肩部充分前伸，肘、腕关节保持伸展，并向左右用力摆动，带动躯干、骨盆向一侧转动。

3）坐起和站立：

● 坐起训练：患者由健侧卧位开始，健足推动患足至双膝于床沿以外，健则骨盆稳定住身体，健侧手肘支撑上身至坐于床边。

● 站起训练：患者坐床边，向外挪动，使大腿仅剩 1/3 接触床面，健足推动患足向后撤，使双膝关节屈曲起过 90°，双手 Bobath 握手向前伸，同时躯干前倾，双足同时负重，髋关节由屈曲转向伸展，重心向上移动，逐渐站直。

4）步行训练准备：

● 髋伸展位时膝屈曲动作：仰卧位，患肢自膝部以下垂于床边，髋关节伸展。治疗师保持踝关节背屈、外翻位，让患者做伸、屈膝动作。

● 髋内收、外展的控制：仰卧位，患侧屈髋屈膝，进行主动的髋关节内收、外展运动，治疗师可从膝内侧或外侧给予一定的辅助力量或阻力，然后练习各个角度上的控制，再让骨盆离开床面进行练习。

5）上肢训练：

● 侧卧位→仰卧位的训练：下肢呈屈曲位，患侧肩部和上肢前伸对抗阻力引发身体向后转动，变成仰卧位。

● 活动患侧肩胛带：患者采用仰卧位或健侧卧位，治疗师可进行肩胛骨被动向下、上、前方的活动，避免向后方的运动。

● 伸展患侧躯干的训练：患者仰卧位，患侧上肢高举过头，治疗师一只手持其手，另一只手扶其肩，让患者从仰卧到侧卧再到俯卧位，注意适度牵拉患侧上肢，使患侧躯干处于被动牵拉状态。

● 伸肘训练：患者向上方主动推治疗师的手，可促进患者伸肘动作的完成。

6）卧位起坐训练：

● 侧卧位坐起：治疗师一只手放在患者颈部周围，另一手放在膝下，将其扶起。

● 仰卧位坐起：治疗师扶住患肩，让患者健侧下肢插入患侧下肢下方，并移至床边，患者再用健侧肘支撑上身坐起。

除此之外，患者还可以进行坐位平衡训练、身体重心左右移动的训练、身体重心前后移动的训练、患侧上肢负重训练等。

（2）痉挛期的康复训练：痉挛期偏瘫患者出现典型的上肢屈曲痉挛及下肢伸肌痉挛的模式，这一时期以抗痉挛治疗为主。Bobath 技术主要应用反射抑制性模式来抗痉挛，达到缓解肢体的肌张力、诱发肢体的分离运动的目的。

1）坐位和坐起训练：

● 骨盆控制和躯干旋转训练：三把椅子并排放置，患者坐在中间，双手 Bobath 握拳向前下方伸展，躯干向前屈曲，患侧下肢充分负重，治疗师帮助患者抬起臀部，同时患者旋转躯干，缓慢将臀部移到一侧的椅子上。

● 髋内收、骨盆旋前训练：患者取坐位，治疗师一手控制患侧膝部，保持患者下肢内收、内旋位，另一手控制踝关节于背屈、外翻位，帮助患者将患腿交叉放到健腿上，再缓慢回到原位。此动作训练有助于步行时膝屈曲动作的完成。

● 提腿训练：患者取坐位，治疗师托住患侧足部保持背屈、外翻位，让患者向上提腿，再慢慢放下，并练习在各个角度上的控制，加强患侧下肢屈髋、屈膝的能力。

● 屈膝训练：患者取坐位，治疗师将其膝部屈曲至大于 90° 的位置，患者在小范围内做膝关节伸展、屈曲动作。训练时，患者需保持整个脚掌着地，且足跟不离地。

2）站起和坐下训练：

● 站起训练：患者取坐位，双手 Bobath 握拳向前方伸展，双腿稍向后收，治疗师嘱患者躯干屈曲，当其鼻尖超过足尖时，嘱患者伸髋、伸膝，慢慢站起。座位高度可由高向低逐渐增加难度。

● 坐下训练：与站起训练动作顺序相反。治疗师可在患侧臀部施加一些辅助力量，防止患者突然跌落到椅子上。当患者臀部接近椅子时再让其抬起臀部，反复数次，再坐下。

3）站立和行走训练：

● 患侧下肢负重训练：患者双足站立，身体重心逐渐移向患侧，训练可以从辅助下患腿站立，逐渐过渡到患腿单独站立，再进一步加大难度至患腿负重站立，同时健腿向前、后迈小步，也向外侧迈小步，保持重心始终位于偏瘫侧。

● 患侧下肢迈步训练：①膝关节屈曲训练 患者俯卧位，患腿被动屈膝90°，练习缓慢有控制地伸展下肢，早期治疗师可给予辅助和引导；②髋、膝屈曲动作训练 患者立位，骨盆自然放松，轻度屈曲膝关节，避免骨盆上提，然后练习患腿向前方迈出；③髋内收、膝屈曲动作训练 患者健侧站位，患肢位于健肢后方，将患膝靠近健膝，练习髋内收、膝屈曲动作；④迈步前训练 立位下，治疗师托住患侧足趾使其伸展，患者将踝关节控制在背屈、外翻位，让患者将足部抬离地面，而后缓慢着地；⑤迈低步训练 立位下，患侧膝关节轻度屈曲，治疗师引导其患肢向前方迈低步，落地时慢慢放下；⑥足跟着地训练 立位下，治疗师屈曲患者患侧膝关节、背屈踝关节，然后向前移动下肢，再慢慢放下足跟。

4）上肢的运动控制训练：

● 上肢的控制训练：患侧上肢被动移到空间的某一位置，患者保持腕关节背屈、手指伸展，拇指外展。随后治疗师逐渐将手放开，嘱患者主动控制肢体，逐步完成上肢在各个方向及角度上的静态控制，且随时保持上肢处于外旋、伸肘位。

● 上肢定位放置训练：当患者上肢具备一定的控制能力时，可指示患者将肢体由此位置向上或向下运动，然后再返回原位。

5）手膝跪位和双膝跪位的训练：

● 手膝跪位训练：患者手膝跪位，患侧上肢处于抗痉挛体位并进行充分负重，手指伸展、拇指外展支撑在床面上，治疗师给予支撑保护，此时让患者向前后左右进行重心转移，并保持平衡。

● 双膝跪位训练：患者双膝跪位，治疗师位于患者的患侧，保持患侧上肢处于抗痉挛体位，引导患者身体重心移动。让患侧充分负重，注意髋部伸展，以防止患侧骨盆出现后撤动作。

● 单膝跪位训练：患者患膝屈曲跪于凳子上，充分伸展髋部使其负重，同时健侧下肢向前后迈。

6）肘部控制训练：

● 患者取坐位，Bobath握手，双臂抬高超过头顶，然后屈肘用手触摸头顶、对侧肩、耳等部位，再缓慢伸肘，此过程中防止肩胛部出现后撤动作。

● 患者取坐位，Bobath握手，双上肢前伸，肘部轻度屈曲，用双手触摸口、鼻，然后再返回原位。

● 患者取坐位，患侧上肢前伸，前臂旋后，用上肢尺侧接触同侧头、肩部，进行肘关节屈伸控制练习。

- 患者取仰卧位或侧卧位，患侧做屈肘动作，用手掌接触自己的前额。

（3）恢复期的康复训练：此阶段的康复训练主要集中在改善步态、训练患侧手功能、结合个体情况进行各种有意义的日常生活活动训练，使患侧功能逐步向正常运动模式过渡。

1）步行能力基础训练：

- 踝关节控制能力的训练：患者取仰卧位，患腿屈曲，足支撑在床面上，将足趾稍抬起，再放松；患者取坐位，患腿交叉到健腿上（跷二郎腿），练习穿脱鞋袜的动作；患者取站立位，治疗师突然、轻轻地向后推患者的身体，引发其踝、足趾的控制模式。

- 准备迈步的训练：患者大跨步站立，练习患足在后、足跟离地、足趾着地，再恢复足跟着地。训练时，治疗师一只手控制患者骨盆部位使之放松，另一只手帮助患者膝部屈曲，足跟抬起。

- 迈小步训练：患者健足站立，治疗师一只手控制患者患侧骨盆，另一只手帮助患者足部保持外翻、背屈位，嘱患者屈髋屈膝向前、向后迈小步。注意保持患者躯干、骨盆放松，轻度屈髋屈膝，防止其有骨盆上提动作而形成划圈步态。

- 滑板训练：为改善患侧下肢站立的平衡能力，可让患者健足放置在滑板上进行各方向的滑动，使患足充分负重。然后两腿交换练习，以训练患侧下肢的控制能力及灵活性。

2）改善步态训练：

- 试探式迈步训练：患者健腿站立，患腿向前迈步，轻度屈髋屈膝，踝关节背屈，当足跟将要着地时立即抬起，反复数次，加强患侧下肢移动及足跟着地时的控制能力。

- 患侧下肢负重训练：患者站立位，重心移向患侧，健腿外展离地，使患腿充分负重。可通过变换健侧下肢的姿势来加强患腿独立负重的能力，例如由膝关节伸展下的外展位变为膝关节屈曲下的外展位，或变换为膝关节屈曲时的外展外旋位。

- 交叉步态训练：患者立位，双下肢轻度外旋，健腿稍在前。治疗师立于患侧后方，一手控制患者患侧骨盆，使患者患腿从健腿前方向对侧交叉迈出。随着患者的稳定性增强，再进行患腿训练。该练习是为步行中旋转骨盆做准备，帮助改善患者对髋部的控制，防止出现划圈步态。

- 前后迈步训练：患者健侧腿站立，患腿向前迈步，然后屈膝再向后迈步。患者向后迈步时，治疗师要注意防止患者出现骨盆上提动作。

3）行走训练：

- 前方引导训练：患者与治疗师面对面站立，患侧手搭在治疗师肩上，治疗师一手放在患者患侧肩胛骨部位，另一手放在患侧骨盆处，辅助患者行走时带动髋部向前。

● 侧方引导训练：治疗师位于患者患侧，控制患者患侧上肢处于抗痉挛体位，帮助患者移动重心，向前迈步。健腿迈出前，让患者将患侧骨盆及身体重心充分移到患肢的上方，患肢充分负重。在患腿迈出之前稍作停顿，让患者患肢有足够的时间去放松膝关节和下降骨盆。

● 后方引导训练：患者双上肢尽量后伸，治疗师将其双手控制在抗痉挛体位。此训练有助于患者保持骨盆向前、髋部伸展，防止膝关节过伸展。

● 肩胛带旋转训练：患者立位，双手交替摆动，分别触碰对侧大腿。治疗师位于患者身后，双手控制患者双肩，患者迈右腿时，左手触右腿，迈左腿时，右手触左腿。此训练可促使患者躯干旋转，对正常步态的诱发有明显的效果。

● 骨盆旋转训练：治疗师位于患者身后，双手置于患者骨盆两侧，用拇指或掌根处抵住患者臀部，使其髋关节伸展。患者步行时，治疗师辅助其骨盆旋转。患者在训练中，若出现一侧躯干僵硬，应停止迈步，先在原地进行数次单纯的骨盆旋转动作之后，再进行步行训练。该训练有助于抑制下肢痉挛。

● 利用辅助器具进行步行训练：对于经各种牵拉、负重训练仍得不到矫正的足下垂及足内翻患者，需使用矫形器、绷带等辅助器具加以矫正，可将踝关节固定在背屈、外翻位，也可在平行杠内训练，或借用助行器，增强步行的稳定性。

● 上下阶梯的训练：遵循"健腿先上，患腿先下"的原则，患者上楼梯时治疗师在其后方或患侧保护，下楼梯时在患者前方保护。

4）上肢运动控制训练：

● 联合反应的抑制：患者患侧上肢放在桌面，用健侧手摩擦患侧上肢皮肤；或健侧手臂上抬高举过头，然后屈肘触摸头顶、头后枕部等，再回到前方；或用健手使用工具夹食物、写字和绘画等。在进行以上训练时，治疗师注意防止患者患侧上肢异常肌张力变化，同时防止患侧上肢出现任何动作。

● 患侧上肢负重及躯干旋转训练：患者坐位，患侧上肢在身体侧方保持抗痉挛负重位，旋转躯干，健手越过中线，将患侧的物体拿起，放到健侧。这一训练在加强患侧上肢负重能力的同时，可提高患者的躯干控制能力，进而提高坐位平衡能力。

● 伸肘练习：患者坐位，双手以 Bobath 握手姿势来回拉动桌上的滚枕或实心球。患者保持躯干前屈，双上肢向前伸展，避免出现肩胛带后撤的动作。该练习有助于加强肘关节的控制能力，缓解上肢的屈曲痉挛。

（二）Brunnstrom 技术

该理论主要针对患者运动功能恢复的各个不同阶段，提出了"恢复六阶段"理论：即肌张力由低下逐渐增高，联合反应、共同运动、痉挛状态逐渐显著，随着共同运动的完成，出现分离运动、精细运动等，最后完全恢复正常。此疗法利用各种运动模式诱发运动反应，再从异常运动模式中引导、分离出正常运动的成分，最终达到恢复患者运动功能的目的。

1. 相关概念

（1）联合反应：指当偏瘫患者健侧上下肢紧张性随意收缩时，患侧上下肢也发生肌肉紧张，引起关节活动。这是一种发自于脊髓的随意的异常运动，在瘫痪恢复的早期出现。

（2）共同运动：指中枢神经损伤后，患侧肢体不能做单关节的、随意的分离运动，只能做多关节的同时运动，从而形成了特有的运动模式，此种运动模式称为共同运动。这是一种常见的肢体异常活动的表现。共同运动分为屈曲模式和伸展模式，见表6-2。

表6-2　共同运动模式

运动模式	上肢	下肢
屈曲模式	肩胛带：回缩、上提	髋关节：屈曲、外展、外旋
	肩关节：后伸、外展、外旋	膝关节：屈曲
	肘关节：屈曲	踝关节：背曲、外翻
	前臂：旋后	
伸展模式	肩胛带：前伸	髋关节：后伸、内收、内旋
	肩关节：屈曲、内收、内旋	膝关节：伸展
	肘关节：伸展	踝关节：跖屈、外翻
	前臂：旋前	

（3）分离运动：指偏瘫患者在脱离了共同运动后，出现的肢体不同关节相对独立的分离运动模式。

（4）偏瘫运动功能恢复的过程（Brunnstrom分期）：见表6-3。

表6-3　Brunnstrom分期

分期	运动功能
Ⅰ期	弛缓期，是指脑血管意外发病后，由于锥体束传导障碍，患侧上下肢呈弛缓性瘫痪。
Ⅱ期	约在发病两周后出现痉挛和共同运动。
Ⅲ期	共同运动达到高峰，痉挛加重。
Ⅳ期	出现部分分离运动，痉挛开始减弱。
Ⅴ期	以分离运动为主，痉挛明显减弱。
Ⅵ期	共同运动及痉挛消失，协调动作大致正常。

2. 常用技术

Brunnstrom 技术主要包括：体位摆放及床上训练、坐位训练、诱导联合反应和共同运动、诱导分离运动、步行训练及其他日常生活动作训练。

（1）体位摆放和床上训练

• 床上卧位：仰卧位、侧卧位良肢位的摆放技术。

• 床上训练：①翻身训练　通过转动患者的头（利用非对称性紧张性颈反射、紧张性腰反射）帮助完成翻身活动；②从床上坐起训练　通过让患者头转至患侧（利用非对称性紧张性颈反射）和刺激足背屈肌（利用共同运动），协助完成从床坐起的活动。

（2）坐位训练

• 坐位平衡：重点对健侧、患侧躯干肌的控制力进行训练，以提高躯干平衡反应，改善坐位平衡。

• 诱发平衡反应：治疗师向前、后、左、右推动患者，破坏其平衡状态后使患者重新调整重心维持平衡。

• 前方倾斜及躯干前倾：在治疗师帮助下或患者利用健侧，使躯干前倾和向前方倾斜，来诱导躯干平衡能力。

• 躯干旋转：治疗师站在患者身后，双手分别放在患者两侧肩峰上，嘱患者目视前方，肩向左侧旋转时，头向右侧旋转，左右交替，动作应缓慢。通过躯干 – 颈 – 上肢模式，使患者交替产生肩部屈肌、伸肌的共同运动，紧张性颈反射、紧张性腰反射诱发，及促进躯干旋转。

• 头、颈运动：患者患侧上肢放在治疗台上，治疗师一手放在患者患侧肩上，另一手放患侧耳后，让患者用耳朵接触肩峰，治疗师用手给予抵抗，当阻力足够大时，可诱发肩上举及耸肩活动。

• 肩关节活动：患者在治疗师引导下做肩部运动，以维持肩关节活动度，预防肩痛。

• 屈髋肌群收缩训练：患者坐位，治疗师帮助患者躯干前倾和后倾，以诱发屈髋肌的反应性收缩。

（3）引导联合反应和共同运动

• 屈肘：治疗师抵抗健侧上肢屈肘（利用联合反应）、让患者头部转向健侧（非对称性紧张性颈反射），轻叩斜方肌、肱二头肌等引起上肢屈肌的共同运动。

• 伸肘：治疗师抵抗健侧上肢伸展（利用联合反应）、让患者头部转向患侧（非对称性紧张性颈反射），轻叩胸大肌、肱三头肌等引起上肢伸肌共同运动。

• 双侧抗阻划船样动作：治疗师与患者面对而坐，相互交叉前臂再握手做类似划船时推拉双桨的动作，向前推时前臂旋前，向回拉时前臂旋后。治疗师在健侧施加阻力以引导患侧用力（利用健侧肢体和躯干的本体冲动，对患者难以进行的推、拉或往复运动进行促进）。

- 下肢屈 / 伸共同运动：患者仰卧，健侧下肢伸展，做抗阻屈伸动作，以此引导患侧下肢的屈曲。

- 下肢外展 / 内收共同运动：将患侧肢体置于外展位，健侧下肢内收，在此过程中治疗师施加阻力，引导患侧下肢内收；或将双下肢均置于中间位，健侧下肢抗阻外展，引导患侧下肢外展。

（4）诱导分离运动

- 肘关节屈 / 伸分离运动：患者坐位，将肘置于面前的桌子上，然后进行肘关节的屈伸活动；治疗师托住患者患侧肘关节使上肢水平前伸，并要求患者用手触摸对侧肩部再将其回复到上肢伸展位。

- 手指屈曲 / 伸展：当手指能够完全屈曲时，练习拇指与手指的相对运动。患者握拳，拇指在四指外，然后拇指向小指方向滑动；也可将四指伸开，用拇指分别沿四指的指尖划向指根；或将四指伸展，然后保持指间关节的伸展，练习独立的屈曲和伸展掌指关节。

- 下肢屈曲 / 伸展：患者在双杠内站立，练习小幅度的膝关节屈曲和伸展；也可以在患腿摆动时练习踝关节的背屈和跖屈。

（5）步行训练

- 辅助步行：治疗师站在患侧，与患者手交叉握住，另一只手放在患者腋窝，托住患肩，与患者一起步行，同时辅助患者进行重心转移、控制步幅及步行节奏。

- 独立步行：患者借助拐杖、平衡杠、扶手等进行独立步行训练。

- 指导步行：患者在步行时，治疗师对患者完成的动作给予指正；指导患者如何控制重心、起步、步幅，以及纠正膝过伸等。

（6）日常生活动作训练：生活中利用共同运动完成日常生活活动，包括上肢伸展内收时旋转门把手；用患手梳头；将外衣搭在前臂上；患手握皮包带；患手拿牙刷等小东西、抓火柴盒等；书写时用患手固定纸；患手穿衣袖；利用患侧上肢和躯干夹住物体等。

3. 适应证与禁忌证

（1）适应证：中枢神经系统损伤引起的运动功能障碍，如脑外伤、脑卒中、儿童脑瘫等及运动控制障碍疾患。

（2）禁忌证：意识和认知障碍、严重情感障碍、生命体征不稳定等。

4. 具体应用

（1）上肢

- Brunnstrom 1 ～ 3 期的训练方法：利用联合反应或共同运动达到治疗目的，注意诱发和易化患者的联合反应和共同运动，并让患者逐渐学会随意控制共同运动。

- Brunnstrom 4 ～ 5 期的训练方法：此阶段训练重点是纠正共同运动和使运动从共

同运动中脱离出来。

● Brunnstrom 6 期的训练方法：此阶段肢体独立运动能力接近正常，治疗的主要方法是按照日常生活活动，加上肢体的协调性和活动性及耐力的训练，以及手的精细运动训练。

（2）手：手与整个上肢的功能有密切关系，并在其中有着重要作用，在肢体恢复的各个阶段中都应该注意手的康复训练，手康复应作为中心贯穿始终。手训练的最初目标是手指的集团屈曲和集团伸展，在此基础上进一步完善各手指的屈伸功能，增加手的实用性以达到高级目标。

（3）下肢：先诱发出联合反应或共同运动的出现，然后利用这些完成肢体运动，进一步促进共同运动、诱发分离运动，接着脱离共同运动以分离运动模式出现，最后随意地完成各种功能性活动，应用在实际生活中，增强动作的耐力、灵巧性等，使所做的动作更加实用。

（三）PNF 技术

PNF 技术是指通过刺激人体的本体感受器，激活和募集最大数量的运动肌纤维参与活动，促进瘫痪肌肉产生收缩，同时调整感觉神经的异常兴奋性，改变肌肉的张力，缓解肌痉挛。其中，本体感觉是指肌腱、关节等运动器官本身在不同状态时产生的感觉，位置较深，又称深部感觉，如在闭眼时能够感知身体各部位置。

PNF 模式正常运动的节律：①远端部分（手、腕和足、踝）全范围运动并维持相应位置；②肢体其他部分进行平稳地运动，并完成整个活动；③旋转是运动的关键，应始终给予抗阻。PNF 模式对于肢体近端和远端关节的位置有严格的要求，因为只有这样，肌肉的收缩才能最为有效，而对中间关节则无特别的规定，屈伸均可。例如，指屈曲、腕屈曲、前臂旋后是肩屈曲－内收－外旋模式中必要的组成成分，而对肘关节则可以伸展或屈曲，或任意维持在某个位置。该技术以多肌群参与、多关节、多轴位运动为主，强调整体运动，而不是单一肌肉的活动，其特征是螺旋对角线助动、主动、抗阻运动，类似于日常生活活动，PNF 在增强肌力的同时，可改善肌肉活动的协调性和加强关节的稳定性，不断提高患者的自主随意活动能力。

1. 相关概念

PNF 技术以发育学和神经生理学原理为理论基础，强调整体运动而不是单一肌肉的活动，其特征是躯干和肢体的螺旋和对角线运动、主动运动和抗阻运动，类似于日常生活的功能活动。

（1）交互神经支配：即主动肌兴奋的同时伴随着拮抗肌的抑制。当主动肌收缩的时候，肌梭的纤维将兴奋信息传送到运动神经元，同时将抑制信息传送到拮抗肌。在人体的协调活动，交互神经支配是必要的组成部分。

（2）连续性诱导：即在主动肌强烈兴奋过后可以引起拮抗肌的兴奋。治疗时可以通过拮抗肌的收缩促进另一个运动模式的开始。例如，在患者做伸肘的过程中给予阻力，当活动到关节的末端时，嘱患者连贯、不间断地做伸肘的动作。相对来说，患者容易做到一些相关动作，这就是应用了连续性诱导的原理。

（3）扩散和强化：扩散是指肌肉组织受到刺激后，所产生的反应扩散至其他肌肉组织的现象。此种反应可以诱发或抑制肌肉的收缩和动作模式的出现。强化是通过对较强肌肉活动阻力的施加，使其所产生反应的强度增加或影响范围扩大。例如，通过对双侧髋关节屈曲施加阻力，引起腹部肌肉产生收缩等。

（4）后续效应：即停止刺激后，其反应仍会持续。随着刺激强度及时间的增加，延续的作用也随之增加。例如，嘱患者握哑铃，做屈肘静力收缩，经过一段时间的锻炼后，患者肌力增加，这就是后续效应的结果；当给患者哑铃重量的增加，或者握哑铃的时间延长，患者肌力增加的效果更加明显，这也是后续效应的结果。

（5）时间总和：即在特定的时间内，连续的、阈下的、刺激的总和造成神经肌肉的兴奋。

（6）空间总和：即同时在身体的不同部位给予阈下的刺激，这些刺激可以相互加强引起神经肌肉的兴奋。注：阈刺激是指引起神经肌肉兴奋的最低的刺激强度值，阈下刺激就是不足以引起神经肌肉兴奋的刺激。对于较大运动时间总和和空间总和可以相互结合。

2. 常用技术

（1）手法接触：在进行治疗时，治疗师的手最好能够直接接触患者的皮肤，以便更好地刺激本体感受器，治疗师手的施力方向与患者肢体的运动方向相反，通过压力的方向引导动作的进行。在 PNF 治疗中，几乎所有的动作都要求治疗师保持蚓状握法，所谓蚓状握法，就是当蚓状肌收缩的时候，掌指关节屈曲，近端、远端指间关节伸展，保持这种手形能为治疗师控制运动提供良好的作用，并且不会因为挤压而造成患者的疼痛。

（2）阻力：大多数 PNF 技术都是从阻力的疗效中发展起来的，在肌肉收缩时，给予阻力，肌肉对大脑皮质的刺激增加，由抗阻产生的主动的肌肉紧张是最有效的本体感觉刺激，而且还可以通过本体反射影响同一关节和相邻关节的协同肌的反应。PNF 强调"最大阻力"，但要从患者的实际情况出发，"最大阻力"应该是患者能接受的、可平稳移动或维持等长收缩的最大阻力，不可因为阻力过大、完不成动作，使患者丧失信心。对某些患者来说，甚至可能仅仅是轻微的接触即可。

（3）牵张：肌肉被拉长时会自动产生牵张刺激，该刺激又反过来促进被拉长的肌肉、同一关节的协同肌和其他有关的肌肉收缩。牵张刺激可用于激发自主运动，增强较弱肌肉收缩的力量和反应速度，同时有利于姿势的控制。在实际操作中，治疗师对牵拉后肌肉产生的收缩给予一定的阻力，这样还可进一步提高疗效。

（4）牵引和挤压：牵引是使躯干或四肢被拉长的方法。通过牵引，能够激活关节感受器，关节周围的肌群被拉长，可引起牵张刺激，一般来说，牵引主要用于关节的屈曲及抗重力的运动。挤压是通过对躯干或四肢关节的推挤，使关节面接近，关节间隙变窄。通过挤压，关节部分感受器受到刺激，从而引起肌肉收缩。另外，挤压使关节间隙变小，有利于提高关节的稳定性，其主要应用于下肢的伸展模式，提高肌肉的抗重力运动。

（5）时序：时序是指运动发生的先后次序。一方面正常的运动发育遵循着一定的顺序（由头到脚，由近端到远端等），运动控制能力也遵循着一定的顺序；另一方面日常功能活动的能力也具有一个平滑的发展过程，以及身体各部分协调运动的顺序。PNF技术中时序的含义除了包含上述内容以外，还预示着治疗师在实际操作中要依据患者的具体情况，诱发或者抑制患者身体各部分进行活动的次序，一般先由较强的肢体活动开始，之后把其产生的效应逐渐扩散到弱的部位。

（6）视觉刺激：治疗时，治疗师要告诉患者注视运动肢体的远端，通过视觉刺激来帮助患者控制肢体的位置和运动，提高其注意力，还可以通过变换患者颈的位置以利于动作的完成，并带动躯干肌肉的收缩。

（7）口令与交流：口令是治疗师和患者沟通的直接方式，告诉患者做什么，发力的时机、大小和方向，这要求治疗师的语言简单易懂。在给患者做治疗的过程中，适时、适当地发出口令，可刺激患者的主动运动，提高动作完成的质量。

（8）拮抗肌反转

①动态逆转：指主动运动从一个方向（主缩肌）转为其相反的方向（拮抗肌），不伴有停顿或放松。可增加主动关节活动度，增加肌力，发展协调（平稳的运动反转），预防和减轻疲劳，增加耐力。

②稳定性逆转：指在肌肉做交替等张收缩时，给予足够的阻力以防止活动。可增加稳定与平衡，增加肌力，增加主动肌与拮抗肌之间的协调。

③节律性稳定：指抵抗阻力做交替等长收缩时，不产生运动。可增加主动与被动关节活动度，增强肌力，增强稳定与平衡，减轻疼痛。

3. 适应证与禁忌证

（1）适应证：适用于多种神经疾患，如脑卒中后偏瘫、脑瘫、脑外伤、脊髓损伤、脊髓灰质炎等。

（2）禁忌证：伤口和手术刚缝合的部位、皮肤感觉缺乏的部位、听力障碍的患者、对命令不能准确反应的婴幼儿患者、无意识的患者、骨质疏松症的患者、血压非常不稳定的患者以及本体感觉障碍的部位。

4. 具体应用

（1）基本模式

①肩胛带模式：与肩胛骨相关的肌肉参与控制和影响颈部和胸部的功能活动，另

外，上肢功能的行使也需要肩胛骨具有正常的运动和稳定性。因此，肩胛骨的训练对于颈、躯干和上肢的功能康复十分重要。具体模式包括：前伸模式，后缩模式，前缩模式，后伸模式。

②骨盆模式：下部躯干和下肢功能的行使，需要骨盆具有正常的活动和稳定性，因此，要改善下部躯干和下肢的功能必须首先对骨盆进行训练。具体模式包括：前伸模式，后缩模式，前缩模式，后伸模式。

③上肢模式：用于治疗肌无力、协调障碍、关节活动受限而引起的功能障碍，也可以通过抗阻对身体其他部分的肌肉产生扩散效应。具体模式包括：上肢屈曲－内收－外旋模式（上肢 D1 屈曲），上肢伸展－外展－内旋模式（上肢 D1 伸展），上肢屈曲－外展－外旋模式（上肢 D2 屈曲），上肢伸展－内收－内旋模式（上肢 D2 伸展）。

④下肢模式：用于治疗肌无力、协调障碍、关节活动受限而引起的功能障碍，也可以通过抗阻对身体其他部分的肌肉产生扩散效应。具体模式包括：下肢屈曲－内收－外旋（下肢 D1 屈曲），下肢伸展－外展－内旋（下肢 D1 伸展），下肢屈曲－外展－内旋（下肢 D2 屈曲），下肢伸展－内收－外旋（下肢 D2 伸展）。

（2）组合模式

①肩胛、骨盆的组合模式：（肩胛、骨盆 D1 模式）＋骨盆后缩模式，促进躯干伸展、旋转。骨盆后缩模式可以促进步行时的支撑后期动作，加大步幅。

②肩胛、骨盆的组合模式：（肩胛、骨盆 D1 模式）＋骨盆前伸模式（肩胛、骨盆 D2 模式），促进躯干屈曲、旋转。骨盆前伸模式可以促进步行时的摆动期动作，加大步幅。

③双侧上肢的 D2 屈曲模式：促进上肢的同时运动，扩张胸廓，促进上部背肌收缩，利于调节躯干伸展。当一侧上肢较弱时，可以通过健侧带动患侧运动。

④双侧上肢的 D2 伸展模式：促进上肢的同时运动，上部腹肌收缩。当一侧上肢较弱时，可以利用健侧带动患侧运动。

⑤健侧上肢 D2 伸展模式＋对侧患侧下肢 D1 伸展模式：利用健侧上肢带动患侧下肢运动。

⑥侧卧位的下肢 D1 屈曲模式：因处于抗重力位置，所以比较易于完成动作，促进下肢屈曲，针对偏瘫患者，促进屈肌收缩。

⑦侧卧位的下肢 D1 伸展模式：由于处于抗重力体位，动作难度较大，可促进下肢伸展，提高下肢的支撑能力。

⑧下肢 D1 屈曲模式＋骨盆前伸模式：促进躯干旋转，翻身动作。

⑨左下肢 D1 屈曲模式＋右下肢 D2 屈曲模式：促进下部腹肌收缩，骨盆稳定，躯干旋转。

⑩左下肢 D1 伸展模式＋右下肢 D2 伸展模式：促进下部背肌收缩，维持骨盆稳定。

⑪坐位时，双侧骨盆的前伸模式，促进完成坐位时的前方移动。

⑫ 坐位时，双侧肩胛前缩模式＋前伸模式＋后伸模式，促进完成由坐到站的训练。

⑬ 坐位时，上肢 D2 伸展模式促进完成由坐到站的训练。

（3）针对性治疗

1）疼痛：

● 程序：①间接治疗，即指训练健侧，通过扩散效应影响患侧；②运用不引起紧张和疼痛的阻力；③双侧运动；④牵拉；⑤舒服的体位。

● 技术：①节律稳定；②维持—放松；③稳定逆转。

● 组合：①等张组合之后使用维持—放松；②缓慢的动态逆转之后使用节律稳定技术。

2）肌力和主动关节活动度下降：

● 程序：①适宜的阻力；②强调节律；③牵张；④牵拉或挤压。

● 技术：①起始端重复牵张；②全范围重复牵张；③等张组合；④拮抗肌的动态逆转，通过较强的拮抗肌，刺激主动肌。

● 组合：①拮抗肌的动态逆转，结合全范围重复牵张；②全范围重复牵张以后，在活动较强的位置时使用节律稳定技术。

3）被动关节活动度下降：

● 程序：①强调节律；②牵拉；③适宜的阻力。

● 技术：①收缩—放松或维持—放松；②拮抗肌的稳定逆转；③节律稳定。

● 组合：①在新的活动范围内，应用动态逆转之后进行收缩—放松；②拮抗肌的动态逆转之后进行节律稳定或稳定逆转。

4）协调和控制能力下降：

● 程序：①运动模式；②徒手接触；③视觉刺激；④适当的言语提示；⑤随着功能的改善逐渐减少促进技术的使用。

● 技术：①节律启动；②等张组合；③拮抗肌的动态逆转；④稳定逆转。

● 组合：①节律启动逐步过渡到等张组合；②节律启动逐步过渡到拮抗肌逆转；③等张组合结合拮抗肌稳定逆转或动态逆转。

5）稳定性和平衡能力下降：

● 程序：①推挤；②视觉刺激；③徒手接触；④适当的口令。

● 技术：①稳定逆转；②等张组合；③节律稳定。

● 组合：①拮抗肌的动态逆转，逐步过渡到稳定逆转；②动态逆转，逐步过渡到稳定逆转。

6）耐力下降：

● 程序：牵张反射。

● 技术：拮抗肌逆转。

（四）Rood 技术

Rood 技术又叫多种感觉刺激治疗法，或皮肤感觉输入促通技术。此技术的主要特点是在特定皮肤区域内利用轻微的机械刺激或表皮温度刺激，影响该区的皮肤感受器，达到局部促通的作用。

1. 治疗原则

先诱发出一些早期的粗大动作；进行姿势控制训练时，首先要固定远端肢体，然后再沿其固定方向的纵轴向近端挤压；当肢体远端固定时，通过对远端以上肢体的被动或主动活动，来训练肢体的控制能力；当肢体的近端关节控制能力提高后，固定近端关节，引导远端肢体在空中进行自主运动；适合于任何有运动控制障碍的患者。

2. 常用技术

（1）利用感觉刺激来诱发肌肉反应：①触觉刺激，即快速刷擦和轻触摸；②温度刺激，即冰刺激；③牵拉肌肉，即快速、轻微地牵拉肌肉；④轻叩肌腱和肌腹；⑤挤压肌腹、关节，引起关节周围的肌肉收缩；⑥特殊感觉的刺激。

（2）利用感觉刺激来抑制肌肉反应：①挤压，轻微的关节挤压缓解肌肉的痉挛；②牵拉，持续性牵拉可抑制或减轻痉挛。

（3）应用个体发育规律促进运动的控制能力

● 关节的重复运动：由主动肌收缩与拮抗肌抑制而完成。

● 关节周围肌群共同收缩：是固定近端关节、发展远端关节技能的基础。

● 粗大动作：远端固定，近端活动。

● 技巧动作：近端固定，远端活动。

（4）轻触以刺激痉挛肌的拮抗肌

● 上肢屈肌痉挛的抑制方法：轻触上肢伸肌相关区域，可缓解手指屈肌、拇指外展肌、腕关节尺侧屈肌、肘屈肌、肩关节后伸肌等肌肉的张力。

● 下肢伸肌痉挛的抑制方法：轻触下肢相关区域，可缓解足趾屈肌、足趾内收肌、跖屈肌（腓肠肌、比目鱼肌）、踝内翻肌（胫骨后肌）、膝屈肌（股后肌群）、内收肌的肌肉等肌肉的张力。

（5）抑制腕和手指屈肌痉挛的方法：让患者握住一空的圆锥形物体，治疗师从腕关节尺侧向里施加压力，降低手指屈肌张力。

3. 具体应用

（1）对肌肉的刺激：适用于弛缓性瘫痪、收缩力弱等。

1）触觉的刺激：

①快速刷擦：取一小型电动牙刷，当电动牙刷转动时软毛震动，刺激肌肉表面的皮肤或毛发，每次 3 ～ 5 秒，若 3 ～ 5 秒内无反应，可重复刺激 3 ～ 5 次，亦可在相应的

节段皮肤上刺激 5 秒。该方法可兴奋高阈值 C 感觉纤维，促进 γ 运动神经元，效应在刺激后 30 ～ 40 分钟时出现高峰。

②轻敲皮肤：轻敲目标肌肉表面的皮肤，可促进梭外肌的反应，如轻敲手背指间皮肤、足背趾间皮肤、掌心或足底可引起肢体的回撤反应。该方法可兴奋低阈值的 A 感觉纤维。

2）温度的刺激：

主要应用冰刺激，局部刺激 3 ～ 5 秒，以促进肌肉收缩，这也是兴奋了 C 纤维的结果，但冰刺激后 30 秒左右常引起反跳现象，即由兴奋转为抑制。

3）本体感觉的刺激：

①快而轻地牵张肌肉；②牵张手的指间肌；③牵拉到关节活动度（ROM）的极限后再进一步牵张；④抗阻收缩；⑤在肌腹上加压或按摩；⑥轻叩肌腱或肌腹；⑦在骨突上加压；⑧有力地挤压关节。

4）特殊的感觉刺激：

吸适量的氨气等。

（2）对肌肉的抑制方法：适用于痉挛或其他肌张力高等。

● 轻轻地挤压关节。

● 在肌腱附着点上加压。

● 用坚定的轻的压力对脊柱周围肌肉的皮表进行按摩。

● 持续的牵张。

● 缓慢地将患者从仰卧位或俯卧位翻到侧卧位。

● 中温刺激、不感温局部浴、热湿敷等。

对运动过度，如手足徐动症等情况，可采用远端固定、近端运动的方法进行训练，如让患者保持手膝位不动，然后在此基础上，使躯干做前后左右和对角线式的活动，若活动范围较局限，可慢慢地抚摸或擦拭相应肌肉表面的皮肤。

（3）运动功能再训练：按运动的发育顺序进行。

①从整体考虑：在训练运动控制时，按活动度→稳定度→受控制的运动→技巧性运动的顺序进行。

②从局部考虑：应采取屈先于伸，内收先于外展，尺侧先于桡侧，最后才是旋转的策略；在远近端孰先孰后的问题上，应采取先进行肢体近端固定、远端活动→远端固定、近端活动→近端固定、远端游离，学习技巧性活动的训练策略。

（4）针对性治疗

①痉挛性瘫痪：运用缓慢牵拉降低肌张力，轻刷擦，体位摆放，反复运动，个体运动模式等。

②迟缓性瘫痪：整体运动，快速刷擦，近端加压，刺激骨端，加强肌肉收缩等。

③吞咽和发音障碍：刷擦法，冰刺激法，抗阻吸吮等。

④吸气模式的诱发：刷擦法，冰刺激法等。

第2节　病例选编

一、一般资料

患者，女，50岁，身高160 cm，体重65 kg。2014年8月3日晚在家做家务，突感头晕跌倒在地，不省人事，家人急送往医院神经外科，确诊为脑出血。经15天治疗待病情稳定后转入院进行康复治疗。既往体健。

二、入院康复评定

患者现已意识清醒，精神状况稍差，右侧偏瘫，伴Broca失语。

（1）综合运动功能评定（Brunnstrom）：手指Ⅰ期，迟缓、无随意运动；上肢Ⅱ期，开始出现痉挛、联合运动及轻微的屈曲共同运动；下肢Ⅲ期，屈肌协同运动、伸肌协同运动。

（2）肌张力（Ashworth）：左侧正常；右侧为肱二头肌1+级，肱三肌0级，旋前肌1级，掌屈肌1级，股四头肌1级，小腿三头肌1+级，胫骨后肌1级，趾长屈肌0级，趾短屈肌0级，踇长屈肌0级。

（3）肌力评定（Lovvett）：左侧正常。关键肌肌力评定（右侧）如下：

肩关节：前屈肌群肌力2级，后伸肌群肌力1级，外展肌群肌力0级，内收肌群肌力2级；

肘关节：屈曲肌群肌力2级，伸展肌群肌力0级；

髋关节：屈曲肌群肌力2级，外展肌群肌力2级，内收肌群肌力1级。

（4）关节活动度（PROM）：被动关节活动范围评定（右侧）如下：

肩关节：前屈0～135度，后伸0～60度，内旋0～50度，外旋0～45度，水平外展0～65度，水平内收0～100度；

肘关节：屈曲0～120度；

髋关节：屈曲0～85度，外展0～30度，内收0～20度；

膝关节：屈曲0～90度。

（5）反射：左侧正常。右侧反射评定如下：

腱反射：肱二头肌腱反射、肱三头肌腱反射、桡骨膜反射、膝腱反射均（+++）；

病理反射：Babinskin（+）、霍夫曼征（+）。

（6）平衡评估：协调与平衡功能的评定。

坐位平衡Ⅰ级，在静态下不借助外力可以保持平衡；

不能独立站立；

上下肢协调性较差。

（7）感觉评估：患侧（右）浅感觉较健侧减退，对较强的刺激才能感知。

（8）协调评估：指鼻试验、指指试验不能完成，跟膝胫试验（+）、轮替试验不能完成。

（9）二便：小便偶尔失禁。

（10）并发症：肩关节半脱位。

（11）高级脑功能：以记忆和计算能力减退为主，注意力不集中，学习和逻辑思维能力下降，MMSE评分10分。

（12）ADL（改良Barthel）：日常生活活动能力（ADL）评定显示Barthel指数评分20分，其中大便能控制10分，小便偶尔失禁5分，转移需要大量帮助5分，其余均不得分。

三、目前需要解决的问题

（1）运动功能障碍：肌力低下，基本不能抗重力，关节活动受限，上肢屈肌开始出现痉挛，下肢伸肌痉挛，不能站立、行走，平衡能力差。

Brunnstrom偏瘫运动功能评定：手指一级，上肢二级，下肢三级。

（2）ADL障碍：生活基本上不能自理，除大便能控制、小便偶尔失禁、转移需大部分帮助外，其余日常生活完全依赖他人；Barthel指数评分20分。

（3）认知障碍：以记忆和计算能力减退为主，注意力不集中，学习和逻辑思维能力下降；MMSE评分10分。

（4）言语障碍：能理解他人说话的意思，表达不流利，复述差，Broca失语。

四、康复治疗目标（结合患者需求）

（1）提高日常生活活动能力，预防并发症，提高转移能力。

（2）降低并维持左侧上肢屈肌（肱二头肌为主）及下肢伸肌（小腿三头肌）张力。

（3）提升步行稳定性，步态矫正。

五、康复治疗计划

针对患者存在的主要问题，为此患者拟定一个急性期的康复治疗计划：

（1）良姿位的摆放：患侧卧位、健侧卧位、仰卧位。

（2）体位转换：定时翻身，1～2小时变换一次。

（3）肢体被动运动：各关节被动运动、活动顺序从近端关节到远端关节，每天2次，每次每个关节5～6遍。

（4）床上活动：上肢自助被动运动、Bobath握手、双上肢伸肘、肩关节前屈；辅助向患侧或健侧翻身；桥式运动维持5～10秒后慢慢放下；训练者帮助固定下肢并叩击刺激患侧臀大肌收缩；单桥运动健侧下肢上抬伸展。

（5）诱发患手主动运动，抑制上肢屈曲肌张力。

六、出院前康复评估

改善情况：

（1）上肢肱二头肌1+级降至1级；肱三头肌肌力提高至2级；右肩关节前屈外展肌力增加至2级。

（2）右下肢Brunnstrom分期由Ⅲ期到Ⅳ期。

（3）日常转移能力提高。

第 2 章

脊髓损伤的康复治疗

第 1 节 脊髓损伤的康复评定和治疗

一、康复评定

（一）脊髓损伤水平

- 四肢瘫：双上肢、躯干及双下肢均瘫痪，发生于颈髓损伤时。
- 截瘫：躯干以下及双下肢的瘫痪，发生于胸髓、腰髓、骶髓损伤时。

通常瘫痪的情况于受伤后逐渐上升，5～6天时达最高位，以后逐渐下降，其范围为1～2个髓节。这是由于以脊髓损伤部为中心而出现水肿，于受伤后5～6天，水肿达最高峰，以后又逐渐消退的原因。

损伤范围的判定：脊髓损伤后最重要的步骤之一，是判定损伤的严重程度，脊髓损伤影响损伤水平以下的感觉、运动及自主神经功能，正确判定损伤部位具有重要意义，并且还应判断脊髓功能丧失到何种程度。通常损伤水平越高，其丧失功能范围越大。反之，即脊髓损伤的水平越低，其对身体功能的影响也就越小。

脊髓于胸髓或腰髓水平受损伤时出现截瘫，这是由于躯体及双下肢的感觉运动功能受到了影响的缘故，上肢与手指的全部或部分感觉丧失时，出现四肢瘫，通常四肢均受到一定程度的影响。

1. 运动水平

通过对身体两侧各10个关键肌的检查进行确定，见表6-4。由身体两侧具有3级及以上肌力的最低关键肌进行确定，其上所有节段的关键肌功能须正常（MMT为5级）。身体两侧可以不同。

表 6-4　关键肌

C5	屈肘肌（肱二头肌、肱肌）	L2	屈髋肌（髂腰肌）
C6	伸腕肌（桡侧伸腕长肌和短肌）	L3	伸膝肌（股四头肌）
C7	伸肘肌（肱三头肌）	L4	踝背伸肌（胫前肌）
C8	中指屈指肌（指深屈肌）	L5	足踇长伸趾肌（足拇长伸肌）
T1	小指外展肌（小指外展肌）	S1	踝跖屈肌（腓肠肌和比目鱼肌）

2. 感觉水平

通过身体左右两侧各 28 个关键点的检查进行确定，见表 6-5。由身体两侧有正常的针刺觉（锐 / 钝区分）和轻触觉的最低脊髓节段进行确定。身体两侧可以不同。

感觉：①浅感觉（痛觉、温度觉、触觉）；②深感觉（位置觉、震动觉、压觉、识别觉等）。

常用的检查方法：温度觉、痛觉和触觉的传导束不同，所以通常检查痛觉和触觉。①麻木感；②异常感觉；③触觉过敏；④触觉迟钝表示为不完全瘫；⑤痛觉过敏；⑥痛觉迟钝；⑦痛觉消失等表示为不全瘫；⑧触觉消失则表示为完全瘫。

表 6-5　28 个关键点

C2	枕骨粗隆外侧至少 1 厘米（或耳后 3 厘米）
C3	锁骨上窝（锁骨后方）且在锁骨中线上
C4	肩锁关节的顶部
C5	肘前窝的外侧（桡侧）（肘横纹近端）
C6	拇指近节背侧皮肤
C7	中指近节背侧皮肤
C8	小指近节背侧皮肤
T1	肘前窝的内侧（尺侧），肱骨内上髁近端
T2	腋窝的顶部
T3	第 3 肋间
T4	第 4 肋间（乳线）
T5	第 5 肋间（T4～T6 的中点）
T6	第 6 肋间（剑突水平）
T7	第 7 肋间（T6～T8 的中点）
T8	第 8 肋间（T6～T10 的中点）
T9	第 9 肋间（在 T8～T10 的中点）

续表

T10	第 10 肋间（脐水平）
T11	第 11 肋间（T10 ～ T12 的中点）
T12	腹股沟韧带中点
L1	T12 与 L2 连线中点处
L2	大腿前内侧，腹股沟韧带中点（T12）和股骨内侧髁连线中点处
L3	膝上股骨内髁处
L4	内踝
L5	足背第 3 跖趾关节
S1	足跟外侧
S2	腘窝中点
S3	坐骨结节或臀下皱襞
S4 ～ S5	肛周 1 厘米范围内，皮肤黏膜交界处外侧（作为 1 个平面）

（二）ASIA 分级（表 6-6）

表 6-6　美国脊髓损伤学会（ASIA）分类法

脊髓损伤类型	运动感觉功能状况
A 完全性损害	在骶段（S4 ～ S5）无任何感觉及运动功能
B 不完全性损害	在神经平面以下，包括骶段（S4 ～ S5），存在感觉功能，但无运动功能
C 不完全性损害	在神经平面以下存在运动功能，并且大部分关键肌的肌力＜ 3 级
D 不完全性损害	在神经平面以下存在运动功能，并且大部分关键肌的肌力≥ 3 级
E 正常	感觉和运动功能正常

检查时必备知识

（1）皮节（dermatome）：指每个脊髓节段神经的感觉神经（根）轴突所支配的相应皮肤区域。

（2）肌节（myotome）：指受每个脊髓节段神经的运动神经（根）轴突所支配的相应一组肌群。

（3）神经损伤平面（NLI）：NLI 是指在身体两侧有正常的感觉和运动功能的最低脊髓节段，该平面以上感觉和运动功能正常（完整）。实际上，身体两侧感觉、运动检查为正常的神经节段，常常不一致。因此，在确定神经平面时，需要确定四个不同的节段，即 R（右）- 感觉、L（左）- 感觉、R- 运动、L- 运动。而单个 NLI 为这些平面中的最高者。

（4）感觉评分：该术语指感觉功能总得分。每个关键点要查2种感觉，即针刺觉和轻触觉，并按3个等级分别评定打分，总分各为56分，身体一侧感觉总分为112分。该术语可以反映脊髓损伤神经受损情况。0=缺失；1=障碍（部分障碍或感觉改变，包括感觉过敏）；2=正常；NT=无法检查。

除对这些两侧关键点的检查外，还要求检查者做肛门指检测试肛门外括约肌。感觉分级为存在或缺失。该检查用于判定损伤是完全性还是不完全性。

（5）感觉平面：感觉平面为针刺觉和轻触觉的最低正常平面。

（6）运动评分：该术语指运动功能总得分。运动检查的必查项目为身体两侧各自10对肌节中的关键肌。检查顺序为从上向下。每个肢体总分为25分，上肢总分为50分，下肢总分为50分。该术语可以反映脊髓受损情况。

各肌肉的肌力均分为6级，见表6-7。

表6-7　肌力等级

0级	完全瘫痪
1级	可触及或可见肌肉收缩
2级	在无重力下进行全关节范围的主动活动
3级	抗重力下进行全关节范围的主动活动
4级	在中度抗阻下进行全关节范围的主动活动
5级	正常（可完全抗阻力进行全关节范围的正常活动）

选择这些肌肉是因为它们与相应节段的神经支配相一致，并且便于临床做仰卧位检查（在脊髓损伤时其他体位常常禁忌）。除此之外，还要检查肛门外括约肌，以肛门指检感觉括约肌收缩，评分分级为存在或缺失，这一检查只用于判断是否为完全性脊髓损伤。

（7）运动平面：运动平面为最低的正常运动平面，在身体两侧可以不同。以肌力至少为3级的那块关键肌确定运动的平面，但要求平面以上那个节段支配的关键肌肌力必须是正常的（4～5级）。

（8）部分保留带（ZPP）：此术语只用于完全性脊髓损伤，指感觉和运动平面以下一些皮节和肌节保留部分神经支配。保留感觉和/或运动功能的最低节段，即为感觉和运动ZPP的范围，应分为4个平面分别记录（R-感觉、L-感觉、R-运动和L-运动）。

（9）选择项目：感觉和运动检查均存在选择项目。感觉检查将位置觉和深压感觉，或深痛觉检查列入选择检查项。检查时用缺失、障碍、正常来分级，每一肢体只查一个关键点。运动检查选择项目还包括其他肌肉，建议测定膈肌、三角肌、外侧腘绳肌。

肌力分为无、减弱或正常。但运动检查并不用来确定运动分数、运动平面及损伤的完全性。

（三）日常生活活动能力

1. 功能独立性测定（FIM）

FIM 对于康复治疗对象，在护理量上、对社会经济负担的程度及康复治疗的有效性等方面，需要有定量的评定指标，为了充分描述脊髓损伤对个体的影响，监测或评定治疗所取得的进步，必须有一个标准的日常生活能力测定。FIM 是一种功能评定的方法，它已广泛用于美国，并正在获得国际上的公认。

FIM 测量 6 个方面功能，即：①自我料理；②括约肌的控制；③转移能力；④移动能力；⑤交流；⑥对社会的认知。在每个方面要评价 2 个或者 2 个以上活动或项目，总共 18 项。例如自我料理方面，包括吃、梳洗、洗澡、穿上衣、穿下衣和上厕所 6 个活动项目。

依功能自立度评定（自己独立完成所有活动），可评定伤残的安全问题、对他人的依赖性，以及技术设备方面的花费等，由此可得出 FIM 的总分（所有项目的总和）。各方面的评分和项目评分可反映出脊髓损伤对其日常生活影响最大的项目所在。

18 项中的每一项按功能的自立度评定，分为 7 级，见表 6-8。

表 6-8　自立度评定等级

7 级：完全独立活动，动作完成安全且规范，无须矫正，不用辅助设备和帮助，并在规定时间内完成
6 级：独立性减弱，活动需要辅助设备，且所需时间超过规定范围，活动不能安全地完成，功能依赖（需要有人监护或身体方面的帮助）
5 级：监护或示范，不需要体力帮助，但需要提示、诱导及示范
4 级：最低限度接触性帮助，给患者的帮助限于辅助，或患者在活动中用力的程度大于 75%
3 级：中等帮助，给患者稍多辅助，活动量的 50%～75% 为主动用力
2 级：最大帮助，患者活动量的 25%～50% 为主动用力
1 级：完全依赖，患者活动量的 0%～25% 为主动用力

2. 改良 Barthel 指数

改良 Barthel 指数（Modified Barthel Index，MBI）对 9 项日常生活活作进行评定，分为独立、部分辅助、完全辅助三个等级，其各项评分标准有所不同，总得分为 100 分。MBI 可应用于脊髓损伤出院时与随访调查中各项功能获得程度的比较。

3. 四肢瘫功能指数（QIF）

四肢瘫功能指数（the Quadriplegia Index of Function，QIF）是 Gresham 等人于 1980

年针对四肢瘫患者设计的功能评定量表，以求更敏感全面地反映四肢瘫患者的功能状况。QIF 由 10 大类内容组成，每类内容均再细分为数项，采用 5 级计分制，每项最高 4 分，最低 0 分。每类得分为其中各项得分之和，并依据在日常生活中的重要性赋予不同的权重系数，按权重校正后的得分之和即为患者的 QIF 总分（总分 100 分）。

（四）其他功能评定

Zancolli 上肢功能分类：以颈髓损伤四肢瘫患者手功能重建为目标，而进行肌腱移植手术，Zancolli 的上肢功能分类即是为了选择手术适应患者及决定术式而制定，因而其对象仅为四肢瘫者。此分类方法是根据残存运动功能的最低位髓节，将患者分为四型，再根据残存功能分别分为 A、B 两个亚型。又仅对 C6 髓节功能残存者将亚型 B 分为 1 ~ 3 类，这是因为着重于 C6 髓节功能残存者，由于此型患者人数较多，为了重建拇指与示指的侧方挟捏动作，C6 髓节残存患者则成为手术的对象。Zancolli 分类法将四肢瘫患者用右侧 C3-B，左侧 C6-B2 这种方式表达，该分类法的特征是将四肢瘫患者根据其上肢功能进行了详细分类，但一定要牢记此分类法是为了手功能重建手术而制定的分类。从运动功能训练上，对于转移、移动、更衣动作是否能自立的判断，需要对于伸肘肌及肩胛带肌群进行详细的功能评定。

> 在 ASIA 分类中，伸肘肌（即肱三头肌）是被当作代表 C7 节段功能的关键肌，而在 Zancolli 分类中，却将可能残留伸肘功能的患者作为 C6 髓节残留组的亚型对待，这种分类法有时会引起临床上的混淆。

其他评定如肌张力评定、疼痛评定、平衡评定等此处不做赘述。

（五）脊髓损伤平面与功能预后的关系

对完全性脊髓损伤的患者，可以根据其不同的损伤平面来预测其功能恢复和日常生活活动（ADL）功能的情况。

C1 ~ C3：主要动作肌为胸锁乳突肌，患者颈部可前屈、旋转，不能步行，可操作电动轮椅（以下颌作为力源），ADL 需要完全帮助。

C4：主要动作肌为横膈膜、斜方肌，患者呼吸可上提肩胛骨，大部分轮椅依赖，移动可借助电动轮椅（以下颌作为力源），ADL 需要完全帮助。

C5：主要动作肌为三角肌、肱二头肌，患者肩关节可屈曲、外展，可屈肘，中度轮椅依赖，ADL 需要大量帮助，可借助自助具吃饭。

C6：主要动作肌为胸大肌、桡侧腕伸肌，患者可肩关节内收、腕关节背屈，轻度轮椅依赖，需要中等程度的帮助完成翻身，借助上肢支具等可以写字，部分更衣动作可以自理。

C7：主要动作肌为肱三头肌、桡侧腕屈肌，患者可肘关节伸展和腕关节屈曲，可驱动轮椅，可驾车，并借助轮椅达到日常生活基本自理，上肢可以做支撑动作，但不能完成捏的动作。

C8～T1：主要动作肌为手指屈肌群、手的内在肌，患者可屈曲手指、完成精细运动，可驱动轮椅和驾驶汽车，可借助轮椅实现日常生活基本自理。

T2～T5：完全独立使用轮椅。

T6：主要动作肌为上部肋间肌、上部背肌，相对来说患者呼吸储备力增大，上部躯干的稳定性增加，可借助附在腰部的长下肢支具与拐杖步行，但轮椅更实用，且几乎不需要帮助。

T12：主要动作肌为腹肌、胸椎部背肌，患者可上提骨盆，可借助长下肢支具与拐杖步行或上下楼梯，但轮椅仍更实用。

T6～T12：可进行治疗性步行，几乎不需要帮助。

L1～L3：可进行家庭性步行，几乎不需要帮助。

L4：主要动作肌为股四头肌，患者可伸膝，可借助短下肢支具步行，可不使用轮椅。

L5～S1：可进行社区性步行，几乎不需要帮助。

二、康复治疗

（一）脊髓损伤患者不同时期的康复原则与训练方法

1. 早期康复

康复训练应尽早开始，尽管伤后尚不能来康复大厅，也应从床边开始进行康复训练。康复训练的目的在各个时期也有所不同，一般来说，将伤后椎体骨折、脱位，以及手术治疗的卧床期，称为急性期；床边的活动、日常生活动作训练、能自理时的训练，称为离床期；为出院后的生活而进行的训练，称为社会回归准备期。各期康复训练所要达到的目标和具体康复训练内容均不同，康复训练前应明确各期的训练目标，并与患者达成一致理解。

脊髓损伤的急性期一般指伤后 8 周内，急性脊髓损伤早期处理的原则是：在脊柱骨折、脱位的处理中，由于伤后脊柱的序列和稳定性受到破坏而极易损伤脊髓，因此，早期处理脊柱骨折、脱位时必须做到尽可能不加重脊髓损伤，而且要防止压疮的发生，以便患者能更早地回归社会。

急性期床边物理治疗的原则：在患者保持安静时，尽快对其损伤状态进行评价，完成功能预后的判断，使其残存的功能最大限度地被利用和开发。物理治疗应早期介入，从床旁康复开始，但要注意保持脊柱的稳定性，即使患者做了内固定或外固定，也不可粗心大意。

　　早期床边运动疗法的目的如下：

　　（1）关节挛缩的预防及治疗

　　常见的关节挛缩：四肢瘫的患者容易发生肩关节的内收、内旋、挛缩，进而影响三角肌肌力的恢复，并对其后的 ADL 构成障碍；肘关节屈曲挛缩、腕关节掌屈挛缩、拇指内收屈曲挛缩、爪状手等，亦很常见；四肢瘫和截瘫患者共同存在的，还有踝关节跟腱挛缩和足趾屈曲挛缩等等。可见，预防关节挛缩是非常重要的任务，其中，最重要的是预防老年人的肩关节内收、内旋挛缩畸形，由于老年人的痉挛与挛缩多同时存在，非常难以治疗，对此可早期使用肩关节外展架，以起到一定的疗效。

　　具体的预防措施如下：当患者侧卧位时，为防止髋关节的内收挛缩，应在两腿间加放枕头，并左右变换侧卧位，预防压疮；膝关节屈曲挛缩可能是由于在其下方垫了过大的枕头所造成，应予以预防；足下垂畸形可能是由于被子的重量所致，应在足底固定一个垫子或佩戴足托作为支撑予以预防；预防四肢瘫患者肩关节挛缩可用肩关节外展支架；预防手指屈曲挛缩可将一毛巾卷握于手中。

　　为预防上述屈曲挛缩，还应早期开始在床边进行主动和被动训练，以保持瘫痪部分关节活动度的正常范围，治疗师一般徒手对截瘫部位的大关节进行被动活动，动作缓慢且活动充分，每日一至两次。被动活动不应增加脊柱的负担或对其稳定性造成不良的影响，这个限度必须明确掌握。对于能够坐起的四肢瘫痪者，可用带滑轮的吊带预防上肢的关节挛缩。由于肌腱的痉挛、僵直可使关节挛缩的畸形固定化，因此，在被动运动时不应使用暴力，否则可能会导致肌腱痉挛加重，事倍功半。当这些预防手段都没有效果时，可考虑转介至外科，进行外科治疗。

　　床边训练的同时要注意避免发生瘫痪部位的骨折，瘫痪部位内的长骨在伤后 2 个月后即出现骨质疏松，而且是进行性的。由于瘫痪肢体不能活动，加之长期卧床会加重病情，因此，在床边轻柔的被动活动和翻身等都有可能造成病理性骨折，甚至有一些骨折发生后无法及时发现、处理，直到出现异常活动和肿胀后才引起注意，如股骨颈、股骨干、股骨远端、胫骨髁、胫骨干骨折。

　　另外，需要治疗师注意的一点是，在受伤 3 个月后，患者关节周围可出现异位骨化，进一步限制关节的活动度，但在骨化形成期，过度的被动活动可能会使异位骨化加重，因此，治疗师应格外注意。

　　（2）残存肌力的维持和增加：截瘫患者双下肢功能丧失，所以要靠双上肢的功能来代偿。因此，不但要防止上肢和躯干肌肉萎缩，而且还要锻炼出比常人更强健的肌肉。卧床期间常见的床边运动，通常包括利用哑铃、沙袋、弹力带等进行上肢肌力增强的训练。

　　训练原则：瘫痪部位残存肌力强化的顺序如下，首先是通过辅助—主动运动来增强残存的较弱的肌力，然后逐渐转换为以主动运动为主的运动训练，当患者能够主动运动之后，再施加阻力，以逐步提高肌力。

2. 中后期康复

（1）关节活动度（ROM）的训练：相较于急性期的 ROM 训练主要由治疗师被动进行，中后期的 ROM 训练则主要由患者自己活动，以进一步维持或扩大关节活动度，因为当患者的关节活动较为充分时，被动训练的意义已不大，除非患者有关节挛缩，这需要康复治疗师积极采取对策。另外，指导患者进行关节活动度自我训练，也有助于为患者出院后的居家康复做准备，促进患者取得更好的康复疗效。

（2）肌力训练：中后期患者应积极进行肌力强化训练，目的是为了使患者可以主动完成动作，如脊髓损伤者要想达到用上肢支撑体重以完成转移，就需要有足够的肌力稳定肩、肘关节。

训练方法包括：胸、腰髓损伤者用哑铃等进行上肢力量训练；颈髓损伤者用重锤、滑轮、弹力带或康复治疗师的徒手抗阻进行肌力训练；结合日常生活动作进行肌力训练，如坐位平衡能力训练、支撑训练、驾驶增加负荷的轮椅等。最后需强调的是，患者需要反复地进行动作训练，才能增强肌力，且最好将现有的肌力运用到日常生活活动中，以不断巩固肌肉力量和耐力。

此期，若要为患者回归家庭做准备，则应对患者的训练内容和形式稍做调整，如除了一对一的动作训练，应适当加入一些集体训练，增加训练的竞争性。

（3）翻身训练：正常人的翻身动作在身体任何部位都可开始，但脊髓损伤者的翻身动作则常由上肢与头颈部的旋转开始，顺次向尾部传递，最后旋转下肢，完成翻身。故损伤水平越高，能产生动力源活动的部位就越少，也就越难翻身，尤其是功能残存的高位颈髓损伤者，上肢不能自由旋转，翻身困难。胸腰髓损伤的患者，为辅助下肢的旋转，需通过上肢按压地面辅助翻身，所以上半身旋转受限的患者就难以完成翻身动作。此外，为了易于完成翻身动作，许多患者会利用上肢的反作用力来加大上半身的旋转能力，如抓住床挡或床单而使上半身强力旋转。

以下列举几项有助于翻身动作完成的有利条件：颈部屈肌的肌力较强；能使肩关节水平内收的胸大肌肌力较强；三角肌前部等肌力较强；瘫痪部位可保持放松状态；翻身时不会引起脊椎骨折部位周围的疼痛等。

虽然躯干旋转受限、髋关节活动范围受限等因素则会加大翻身的难度，如躯干痉挛会限制躯干旋转运动，髋关节的伸肌痉挛也会增加翻身时的阻力，但是髋关节屈肌痉挛则有利于翻身至侧卧位。此外，胸腰髓损伤的患者在训练开始的时候，常有脊椎骨折部周围的疼痛，妨碍翻身动作，治疗师可通过按摩、关节松动等手法帮助其缓解症状，促进翻身动作的完成。

截瘫患者具体的翻身训练方法如下：

• 不抓物品的翻身方法：①先交叉双下肢；②双上肢向翻身方向水平旋转；③伸

肘，同时双下肢努力向翻身方向摆动、旋转（训练早期，上肢可拿一小哑铃，有助于完成旋转）；④继而旋转骨盆，至侧卧位时用上侧上肢止住旋转运动；⑤向俯卧位翻身时，应先旋转上身，后用双肘撑住，再旋转骨盆及下肢，直至完成到俯卧位的翻身动作。

● 利用床挡的方法：①一侧手抓住翻身侧床挡，拉动上身旋转；②旋转到一定程度时，对侧上肢也勾住床挡，进一步旋转；③旋转骨盆，直至翻至侧卧位。

四肢瘫患者翻身训练的基本方法与截瘫者差不多，只是四肢瘫患者需要加倍的练习时间才能掌握翻身技巧。在翻身训练前，治疗师先被动改善其躯干的旋转活动范围，这将有助于后面翻身动作的完成，翻身训练时，治疗师应给予一定的辅助，并且开始的体位不是仰卧位而是半侧卧位，分阶段训练。另外，四肢瘫者因手的握力弱，不能采取使用哑铃增加旋转范围的方法，此时可将沙袋固定于其腕部，辅助旋转。

（4）坐起训练：坐起动作是决定脊髓损伤患者日常活动动作能力水平的基本动作，若自己不能完成，那么患者就无法离开床边，因此，坐起动作是必须尽力掌握的动作。

● 截瘫患者的坐起动作训练：为完成坐起动作，需训练患者从一定倾斜角的靠背上将躯干由倾斜位拉到直立位，再缓慢回到倾斜位，而后逐渐减小靠背的倾斜角，直至患者可独立完成由水平仰卧位起坐成坐位。

● 用肘的起坐方法：①卧位时将头抬起；②头颈部屈曲的同时肩部伸展、内收，使肘关节呈支撑位；③用单侧肘关节移动重心并伸展对侧肘关节；④对侧手撑在后方承重；⑤另一侧肘亦伸展，最后用两手支撑，完成坐起。

以上为截瘫患者一般会采用的起坐方法，当躯干屈肌残存肌力时该动作较容易完成。

● 翻身起坐的方法：上肢肌力弱及训练开始早期时使用的方法。具体训练过程如下：①抓床挡，上肢努力摆动直至翻身；②侧肘支起，然后转动躯干，对侧手再支撑于床面；③重心转移到支撑于床面的手上，用另一侧肘伸展坐起。

● 截瘫者的翻身起坐训练：①利用反作用力进行动作准备，先向翻身相反方向摆动上肢；②上肢用大力气向翻身侧摆动并翻身；③用翻身侧的肘支撑体重，然后在躯体转动时以对侧的手支撑床，双手逐渐将身体撑起至坐位。

● 四肢瘫者起坐训练：四肢瘫者起坐的方法有数种，根据瘫痪水平、残存肌力和关节活动度等来选择合适的方法进行训练，同时，为了保证能够在任何情况下都能坐起，患者应尝试掌握多种方法。

利用绳子的起坐方法：①在床脚，将结实的带子做成环，扎上；②一侧腕背屈，用手勾住床挡，同时肘用力屈曲撑于床上，躯干则向侧方旋转；③另一侧前臂拉住绳子，进而拉起躯干（绳的长度与捆绑的位置很重要，经过几次练习，不断调整绳的长度与位置，利用前臂将绳子卷起 2～3 次，这样拉起时能更有力；④拉起躯干的同时，屈曲的肘逐渐靠近躯干并撑起身体；⑤另一侧拉绳进一步拉起躯干，同时将屈曲侧的肘关节伸直，并用手掌撑床；⑥放下绳子，手撑于床面，完成起坐。

抓住床挡的起坐方法：以翻向右侧为例，①右侧的前臂事先拉住床挡；②翻身到半侧卧位，左手背屈勾住床挡；③用双上肢用力拉起上身，屈伸头颈部，利用反作用力将右肘关节的位置慢慢地移蹭向下肢侧，逐渐完成起坐。

不抓物体的起坐方法：以翻向右侧为例，①按前述方法翻身至右侧卧位；②将在上面的左上肢转向背后，返回仰卧位，单肘支撑；③躯干向左倾斜，体重加在左肘上，然后对侧肘亦撑在背后；④保持双肘支撑的姿势，用单肘支撑体重，此时右肘关节抬起，呈肘伸展，用手掌撑在后方，当肱三头肌瘫痪，不能肘伸展时，可通过后展肩将前臂向后摆，将肘伸开；⑤伸肘侧的肩关节尽可能伸展并内收，手掌移向躯干后方正中；⑥利用头颈部屈曲的反作用力，将体重加在已伸展的右臂上，完成左肘关节的伸展；⑦左右两上肢交替移动以支持体重，同时手掌逐渐向腰部靠近，使上半身接近直立位，完成起坐。

用双上肢撑起上身的方法：双手或放入裤兜中或放在臀部下方，在屈曲双肘的同时，屈曲头颈部，抬起上半身，左右肘一边移动体重，一边移向后方，慢慢完成起坐。

（5）垫上训练：当患者脊柱稳定，可保持坐位时，便可到康复治疗区进行垫上训练。

● 坐位保持训练：截瘫患者宜从长坐位开始训练坐位平衡能力。患者先通过双手在后方交替支撑，由卧位改变为坐位，长坐位训练时要求双手举向前方、两侧或上方并保持平衡。进而可进行抛接球练习以改善长坐位动态平衡能力。

四肢瘫患者通过帮助或利用辅助器具由卧位转移到长坐位，其中 C6 以下损伤的患者能独立坐，C5 需器具辅助，C4 以上则需完全辅助。辅助器具包括可调床、靠背、床上的吊带、侧方轨道吊带、床挡、绳梯等等，如 C4、C5 损伤的患者必须借助靠背保持坐位。

● 垫上移动训练：垫上的长坐位移动训练，首先必须利用支撑架进行手臂的肌力增强训练，待肌力增强后去掉支撑架，开始练习移动。建议截瘫患者首先练习的是向后方移动，因为这比向前移动容易一些，等手指肌力增强后再进行向前移动的训练，由易到难。另外，在训练时，为避免压疮，可在足跟和臀部加用保护垫。C6 以下的四肢瘫患者可用床上的吊带训练移动，利用残存的肱二头肌屈肘做引体向上，进行移动。

● 垫上翻身训练：截瘫患者双上肢的功能健在，翻身不成问题。对于四肢瘫患者，脊髓损伤平面至 C6 以上者，不能独立翻身，C4 需完全辅助，C5 大多需辅助器具或他人辅助，而 C6 大多能独立翻身，故翻身训练很有必要，如利用上肢的对角旋转运动模式反复练习翻身，直至熟练掌握。

（6）起立床站立保持训练：适用于 T6 以上高位截瘫及四肢瘫患者。需要注意由于血管的交感神经系统大范围麻痹，站立位会造成血液在下肢及腹部脏器内潴留，致脑循环血流量急剧减少而出现急剧的起立性低血压，多于伤后 10 周出现。站立位训练可防止尿路结石，调节全身状态，防止瘫痪部位长骨的骨质疏松等。当患者能保持坐位后，即去康复训练室进行训练，开始时要按循序渐进的方式逐步起立，训练中必须有康复治疗师看护。具体步骤如下：①斜台放平，患者躺上，上肢带上血压计，开始时腹部及下肢使用弹力带，并用带子固定于起立床；②使起立床倾斜并抬高 15°，若出现血压突然下降或头晕，应立即回到水平位；③未见异常则再增加 15°（5 分钟后），以 15° 为一个单位进行增加；④上述训练每日 2 次，直到可保持立位 30 分钟为止。同时逐渐撤去弹力带。体位性低血压发生时可见患者面色苍白、头晕、虚汗、呵欠、意识模糊，此时立即将头放至低位即可恢复。

（7）支撑训练：支撑动作的必要条件是上肢要有充分的肌力，尤其肩胛带周围的肌力。四肢瘫患者中，斜方肌在躯干上提时起重要作用；三角肌在撑起后躯干前倾时起重要作用；第 6 颈髓残存水平的患者，肱三头肌几乎不起作用，此时为使肘关节锁住在伸展位以完成支撑动作，则要求肩关节外旋的肌力和活动范围必须充分；第 7 颈髓残存水平的患者，不仅有肱三头肌的力量，也有胸大肌、胸小肌、前锯肌的力量，所以其肩胛骨外展功能保留，支撑动作易于完成。

躯干与下肢的柔软性也有助于支撑动作的完成，截瘫患者残存有背阔肌与躯干肌群肌力，故臀部可向后上方抬起，此时如果腘绳肌紧张便会成为障碍，故要早期牵伸腘绳肌。但对于四肢瘫患者而言，其臀部不能向后上方抬起，需要利用腘绳肌的紧张维持坐位姿势的稳定性，此时处于腘绳肌伸展、膝关节伸展和髋关节屈曲 90° 左右的状态，腘绳肌紧张可以使骨盆稍后倾，躯干呈松弛的“C”字形弯曲。脊柱的这种形态，有人认为对内脏有恶劣的影响，但对四肢瘫患者而言，这种姿势可使有效上肢长度加长，易于完成支撑动作。支撑动作是预防压疮和自己变换姿势和位置的基本动作。

截瘫患者支撑动作的训练方法：手撑在大粗隆的侧方，肘关节伸展，肩胛带下沉，抬起臀部。开始训练时用三角支撑架，由此使有效上肢长度加长，易于完成上提动作。进而在抬起状态下，臀部向前后左右四个方向活动，在抬臀训练中，可在足跟与垫子之间铺上一滑动板而减轻摩擦，康复治疗师可给予一定辅助。当臀部能抬高后，进一步练习向高处转移，此时为保护臀部皮肤，可在台上铺一垫子。此外，手膝位（即匍匐爬位）进行骨盆控制的练习，有助于上肢肌力及平衡能力的改善。

与截瘫者同样，四肢瘫患者因肌力及本体感觉低下，难以学习运动感觉，因此，开始时仅能做些残存能力的动作。为提高姿势复原的能力，在垫上、轮椅上从前后、左右破坏平衡，训练患者恢复姿势。另外，四肢瘫患者在开始训练时，易向前方倾倒，故此可在膝上放块枕头；向前方倾倒时，屈曲、内收肩关节并伸展肘关节，可使姿势复原；对于不能握持支撑架的患者则可使用支撑台；当四肢瘫者不能充分抬起臀部时，可在屈膝状态下练习抬起动作。此外，肱三头肌瘫痪患者也可利用闭链运动的机制进行伸肘。

（8）转移和移动训练：转移动作是从床向轮椅等转移的动作，移动动作是在床上等地点改变自己的位置。下面简单介绍各动作的基本训练方法。

● 截瘫患者的训练：坐位移动（支撑动作中的移动），在支撑状态下上抬臀部，向前后左右移动，亦有人用此方法上下楼梯。

轮椅与床之间的转移：①轮椅与床斜对着放，除去可能造成阻碍的扶手，患者先向轮椅垫的前方移动；②在轮椅座位上横向移动，轮椅的扶手不应碰到臀部，因此，建议选用穿脱型或可抬型的扶手；③臀部旋转，并向床上移动，康复治疗师应站在患者的前方给予辅助、指导。对于肌力弱、四肢瘫患者应指导其进行直角转移的方法。

轮椅与垫子及地面之间的转移（从轮椅转移到地面）：①轮椅与垫子呈直角，尽可能相互靠近；②双手放在扶手上，或单手及肘放在垫上，患者向前方移动、下降，完成转移。应用此法转移时，容易因为重心前移而使轮椅后轮抬起，导致跌倒，为减少此现象，应将小车轮置于前方。

● 四肢瘫者的训练：

坐位移动（支撑动作下的移动）：四肢瘫患者中，肩关节周围肌肉，尤其是屈肌肌力下降的患者，做支撑动作时易于向前方倾倒，且难以将姿势恢复到坐位，因而四肢瘫患者无法采用截瘫者的支撑方法进行移动。四肢瘫患者可以通过坐位下躯干前屈，肘撑在垫子上，在此姿势下做左右重心移动并旋转从而达到移动的目的。康复治疗师可用手置于其坐骨下方给予辅助，使其旋转时减少臀部与垫子的摩擦。

由轮椅向与其同高的床移动（直角转移）：①轮椅与床之间距离为 30 cm，呈直角放置；②臀部稍向前方滑动；③一手勾住轮椅的扶手以固定身体，另一侧前臂放在膝下抬起下肢，脱鞋；④双下肢抬到床上后，处理好脚踏板的位置，使床与轮椅无缝隙对接；⑤逐步完成转移。

（9）轮椅训练：驱动轮椅的必要条件包括肌力、关节活动度、坐位平衡。

● 肌力：为驱动轮椅，握扶轮子的手指屈肌及伸腕肌尤为重要。在平坦的地面上向前方行驶时，主要驱动肌是三角肌前中部、胸大肌、前锯肌、肱二头肌，肱三头肌在剧烈驱动时有重要作用。同时，为使上肢及肩胛带肌肉有效地发挥功能，颈部及躯干肌也起到了重要作用。当颈部及躯干肌肉起作用后，重心前后移动更易于完成，这为轮椅上坡道、台阶等需快速驱动的情况提供了有力的帮助。对于四肢瘫患者而言，其上肢残存肌力有一定的限度，因此，根据损伤水平不同，其驱动的模式亦不同，故应当购买和使用适合不同个体的轮椅，这也是驱动轮椅的必要条件。

● 关节活动度：四肢瘫患者的上肢、肩胛带发生关节活动度受限的概率较高，如关节挛缩造成肩胛骨上举、内收，肩关节的屈曲、外展、内旋及肘关节的屈曲与前臂的旋后。当出现关节挛缩时，患者的轮椅驱动能力会明显下降。因此，从急性期开始就要尽可能防止关节挛缩的发生。

● 坐位平衡：当截瘫患者在无靠背的情况下能保持轮椅的坐位稳定，并可通过背阔肌及残存的骶棘肌的肌力将躯干从前倾位拉回到中立位时，患者的上肢就可大范围地驱动轮椅。对于四肢瘫患者，由于躯干的动态平衡难以维持，所以需要对轮椅坐垫及靠背的角度与高度进行调整，以维持坐位的稳定。

（10）步行训练：双下肢完全瘫痪患者要实现实用的步行，需要有强有力的上肢与躯干的肌力，还需要其具备捕抓时间的敏捷性和良好的平衡觉。为获得这一水平的功能，患者在住院期间就要开始进行基本训练，且出院后继续进行功能性步行训练。

若双下肢瘫痪程度不同，患者可一侧用长下肢支具，另一侧用短下肢支具，且有望在短时间内获得功能性步行；若是双下肢均瘫痪且骨盆失去控制，部分患者仍有望利用躯干及下肢的痉挛固定躯干与骨盆，保持立位，学习使用腋拐步行和上下楼梯。

（二）不同脊髓损伤平面的康复目标的制定

我们经常会听到一些脊髓损伤多年的患者说："我昨晚做梦，梦到扛着轮椅上了楼梯"或"我在梦中能走路"等的话语，可见，就算是已经接受了残疾这一事实、并参与社会生活的患者仍渴望身体能完全康复。其实，不仅是患者及家属，凡是参与治疗的工作人员也无不期待着脊髓损伤的神经恢复，虽然近年来在实验中不断传来振奋人心的消息，但实际与临床治疗之间仍有许多差距。临床上认为损伤脊髓的命运大致在受伤时即被决定，因此，临床上的治疗原则仍是如何防止脊髓的继发性损伤，以及如何强化残存功能，使患者在日常生活中能获得最大限度的代偿功能。

因此，在康复过程中，治疗师必须了解有关损伤脊髓功能恢复的限度、损伤类型及不同损伤水平的功能预后，同时还要使患者逐渐接受现实，并主动配合康复治疗。

完全性横断性损伤及不完全性损伤的功能预后大不相同，在制定康复目标时要注意损伤水平（平面）以功能最下限水平为准。具体康复目标的制定可参照前文"脊髓损伤平面与功能预后的关系"的内容。

第 2 节　病例选编

1. 一般资料

患者，男性，年龄 56 岁，农民，2018 年 3 月外出务工，从工地 10 米高处坠落，随即送到当地医院就诊，诊断为"C5 ～ C7 骨折，左侧腰椎横突多处骨折，肋骨多处骨折"，因病情过重，进行简单处理后，送往北京某三甲医院进行手术治疗，病情稳定后转入我院进行康复治疗。

2. 入院康复评定

（1）美国脊髓损伤学会分类法（ASIA）：D 级。

（2）肌张力（改良 Ashworth）：1 级。

（3）肌力（MMT）见表。

（4）感觉（针刺觉、轻触觉）见表 6-9。

表 6-9　感觉评定

	左侧					右侧	
	轻触觉	针刺觉				轻触觉	针刺觉
C2	2	2				2	2
C3	2	2				2	2
C4	2	2				2	2
C5	1	2	3	屈肘肌	3	2	2
C6	1	1	1	伸腕肌	2	2	1
C7	1	1	1	伸肘肌	2	1	1
C8	1	1	1	中指屈肌	1	1	1
T1	1	1	1	小指展肌	1	1	1
T2	1	1				1	1
T3	1	1				1	1
T4	1	1				1	1
T5	1	1				1	1
T6	1	1				1	1
T7	1	1				1	1
T8	1	1				1	1
T9	1	1				1	1
T10	1	1				1	1

续表

	左侧					右侧	
	轻触觉	针刺觉				轻触觉	针刺觉
T11	1	1				1	1
T12	1	1				1	1
L1	1	1				1	1
L2	1	1	3	屈髋肌	4	1	1
L3	1	1	3	伸膝肌	3	1	1
L4	1	1	3	踝背伸肌	3	1	1
L5	1	1	3	踇长伸趾肌	3	1	1
S1	1	1	3	趾屈肌	2	1	1
S2	1	1				1	1
S3	1	1				1	1
S4–5	1	1				1	1
总分	31	32	22		24	33	32

（5）肛门自主收缩（肛门指检）：有。

（6）肛门感觉（针刺）：有。

（7）关节活动度（PROM）：双肩关节前屈 90°，外展 90°。

（8）平衡测定：N/A（患者严格卧床）。

（9）日常生活能力（ADL）：10 分（均需要帮助）。

（10）其他：患者横突和肋骨骨折未行手术治疗，进行保守治疗，术者要求卧床 6～8 周。

3. 目前需要解决的问题

（1）严格卧床，主动运动不足，关节有可能发生活动受限。

（2）四肢肌力差。

（3）床上翻身不能。

4. 康复治疗目标（结合患者需求）

（1）维持四肢各关节活动度正常，防止关节挛缩，尤其是跟腱（肩关节前屈、外展 ＜ 90°）。

（2）增加四肢肌力（肩关节训练时不予抗阻训练）。

（3）教会患者床上翻身训练。

5. 康复治疗计划

（1）肌力训练

急性期：锻炼可主动运动的肢体，维持或增加残存肌力（除肩关节早期禁止抗阻训练），运用徒手抗阻进行双下肢屈髋屈膝、内收外展，股内侧肌训练；床旁康复踏车15分钟抗阻训练，实时检测患者血氧和心率。

离床期：继续进行四肢的肌力训练，患者下肢肌力恢复较好，进行双下肢等速肌力训练，根据电脑评估结果，设定参数进行肌力训练。

（2）关节活动度训练

急性期：被动活动双侧肢体，以保持关节活动度的正常（除肩关节早期前屈、外展 $< 90°$ ）。

离床期：继续维持四肢关节活动范围，肩关节前屈可完成全范围、轻重量的抗阻训练。每日坚持对跟腱和腘绳肌进行牵拉。

（3）翻身训练

急性期：患者佩戴腰围和胸廓带，在治疗师指导下床上翻身，2个小时1次，降低压疮发生率。

（4）佩戴支具

急性期：颈托需24小时严格佩戴，足踝背屈至中立位，防止跟腱挛缩。

（5）低频电刺激：因患者肌力为1级，故对其上肢肌肉使用低频肌肉电刺激，刺激其肌肉收缩，提高肌力。

（6）平衡训练

离床期：患者8周可进行起坐训练，早期在病房内进行低角度摇床坐起训练，防止体位性低血压造成的不良反应。逐渐增加角度后，可训练其长坐位平衡能力。长坐位靠背——长坐位无靠背辅助手支撑——长坐位自动平衡训练。完成后均进行端坐位训练。

（7）站立训练：8周后且经过了体位性低血压的风险，患者可进行起立床的训练（起立床位于康复治疗区需要进行转移）。随后可在治疗师和家属的帮助下，在平衡杠内进行站立。

（8）转移训练

离床期：患者下肢肌力较好，家属陪同注意安全。

（9）步行训练

离床期：在平衡杠内进行步行训练，需在治疗师帮助下完成步行。

（10）作业治疗：对患者手指精细活动和抓握能力进行训练，包括各手指的对指对掌训练，胶泥的握力训练。同时治疗师教患者进行辅助器具下独自穿脱衣服，如厕，修饰等。患者在受伤之前可完成一些家务，尤其是做饭，所以作业治疗师带领患者完成厨房内的切菜、洗菜、包饺子等简单的作业治疗。

6.出院前康复评估

患者于入院 12 周后出院回家。改善情况如下：

（1）患者四肢肌力增加，关节活动度基本正常，未发生挛缩现象，可短距离独立步行。

（2）熟练使用轮椅和肘托助行器。

（3）日常生活能力有很大的加强，大部分项目可独立完成（家属陪同）。

7.出院后随访

随访一年后患者可独立步行，除去辅助器具可完成一定家务，手功能有一定的恢复，感觉功能有恢复，但依旧出现间歇性的无力和感觉减退。回家后，并未继续外出打工，在家周边开一家小型商店，可进行收银等工作。

脑外伤的康复治疗

第 1 节　概　述

一、脑外伤概述

1. 定义

脑外伤，又称颅脑损伤（Traumatic Brain Injury，TBI），是因外力导致大脑功能的改变或者大脑病理的改变。其中主要有 3 个关键因素：外界力量、大脑功能改变和大脑病理改变的证据。

外界力量主要包括以下事件及情况：①头撞击到物体上；②头被物体撞击；③头部没有直接外部创伤，但脑组织处在加速或减速的运动当中；④异物穿透大脑；⑤爆炸类事件产生的冲击；⑥其他未被定义的力量。

大脑功能改变即为有以下临床症状中的一种：①任何时期的意识丧失或者下降；②受伤前或受伤后记忆的丢失；③神经损伤的症状（乏力、平衡感丧失、视觉改变、瘫痪、感觉缺失、失语症等等）；④损伤时精神状态的改变（方向失认、思维减慢等）。

大脑病理改变的证据，主要包括视觉、神经影像学或实验室检查确认有大脑的损伤。一般来说，颅脑损伤可以根据临床标准直接诊断，但是，随着现代影像技术的提高，也有助于诊断临床症状不明显或迟发的患者。

2. 流行病学

颅脑损伤在平时和战争时均常见，仅次于四肢伤，是全球导致死亡和残疾的重要原因之一，可带来一系列社会经济和健康问题。流行病学调查显示，全球每年大概有 1000 万人罹患颅脑损伤，其中轻型颅脑损伤的死亡率在 1% 以下，中型颅脑损伤的死亡率为 2% ～ 5%，而重型颅脑损伤的死亡率高达 20% ～ 50%。此外，由于机动车事故数量不断增加，颅脑损伤的发生率正在逐年递增。

在我国，神经外科自 20 世纪 30 年代以来开始兴起，在这几十年的时间里，随着我国工业、通信、交通和国防的快速发展，颅脑损伤的发病率逐年上升，这也促进了颅脑损伤诊治技术的发展，颅脑损伤的临床诊治已经普及到全国地级市医院，大多数县级医院配备了CT，可以开展颅脑损伤患者的抢救和手术，使不少颅脑损伤患者可以在"黄金时间"得到及时有效的治疗，其生命得以挽救。但是，由于颅脑损伤的治疗缺乏规范性和科学性，基层医院医护和监护条件差，对颅脑损伤的病情变化不能及时发现，认识也存在不足，因此，我国颅脑损伤的救治状况与国外先进水平之间仍然存在较大差距。目前，我国颅脑损伤病历资料分散，并且诊断和治疗标准不统一，尚缺乏大规模的颅脑损伤流行病学调查。在华西地区的一项519例颅脑交通事故伤的研究中，轻度颅脑损伤的发生率最高，为48.6%。而且颅脑损伤好发的年龄段为19～44岁，出院时GOS（Glasgow Outcome Scale）评定中结局不良（死亡、植物生存、重度残疾）占28.7%，结局良好（中度残疾）占71.3%。而2011年10月初步搭建的专门收录颅脑损伤资料的专业数据库平台中，截止至2012年6月已收录颅脑损伤病例1175例，这些患者主要来源于首都医科大学附属北京天坛医院和解放军总医院第三医学中心（武警总医院），其中轻度颅脑损伤的发生率为55.23%，超过中度颅脑损伤(18.64%)和重度颅脑损伤(26.13%)的总和。闭合性颅脑损伤占69.53%，开放性颅脑损伤占30.47%，其中，合并颅骨骨折者最多（43.91%），其次为合并脑挫裂伤（39.32%）、硬膜下血肿（27.83%）、头皮挫裂伤（23.57%）、硬膜外血肿（22.72%）、头皮血肿（21.11%）、颅底骨折（9.87%）和脑内出血（9.45%）。

二、临床特点

1. 意识变化

意识障碍的程度和时间取决于颅脑损伤的严重程度，意识状态的改变是脑功能改变的最重要的指标之一，因此，不仅要看伤员受伤当时的GCS评分，还应注意GCS的发展变化趋势。进行性意识障碍，始终是继发颅内血肿的重要早期表现。临床尤其注意意识清醒者的超早期意识变化。精神状态的异常，实际上是意识改变的先导，患者从抑制相转为兴奋相，或从兴奋相转为抑制相，都可通过意识状态表现出来。

2. 头痛与呕吐

频繁的呕吐、进行性加重的剧烈头痛，是颅内压增高的早期表现。一般头部受伤后，早期头痛多表现为局限性或以伤部为主，若头痛扩散到整个头部或双额、颈、颈枕部、双眼眶部，且加重，并伴有眼球肿胀、畏光，特别双眼胀痛加重，应怀疑有颅内血肿的可能。

3. 头部体征

着力点有巨大血肿者，应怀疑有颅骨骨折，而在着力点以外出现肿胀，尤其在枕顶部着力，出现颞肌腹膜下肿胀常提示颞部有骨折，且可能并发有硬膜外血肿；颈后肌肉肿胀、强迫头位、耳后迟发性瘀斑，常提示枕骨或颞骨岩部有骨折，应注意后颅窝血肿。

4. 生命体征

颅内压升高时，典型的生命体征变化是"二慢二高"，即脉搏慢、呼吸慢，血压高、体温高，但这种典型的改变较少见。一般急性颅内压升高时以血压改变较明显。血压的改变特点是收缩压升高的幅度大且早于舒张压，故出现脉压差增大。若脉压差 > 6 kPa 以上，则说明存在进行性颅内压增高。早期出现呼吸抑制和节律紊乱，则是后颅窝血肿的表现；体温出现早期明显升高，常是下丘脑或脑干损伤的症状；伤后立即或迅速出现的生命体征改变，常是脑干损伤的征象。

5. 特殊表现

（1）新生儿颅脑损伤几乎都是产伤所致，一般表现为头皮血肿、颅骨变形、囟门张力高或频繁呕吐。婴幼儿以骨膜下血肿较多，且容易钙化。小儿易出现乒乓球样凹陷骨折。婴幼儿及学龄前儿童伤后反应重，生命体征紊乱明显，容易出现休克症状，并常有延迟性意识障碍表现。小儿颅内血肿临床表现轻，脑疝出现晚，病情变化急骤。

（2）老年人颅脑损伤后意识障碍时间长，生命体征改变显著，并发颅内血肿时早期症状多不明显，但呕吐常见，症状发展快。

（3）重型颅脑损伤常常可以引起水、盐代谢紊乱，非酮症高血糖 – 高渗性昏迷，脑性肺水肿及脑死亡等表现。

GCS 得分在 13 ~ 15 分的轻度颅脑损伤患者，早期可以产生很多躯体、认知和行为方面的症状，包括头痛、注意力差、思考时间延长、健忘、失眠、对光和噪声敏感等。大多数患者经治疗，观察 2 天后神志清醒、生命体征稳定，CT 扫描复查无颅内异常者，可回家或在门诊治疗。

GCS 得分小于 12 分的中、重度颅脑损伤患者易出现以下较典型的功能异常：

①认知功能障碍：认知是认识和理解事物过程的总称，包括知觉、注意、思维、言语等心理活动。颅脑损伤后常见的认知障碍是多方面的，有注意力分散、思想不能集中、记忆力减退、学习困难、归纳演绎推理能力减弱等。

②行为功能障碍：脑损伤患者经受各种各样的行为和情感方面的困扰，对受伤情景的回忆、头痛引起的不适、担心生命危险等不良情绪都可成为诱因。严重者会出现人格改变、类神经质的反应、行为失控等。

③言语功能障碍：言语是人类特有的复杂的高级神经活动，言语功能障碍直接影响患者的社会生活能力和职业能力，使其社交活动受限。脑损伤后的言语运动障碍常见的

有构音障碍，言语失用。构音障碍，是由于言语发音肌群受损后不协调、张力异常所致的言语运动功能失常，常涉及所有言语水平（包括呼吸、发声、共鸣、韵律）。患者表现为言语缓慢、用力、发紧，辅音不准，吐字不清，鼻音过重，或分节性言语等。言语失用，是由于言语的中枢障碍而产生的言语缺失。大脑左半球是语言中枢，当病变部位在大脑左半球额叶和其他 1～2 个脑叶时，会出现重度非流利型失语，患者表现为言语表达能力完全丧失，不能数数，不能说出自己的姓名，复述、呼名能力均丧失，不能模仿发出言语声音等。

④运动功能障碍：指运动控制和关节肌肉方面的问题。由于颅脑损伤形式多样，导致运动功能障碍存在差异，通常以肌张力增高多见，导致痉挛、姿势异常、偏瘫、截瘫或四肢瘫、共济失调、手足徐动等。临床表现为患侧上肢无功能，不能穿脱衣物，下肢活动障碍，移动差，站立平衡差，不能如厕、入浴和上下楼梯等。

⑤迟发性癫痫：有一半患者在发病后 1/2～1 年内有癫痫发作的可能。这是神经元阵发性、过度超同步放电的表现。其原因是瘢痕、粘连和慢性含铁血黄素沉积产生刺激所致。全身发作以意识丧失 5～15 分钟和全身抽搐为特征。局限性发作以短暂意识障碍或丧失为特征，一般持续数秒，无全身痉挛现象。

⑥日常功能障碍：主要由于认知能力不足及运动受限，患者在日常自理生活及家务、娱乐等诸方面受到限制。

⑦就业能力障碍：中重度患者恢复伤前的工作较困难，持续的注意力下降、记忆缺失、行为控制不良、判断失误等，使患者不能参与竞争性的工作。

6. 病理生理

（1）脑的生理：正常脑组织对氧的需求超过机体任何其他器官，其耗氧量占全身氧耗量的 20% 左右。脑部神经元作为脑结构的基本功能单位，其所含的葡萄糖、糖原与氧的储备量极少，一旦发生全身性的缺血、缺氧，神经元的能量储备很快耗尽。因此，脑耐受缺血的时限方面，大脑皮层是 5 分钟，脑干是 20～30 分钟。在这个极短的时限内脑组织的损害是可逆性的。

（2）脑损伤的病理变化：颅脑损伤时，脑承受了原发性损伤和继发性损伤。脑震荡与脑挫裂伤属原发性损伤，脑缺血、缺氧引起的一系列改变是继发性脑损伤。对于脑震荡患者，电子显微镜下可见神经元线粒体变化、ATP 酶消失、血脑屏障通透性变化等。脑挫裂伤患者局部碰撞点电镜下表现为：灰质和表面的出血；轴突在其髓鞘内出现广泛分散的肿胀、撕裂，并伴毛细血管和小血管的出血。红细胞大量渗出破坏所释放出来的铁离子及其复合物等，可强烈催化病理性脂质过氧化反应，导致一系列自由基链式反应，而损害机体细胞和组织，引起血管完整性破坏，脑微循环血流紊乱，细胞膜通透性改变，细胞肿胀等，可导致脑水肿，进一步使颅内压升高，占去颅腔空间，引起脑移位、脑疝。

7.脑外伤的主要类型

颅脑损伤的类型繁多，不同的致伤条件可造成不同类型颅脑损伤。

（1）按损伤方式：分为闭合性损伤和开放性损伤。前者指脑组织不与外界相通，头皮、颅骨和硬脑膜的任何一层保持完整；后者指脑组织与外界相通，同时头皮、颅骨、硬脑膜三层均有损伤。

（2）按损伤部位：分为局部脑损伤和弥漫性脑损伤。当造成损伤的外力作用于局部脑组织时，可导致额颞叶、顶叶、颞叶、脑干等部位的损伤，损伤部位不同，表现不同。如额颞叶损伤，出现对侧肢体共济失调，记忆力注意力减退，思维和综合能力下降，运动性失语，感觉性失语，及精神情感异常，行为障碍；小脑受损，会出现小脑共济失调症等；当外力较强，脑组织损伤广泛时，可出现弥漫性脑组织损伤，表现为深度昏迷、自主功能障碍，植物状态持续数周。

（3）按损伤性质：分为脑震荡、脑挫伤与脑裂伤（合称脑挫裂伤）、颅内血肿。脑震荡以受伤后患者出现短暂性昏迷，逆行性健忘和头痛、头晕、无力、记忆力障碍等为特征，一般预后良好。脑挫裂伤是在不同外力与方向作用下，出现脑组织断裂的表现，临床表现为相应的具有特征性的严重神经损害。颅脑损伤只要有较大血管损伤出血，就有发生血肿的可能。

（4）按伤情表现：国际上普遍采用的是格拉斯哥昏迷分级（Glasgow Coma Scale，GCS）计分的轻、中、重型分类法。该方法检查颅脑损伤患者睁眼反应、言语反应和运动反应三项指标，确定这三项反应的计分后，再累计得分，作为判断伤情轻重的依据。

轻型为 13 ～ 15 分，伤后昏迷时间 20 分钟以内；

中型为 9 ～ 12 分，伤后昏迷时间 20 分钟至 6 小时；

重型为 3 ～ 8 分，伤后昏迷时间 6 小时以上，或在伤后 24 小时内出现意识恶化并昏迷在 6 小时以上。

在重型颅脑损伤中持续性植物状态（Persistent Vegetative State，PVS）占 10%，它是大脑广泛性缺血性损害而脑干功能仍然保留的结果。PVS 诊断标准：①认知功能丧失，无意识活动，不能执行指令；②保持自主呼吸和血压；③有睡眠－觉醒周期；④不能理解和表达言语；⑤能自动睁眼或刺痛睁眼；⑥可有无目的性眼球跟踪活动；⑦丘脑下部及脑功能基本保存。以上 7 个条件持续 1 个月以上。

第 2 节　脑外伤的康复评定和治疗

一、康复评定

颅脑损伤的康复评定除了医疗方面的内容外，重点是认知、行为及日常生活能力等方面的评定。

（1）认知功能：应首先用较简单的方法确定患者有无认知障碍，选用有较好敏感性和特异性的认知能力筛选检查表，然后再使用康复医学中常用的评定认知的测验方法。常用的认知功能评定量表有：简易精神量表（MMSE），画钟试验（CDT），蒙特利尔认知评定表（MoCA）等。其中，MMSE 量表为临床中最常用的量表；CDT 为操作最简便的评定方法；MoCA 的敏感度最高，可筛查轻度认知功能障碍（Mild Cognitive Impairment，MCI），即有记忆障碍主诉和客观认知损伤证据，但又不足以诊断为痴呆的临床状态。

（2）行为障碍：颅脑损伤患者行为障碍的评定，主要依据症状，依靠观察记录。如攻击、冲动、丧失自知力、无积极性及严重的强迫观念、癔症等。

（3）肢体运动功能：按 Brunnstrom 中枢神经系统损伤后运动功能评定法，对偏瘫上肢、手、下肢进行运动功能评定。

（4）言语障碍：常用言语障碍的评定包括 4 部分。即：①自然交谈观察；②言语器官检查；③言语量表评定（常用 Frenchay 法）；④语音声学测量。

（5）日常生活活动能力：由于颅脑损伤患者多有认知障碍，所以在评测日常生活能力时宜采用含认知项目的评定方法，如功能独立性评定法（FIM），其不仅包含了躯体功能评定，而且还评定了交流认知和社会功能。

（6）颅脑损伤结局：至今仍用 Glasgow 结局量表（Glasgow Outcome Scale，GOS）。

二、康复治疗

1. 治疗原则及恢复顺序

颅脑损伤康复的最终目标是使患者重返社会，过有意义的生活。颅脑损伤可导致认知、思维、言语等高级中枢神经系统功能损伤。无论治疗与否，最初的脑损伤程度常常是预测结局的一个重要指标。通常将最初的脑损伤程度分为轻型、中型、重型。结局包括生活状况及职业状况等方面。轻型颅脑损伤占全部脑外伤患者的 70% 左右，虽然死亡率低，但后遗症多种多样，难于处理。患者首先存在认知障碍，其次可有运动、感觉障碍，经康复治疗后患者四肢活动自如，日常生活自理能力大多数良好或良好以上，但伤后 3 个月仍有 1/3 的患者不能恢复原来的工作，或可进行短期支持性工作，若需要完全恢复伤前的工作重返社会，有时需要数年；中重度脑外伤是一种严重致残的疾病，患者由于严重的认知和行为障碍，缺乏日常活动，重返社会少则需要几年，多则数十年，甚至有 50% 以上的重症患者无法重返社会，很多重症患者的康复过程是终身的。颅脑损伤后，一般躯体运动功能的恢复先于认知功能的恢复；言语方面，是理解能力的恢复快于表达能力的恢复。

严重颅脑损伤患者的恢复顺序：①早期恢复的技能 从木僵到点头表示理解、吞咽、大声说话；②运动技能 自己进食、进行手工作业、坐位平衡、站位、从床到轮椅转移、走路、独立进行日常生活活动（ADL）、双手协调运动；③心理技能 注意广泛、记忆、认知技能、情绪稳定；④社会经济技能 即社会和家庭能力、职业和财政保障。

2. 康复治疗三阶段

（1）早期康复

1）康复目标：

稳定病情，保留身体整体功能，预防并发症，促进功能的恢复。

由于早期颅脑损伤患者的病情变化是快速的，数天、数周之内会发生较大的变化，因此，治疗师应和医生、护士共同组成康复治疗小组，通力合作，相互协调。在功能评定基础上，制定切实可行的目标，既不夸大也不低估任何治疗干预的重要性。

2）康复方法：

①药物治疗：利用促进脑组织代谢及循环的药物，如三磷酸腺苷、盐酸吡硫醇、尼莫地平、细胞色素 C、神经节苷脂等，改善脑组织代谢，调整脑血流量，促进神经细胞功能的恢复。根据颅脑损伤患者伤情的轻重，于伤后 36 小时开始经口进食全流、半流食或鼻饲高蛋白、高热量的流质饮食。伤后 3 天，糖、蛋白质供给应占需要量的 50% 左右，伤后 7 天，糖蛋白质的供给应达到需要量的 80%，这样才能避免低蛋白血症，有利于提高机体免疫力，促进创伤的恢复及神经组织修复和功能重建。经营养监测不能满足患者的需要量时，应早期实行胃肠外营养补给。

②促醒治疗：严重的颅脑损伤恢复首先由昏迷和无意识开始，功能恢复的大致顺序如下：自发睁眼—觉醒周期性变化—逐渐能听从命令—开始说话。为了加速这种恢复的进程，各种促进、刺激神经肌肉的手段是必要的。如环境刺激法，即有计划地让患者接受自然环境发生的刺激，定期听亲人的录音和言语交流，收听广播和音乐等，观察患者的面部表情或者脉搏、呼吸、眼睛等对各种刺激的反应；或者在患者上方放置五彩电灯，通过不断变换的彩光刺激视网膜、大脑皮层，2 次 / 天，1 小时 / 次。

③维持合理体位：患者应处于感觉舒适的对抗痉挛模式的体位，头的位置不宜过低，以利于颅内静脉回流，患侧上肢保持肩胛骨向前，肩前伸，伸肘；下肢保持稍屈髋、屈膝，踝中立位。

④运动疗法：每天定期有计划的活动四肢，防止关节痉挛和肌肉萎缩。被动活动肢

体时，用力要缓和，以免暴力造成骨折。特别是卧床时间较长的患者，肢体存在不同程度的骨质疏松，如活动不当，容易在活动时骨折。

⑤理疗：利用低频脉冲电疗法增强肌张力，及兴奋支配肌肉的运动或感觉神经，以增强肢体运动功能；利用频率大于 2000 Hz 以上的超声波产生的机械震动波和在介质中的传播，达到物理及化学治疗作用，以增加组织代谢，达到缓解肌肉痉挛、止痛、镇静和促进伤口愈合作用。

⑥高压氧治疗：患者在 2.0 个大气压的压力舱内治疗，每天 1 次，每次 90 分钟，每个疗程 10～20 天，根据病情需要可适当增加疗程。其可减轻颅内压，改善脑缺血、缺氧，以挽救处于临界受损状态的神经细胞功能。

⑦支具治疗：利用低温热塑板材，设计、制造作用于患侧肢体各关节的矫形支具，保持关节处于功能最佳的位置。

3）注意事项：

仔细观察患者全身情况及体温、脉搏、呼吸、血压的变化；对合并有多脏器损伤、病情不稳的患者，暂缓康复治疗；康复治疗时切忌暴力活动患者的肢体，以免发生肌肉拉伤、骨折、关节脱位等情况。

（2）恢复期的康复

1）康复目标：

使颅脑损伤患者最大程度恢复感觉运动功能、认知功能、言语交流功能，学会应对残疾，尽可能在工作、个人生活各方面达到自理。

2）康复治疗方法：

脑是高级神经中枢，是用于学习的器官，在不同程度的脑损伤后，患者认知能力减退、学习速度减慢、运动受限。对恢复期患者的康复训练，实际上是综合能力重新学习和恢复的过程。

①认知障碍的治疗：认知康复是在脑功能受损后，通过训练和重新学习，使患者重新获得较有效的信息加工和执行行动的能力，以减轻其解决问题的困难和改善其日常生活能力的康复措施。认知功能训练是提高智力的训练，应贯穿在治疗的全过程，方法包括记忆力、注意力、理解判断能力、推理综合能力训练等。

• 注意力与集中能力缩短的训练　注意力与集中能力是指患者为促进理解并做出适当反应，集中足够时间长度的能力。脑损伤患者往往不能注意或集中足够的时间去处理一项活动任务，容易受到外界环境因素的干扰而精力涣散。对这类患者常采用的训练方法包括：简化某项活动程序，将活动分解为若干个小步骤；给予患者充裕的时间完成活动；提供新的信息时不断重复；鼓励患者参与简单的娱乐活动，如下跳棋和猜谜；避免疲劳；提供频繁的词语、视觉及触觉暗示。

• 记忆力损伤的训练　记忆力是指保持、存储，并以后可再次使用信息的能力。记忆由短期记忆和长期记忆组成。短期记忆是指保持信息 1 分钟到 1 小时的能力；长期记忆是保持信息 1 小时或更长的时间的能力。常采用的训练方法包括：鼓励患者使用记忆助具，如卡片、杂志、书籍或录音带，反复的朗诵需要记住的信息；提供钟表、日历、电视及收音机等提醒物；设计安排好日常活动表；把时间表或日常安排，贴在高一些的醒目之处；提供新的信息，用不断重复的方式来增进记忆；为过后回忆（复习）而记录或写下新的信息。

●空间障碍的训练　适当的分级活动可帮助患者恢复掌握空间关系的能力，先从包含 2 项内容的绘画中选择一项适当的内容，再从包含 3 项内容的绘画中选择一项适当的内容，最后从一整幅绘画中选择一项适当的内容，并逐渐升级到较为正常的刺激水平。

●判断力损伤的训练　判断力是患者理解确定采取行为后果的能力，及以安全恰当的方式采取行动的能力。常用的训练方法包括：让患者做简单的选择，如下跳棋和猜谜；让患者参与做决定的过程；提供多项活动选择的机会；提供频繁的反馈；降低 / 减少注意力涣散（精力涣散）而提供安静的环境；提供充裕的时间。

●视觉缺陷的训练　患者常有视野损伤，如偏盲、图形—背景视觉损伤、单侧忽略，及不能正确判断距离。通过功能性活动及变换技巧的方式进行治疗，如对视野缺损者用在检查表上圈勾特定字母的练习活动，以改善和转移患者在功能性活动中的视野问题；提供镜子反馈；将颜色涂于重要的被忽略物体上；教患者使用患侧肢体。

●顺序排列困难的训练　大多数脑损伤患者不能说出自己认为完成一项活动各步骤的适当时序。常用训练方法包括：把活动分解成简单的步骤；对活动的每一步都提供暗示；在提供下一步的暗示前，允许患者尽己所能完成每一步的活动。

●失认的训练　失认是大脑损伤患者在没有知觉障碍、视力障碍或语言障碍的情况下，对先前已知刺激的后天性辨别能力的损害。通常针对不同的失认状态，如视觉空间失认、身体失认、触觉失认、听觉失认、单侧忽略等，通过重复刺激、物体左右参照物对比、强调正确的答案，及其他感觉的方式，促进认识，如熟悉物体的照片可以帮助患者记忆其名称。

计算机在认知康复中的应用较普遍，它可用于注意、集中、视知觉、手眼协调、分辨、言语等方面的训练。优点在于刺激可以在高度受控制的方式下提供；治疗过程患者只需和他自己竞争，有利于增加患者的积极性和信心；准确、客观，患者可立即受到反馈；患者往往乐于使用。

②行为障碍的治疗：对行为异常患者的康复目标，是积极消除他们不正常的、不为社会所接受的行为，促进他们的亲社会行为。稳定、限制的住所与结构化的环境，是改变不良行为的关键。

●躁动不安与易激惹性的处理　提供安全结构化的环境，减少不良刺激，如减少导管、引流管等有害刺激；避免过于限制或约束患者的行动能力，避免治疗次数过多时间过长；对恰当的行为提供积极的反馈；对于不安的情绪提供宣泄的方式，如散步或其他体力性活动；最大限度减少与不熟悉工作人员的接触。

●易冲动的处理　提供一个安全、布局合理、安静的房间；对不当的行为立即给予反馈；用简单的奖励方法，如实物、代币券等，教会患者自我控制，对所有恰当的行为进行奖励；在不恰当行为发生后的短时间内，拒绝奖励性刺激；一旦不恰当行为出现，应用预先声明的惩罚；在极严重的不良行为发生后，给患者厌恶刺激。

③言语障碍的治疗：急性期已过，患者全身一般状况稳定，最好能够坐 2 小时，即可开始训练。内容以听觉刺激法为中心，训练次数 1 ～ 6 次 / 周，每次 30 分钟。具体包括听语指图、复述、听语指字、呼名、阅读、书写、听语记忆广度、句法练习等。应由口腔动作训练开始，患者在穿衣镜前模仿治疗师的口型，通过视觉、听觉接受信息，并通过视觉反馈进行调整。如患者模仿治疗师做口腔动作，模仿治疗师发辅音、元音及四声。然后通过听词指物等练习，将听觉刺激与视觉刺激结合起来，使视听说结合进行刺激—反应—反馈环路训练，激起言语反应。在此基础上，通过患者自己说出相应的词语，使语词表达得到锻炼。在言语训练中可采用适当的暗示，如应用手指敲打节拍（一字一拍），促进患者产生言语；在呈现某些动作图片时，做相应的动作或手势提示患者。注意言语训练时，在简单对话的训练中，回答问题中的词提取应在患者的能力范围内，以训练患者语词的实际应用能力。构音障碍训练，包括呼吸发音和共鸣训练及颜面器官（口唇舌等）的训练。结束言语训练的原因有：训练成绩达一定水平后无变化；出院；本人对言语训练无热情；家属问题；健康体力的问题；医疗费用问题等。

④运动障碍的治疗：运动控制训练的目的，是通过抑制异常运动模式，使脑损伤患者重新恢复其机体的平衡、协调及运动控制功能。一般应在生命体征稳定后，在医生及治疗师的指导下，确定活动量、活动范围及限度，应尽早开始偏瘫训练。采用综合促进技术、传递冲动练习、站立床负重及电动体操等，以促进神经功能的恢复，防止肌萎缩并诱发主动运动。

⑤迟发性癫痫的治疗：有关预防性抗癫痫药物的应用存在争议，可以不常规使用预防性抗癫痫药物。一般服用抗癫痫药物至少 2 年，完全控制后仍应再服 2 年。对药物治疗 2 ～ 3 年仍不能控制的癫痫发作，而且发作频繁而严重者，可慎重考虑外科癫痫病灶切除手术。

⑥日常功能受限的治疗：脑损伤患者由于精神、情绪异常，行为失控，常出现拒绝进食、不能自我料理日常生活的情况，作业治疗对其功能恢复有着特殊的意义，如床上肢体功能位的放置、起坐、利用桥式运动翻身、床边站立、床—轮椅转移、轮椅—浴室转移等训练。尽量让患者自己进食，减少不必要的他人帮助。卧位时，患者如没有吞咽障碍且意识清楚，可让患者自己用瓶子、吸管喝水；服药时也应将药递到患者手中后，让他自己放入口中；在患者能够独立坐稳后，让患者采用坐位，将患侧肩前屈、肘伸

展、手平放在桌子上，躯干双肩保持端正、平稳进餐。在获得了一定的运动功能后，利用全身镜子，训练患者动态平衡坐的同时，练习穿和脱鞋、裤子、上衣等动作，站立动态平衡达到3级以上时，让患者学习站着提裤子、系腰带；试着让其站在卫生间的水池边练习洗漱，如单手洗脸、挤牙膏、拧毛巾等，万一有不稳或跌倒的感觉，学会利用周围的建筑、设施，缓冲下跌的速度，避免倒下去。有目的的训练患者对周围事物和物体的认识能力，通过与周围人物的交流，来提高记忆和理解能力。

3）注意事项：

患者进行认知及言语训练时，避免时间过长引起的疲劳；对一些兴奋性异常增高的患者避免进行有损伤性的作业活动，如雕刻、剪纸；对视力差和有共济失调的患者，避免使用细小的活动工具和操作材料，如贴花、缝纫等。

（3）后遗症期的康复

1）康复目标：

各器官功能恢复到一定水平的颅脑损伤患者，学会应付功能不全状况，以便回归家庭和社会。对轻度颅脑损伤的患者，需重新获得丧失的功能，而对中重度颅脑损伤的患者，需学会新的方法来代偿完全不能恢复的功能。

2）康复治疗方法：

利用运动疗法、作业疗法及职业训练，对慢性颅脑损伤患者进行身体上、精神上和职业上的康复训练，为能顺利重返工作岗位及家庭打好基础。

● 运动疗法　对于能自己活动的患者，应鼓励其做力所能及的室内及室外活动。

● 作业疗法　针对患者日常活动中不同程度的听、读、写能力障碍，及计算能力不足，治疗师和患者一起分析伤前的日常活动规律，利用录音机训练其听、读、写能力；利用计算器及形状挂图训练绘画和计算能力。患者在家人的监督下执行制定的每日作息时间，要求逐步严格执行。

● 职业训练　逐渐培养患者与别人和谐共处合作的精神，给予患者一些简单的操作性工作，观察其完成的情况，并逐步增加工作操作的难度，为重返工作岗位奠定基础。

● 心理治疗　家人要从患者细微情绪变换中，发现使其积极和消极的因素，采用说服、解释、启发、鼓励、对比等方法，调动患者积极因素，提高战胜伤残的信心。

3）注意事项：

此期患者残留的各种功能障碍恢复较慢，会导致焦虑、忧愁、痛苦等不良情绪，比如担心自己成为家庭的负担和累赘，丧失生活的信心，因此，积极争取家庭的配合，尽早开始详细计划的家庭训练方案，长期耐心坚持，从易到难循序渐进，才能收到良好效果。

第3节　病例选编

1. 一般资料

李某某，男，46 岁，身高 170 cm，体重 80 kg。2016 年 4 月骑车时不慎摔倒，头部着地后出现左侧肢体活动不利，急诊送某医院就诊，诊断为"颅脑损伤，右侧基底节区脑出血"，行对症保守治疗。发病 6 个月后到我院行康复治疗。既往体健，每天饮酒约 4 两，烟 20 支。

2. 入院康复评定

（1）综合运动功能评定（Brunnstrom）：右侧正常；左侧上肢Ⅴ期，左手Ⅴ期，左下肢Ⅴ期。

（2）肌张力（Ashworth）：右侧正常；左侧　肱二头肌 1+ 级，肱三肌 1+ 级，旋前肌 1 级，掌屈肌 1 级，股四头肌 1 级，小腿三头肌 1+ 级，胫骨后肌 1 级，趾长屈肌 0 级，趾短屈肌 0 级，蹈长屈肌 0 级。

（3）肌力评定（Lovvett）：右侧正常；左侧　前屈肌群 3+ 级、外展肌群 3+ 级、腕背伸肌 3 级、指伸肌 3 级、指屈肌 3 级、髂腰肌 2 级、臀中肌 2 级、臀大肌 4 级、腘绳肌 3- 级、胫前肌 3- 级、腓骨长短肌 1 级。

（4）关节活动度（PROM）：右侧正常；左侧踝关节背伸 0°。

（5）反射：右侧正常；左侧腱反射　肱二头肌腱反射、肱三头肌腱反射、桡骨膜反射、膝腱反射均（+++）；左侧原始反射　阳性支撑反射（+）；左侧病理反射 Babinskin（+）、霍夫曼征（+）。

（6）平衡评定：坐位 / 站位　Ⅲ / Ⅱ级；Berg 评分 45 分。

（7）感觉评定：右侧正常；左侧　轻触觉减退（左足底轻触觉基本正常），下肢重于上肢；左侧手指位置觉、足趾位置觉均减退。

（8）协调评定：指鼻试验（+）、指指试验（+）、跟膝胫试验（+）、轮替试验（+），协调功能Ⅲ级。

（9）二便：正常。

（10）并发症：左侧跟腱挛缩。

（11）高级脑功能：正常（MMSE 评分 30 分）。

（12）ADL（改良 Barthel）：100 分。

（13）其他：独立步行，"画圈步态"，足内翻、下垂，患腿膝过伸。

3. 目前需要解决的问题

（1）左侧髋周肌力及骨盆控制差。

（2）左侧下肢负重及平衡协调能力差。

（3）左踝关节背伸肌力、内翻矫正、跟腱牵伸、感觉输入差。

（4）左上肢控制及协调功能差。

4. 康复治疗目标（结合患者需求）

（1）提高左下肢及躯干－骨盆核心区姿势控制及稳定性。

（2）降低并维持左侧上肢屈肌（肱二头肌为主）及下肢伸肌（小腿三头肌）张力。

（3）提升步行稳定性，步态矫正。

5. 康复治疗计划

（1）手法引导式髋内收、外展、前屈训练，20分/次，2次/日（注：训练时不断输入正确动作，纠正异常动作。）

（2）患腿单桥，10秒/个，10个/组，2组/次，2次/日。

（3）俯卧位，屈膝伸髋训练，5分钟/次，2次/日。

（4）坐站训练，10次/组，2组/次，2次/日（注：①Bobath交叉握手引导重心前移；②高1组，低1组；③高—低—蹲。）

（5）患侧支撑，患腿上下高箱，10分/次，1次/日（注：①动作缓慢进行；②双手扶持进行—单手扶持进行—无扶持进行；③逐渐过渡到伸髋下启动进行；④戴AFO进行。）

（6）膝关节离心收缩与向心收缩交替训练，5分钟/次，2次/日。

（7）坐位踏车训练，20分钟/次，2次/日。

（8）手法引导综合踝背伸训练，10分钟/次，2次/日（注：结合感觉输入、视觉补偿）。

（9）踝关节离心跖屈训练，5分钟/次，2次/日。

（10）斜板牵伸训练，15～20分钟/次，2次/日。

（11）踝背伸功能性电刺激（FES），20分/次，2次/日（注：强度为患者能承受的最大值，原则上下肢不超过80 mA）。

（12）上肢功率车训练，20分钟/次，2次/日。

6. 出院前康复评定

改善情况：

（1）上肢肱二头肌、肱三头肌张力，由1+级降至1级；趾长屈肌、趾短屈肌、姆长屈肌肌张力由0级升为1级。

（2）左侧跟腱短缩改善，左下肢Brunnstrom分期由V期到VI期，站立位左髋关节伸直下左膝关节完全屈曲。

（3）步行时左下肢负重能力提高、本体感觉提升，左下肢支撑相时间明显提高，接近右下肢水平。

第 4 章
帕金森病的康复治疗

第 1 节 概　述

1.定义

帕金森病是由于黑质分泌的多巴胺不足，引起基底节功能紊乱而导致的一种中枢神经系统慢性退行性疾病，发病率仅次于阿尔兹海默症，好发于中老年人，并有年轻化趋势，多于 50 岁后发病，发病男多于女，起病慢，病情进展缓慢，病因与环境和遗传有关，它主要影响患者锥体外系负责协调运动的神经系统。

2.临床表现

（1）运动症状：①静止性震颤，即身体在静止不活动的时候会出现震颤，这是常见的最早发现的症状。震颤发作的特点是静止时明显，精神紧张时加重，睡觉时消失；②行动迟缓，即运动减慢和连续动作时幅度减小，不能做精细活动，比如剪指甲、拧瓶盖等动作变得缓慢并困难；③肌强直，即患者在活动时可以明显感觉到颈椎、四肢、身体的肌肉部位有很大的阻碍，同时还会感觉自己的身体僵硬，可出现面部表情僵硬和眨眼动作减少，俗称"面具脸"；④姿势步态障碍，即患者起步慢，一旦起步身体向前倾，为保持平衡必须快步走，形成小碎步，称为"慌张步态"。

（2）非运动症状：主要表现为肌肉疼痛、手掌麻木、流口水、容易出汗、排尿困难或尿频、便秘，还可出现抑郁、焦虑等症状，部分患者生活能力下降，不能自理等。

第 2 节　帕金森病的康复评定和治疗

一、康复评定

帕金森病的典型症状和体征，包括运动迟缓、肌强直和静止性震颤，康复治疗是改善患者的运动和平衡，提高其功能独立性，以及生活质量必不可少的部分。通过康复评定，可以清楚直观地反映患者病情严重程度，功能障碍程度，了解患者日常生活所需以及生活环境。通过评定可以帮助治疗师确定康复目标，更精准地制定和完善康复治疗计划。帕金森病的评定是基于《国际功能、残疾和健康分类》（ICF）模式，从身体结构、活动和参与水平方面进行的。

1. 结构与功能水平的评定

（1）帕金森病严重程度的评定：改良的 Hoehn-Yahr 分期量表，共分为以下几个级别，级别越高程度越重。0 期—无症状；1 期—单侧疾患；1.5 期—单侧 + 躯干受累；2 期—双侧疾病，无平衡障碍；2.5 期—轻微双侧疾病，后拉试验可恢复；3 期—轻 - 中度双侧疾病，某种姿势不稳，独立生活；4 期—严重残疾，仍可独自行走或站立；5 期—无帮助时只能坐轮椅或卧床。

（2）运动功能评定：帕金森病的运动功能，常使用统一帕金森评定量表的运动子量表进行评定，包括 27 项检查来评定运动的徐缓、僵硬、震颤、面部表情、姿势、平衡、坐到站、步行。每项评分 0 ～ 4 分，总分范围为 0 ～ 108 分，分数越高表现越差。

（3）平衡功能评定

①功能性前伸测试：评定站立位完成一项任务时的平衡。受试者一侧肩膀前屈 90°，脚不移动，尽量前伸到最远处。记录受试者站立位时所能伸到最远距离（cm）。

②5 次坐立测试：评定由坐到站时，下肢的力量和动态平衡能力。受试者坐在椅子上，双手交叉在胸前，尽可能快、稳的完成 5 次站起坐下。记录完成测试所用的时间（秒）。

③单腿站立测试：评定从双腿支撑到单腿支撑时的动态平衡。受试者被要求提起一侧腿，然后尽可能长时间的维持平衡。当抬起的腿碰到地面或者维持平衡超过 30 秒即结束测试。

④Berg 平衡量表：可以有效体现出受试者的平衡功能。要求受试者完成 14 个不同的项目，包括维持站立、坐站转移、转身、单脚站立、前后脚站立等。每个项目 0 ～ 4 分，总分 0 ～ 56 分。分数越高代表平衡功能越好。

⑤平衡自信心评定：通过特异性活动平衡自信量表（Actvity Speific Balance Confidence，ABC）来测量。要求受试者完成 16 项室内和家外的活动，指出完成动作时的信心程度。该量表共 16 个条目，每个条目 11 等级，每 10 分一个等级，评分 0 ～ 100 分，0 分表示没有信心，100 分表示信心很足。总分范围是 0 ～ 1600 分，再除以 16 就是受试者所得的 ABC 分数。

2. 活动水平的评定

（1）限时站起和行走测试：限时站起和行走测试（Timed-Up and Go，TUG）用于评定行走和转弯过程中维持动态平衡的能力。受试者坐在有扶手的靠背椅上（椅子座高约 45 cm，扶手高约 20 cm），指令受试者独自站起，以舒适的速度行走 3 米后返回，再坐下背靠在椅子上。记录全部过程所用的时间（秒）。

（2）10米步行测试：评定受试者的行走能力。受试者以他们觉得舒适、快的速度行走10米，记录完成测试所用的时间（秒）。

（3）6分钟步行测试：评定行走能力或耐力。指令受试者在6分钟内行走最远的距离。受试者如在中途需要休息，可以靠墙休息一会儿，但休息时间需计算在6分钟内。

（4）步态僵硬问卷（Freezing of Gait Questionnaire，FOG-Q）：评定帕金森病患者冻结步态的严重性。共有6个问题来评定冻结步态的频率和时间，每个问题0～4分，分数越高代表冻结步态越严重。

（5）功能独立性评定量表（FIM）：评定个体完成基本的日常生活的能力，包括修饰、进食、洗澡、上厕所、膀胱和直肠管理、转移、行走能力。除此之外，FIM还记录认知功能，包括记忆、社会交往、解决问题等。每项1～7分，分数越高代表越独立。

（6）手功能测试

①普渡钉板测验（Purdue Pegboard Test）：用于评定手的灵活性。受试者尽可能快地将钉子放在孔内。该测验有四个分测验：右手操作，左手操作，左、右手同时操作和装配。记录插入孔内的钉子数。

②Jebsen Taylor手功能测试（Jeben Taylor Hand Function Test，JTT）：评定一个人整体的手功能的标准化测试。该测试由7个小测试组成，通过模拟日常的活动，来评定利手和不利手。

3.参与水平的评定

帕金森患者生活质量问卷（PDQ-39）评定帕金森患者的生活质量，包括八个方面：移动能力、日常生活活动、情感、耻辱、社会支持、认知、社交和身体不适。该量表共39项，每项0～4分，分数越高提示生活质量越差。

二、康复目标的制定

常常有患者抱怨"得了帕金森病后，手脚不听使唤了"，事实上这正是存在功能障碍的表现。这些功能障碍通常可显著影响患者的日常生活活动能力，并随病情的发展而日益加重，给患者和家属都带来很大的痛苦。在依靠药物或外科手术治疗帕金森病的同时，也需要康复治疗的参与，即通过对帕金森病患者予以功能训练为主的多种有效综合手段，配合正在进行的药物或外科手术治疗，使之尽可能地保持独立的日常生活活动能力，提高生活质量。

1.短期目标

（1）改善患者躯干肌肉的运动、姿势控制、平衡、协调能力和手的灵活性。

（2）增强安全意识，防止跌倒造成的继发性损伤。

（3）纠正步态、调节姿势，通过康复训练可使患者最大限度地保持正确姿势，避免出现或过早出现头部前倾、躯干俯屈等异常姿势。

（4）保持关节活动范围，防止出现关节过伸，保持关节的活动范围不受限。

（5）学会辅助用具的使用，当自身无法完成某些活动和任务时，在康复治疗师的建议下，学会合理使用日常生活的辅助工具十分重要。

2. 长期目标

（1）降低残疾的风险。

（2）避免、推迟或减轻由药物治疗所带来的并发症或不良反应。

（3）减缓或阻断神经变性过程。

（4）设法维持或提高日常生活能力和生存质量。

三、康复治疗

1. 躯体运动功能的康复训练方法

（1）放松训练：常用深呼吸法和想象放松法，还可进行有节奏的躯干旋转和推拿按摩等方法，以改善僵硬的肌群。

（2）关节活动范围训练：进行躯干与四肢各个关节全范围的主动或被动活动，重点是屈曲肌群的牵伸和胸廓的扩张运动，要注意避免过度牵拉及疼痛。

（3）肌力训练：重点训练核心肌群及四肢近端肌群，可利用手法和器械进行渐进式抗阻训练。

（4）姿势训练：重点为躯干屈曲姿势的矫正，如借助姿势镜进行抗重力伸展训练。

（5）平衡训练：包括坐位和立位下的三级平衡训练，可通过重心的高低、支撑面的大小和睁闭眼等方式调整训练难度，也可以借助平衡板、平衡垫和平衡仪进行训练。

（6）步态训练：重点在于矫正躯干前倾姿势，改善慌张步态。训练患者行走时抬头挺胸，足跟先着地，可借助姿势镜进行原地高抬腿踏步和双上肢摆臂训练，改善上下肢协调性。可通过增大步幅、增快步速、跨越障碍物、绕障碍行走和变换行走方向等方法调整步行训练难度。

（7）转移训练：包括床上翻身和平移、床边坐起、坐位起立和床椅转移等训练。晚期患者应在床上定时翻身，可进行床椅间体位变换训练。

（8）手功能活动训练：重点进行拿取、抓握和操控物体训练，提高活动的速度、稳定性、协调性和准确性。如用不同大小、形状、重量和材质的杯子（纸杯和玻璃杯等）喝水，使用各种餐具、系纽扣等。

（9）双重任务训练：通常步行训练的同时进行另一项运动或认知任务训练，如行走时举着一个盛满水的杯子（步行与携带双重任务），或边走边说出以"发"字开头的词语（行走与言语流畅性双重任务）。

（10）运动策略：包括心理提示、外部提示和认知运动三种策略，训练时强调任务特异性，最适合在帕金森病患者活动受限的场合进行训练，或尽可能模仿该场合。

（11）心理提示策略：训练要求将注意力有意识地集中于当前任务，以改善运动表现。如要求患者学会步行时要想着迈大步，转弯时要转大弯，写作时写大字。

（12）外部提示策略：训练利用视觉、听觉、本体觉或触觉等外部提示，帮助患者启动运动或促使运动继续进行，有助于改善起步困难和冻结步态。听觉提示可以是节奏感强的进行曲、节拍器或口令等；视觉提示主要为类似斑马线的线条、人行道的瓷砖或地板图案等；本体觉提示通常为振动腕带的有节奏振动。

（13）认知运动策略训练：又称复杂运动序列训练，是指通过将复杂运动分解成多个简单步骤，让患者集中注意力，按顺序逐步完成这些动作，以改善复杂动作的执行困难，尤其是转移能力。通过指导和示范进行针对性训练，鼓励患者在开始运动或完成任务前，通过运动想象和内心演练来预演这些步骤。

2. 言语功能训练

重点针对言语产出的呼吸系统（腹式和胸式呼吸）、发声系统（声带和喉）和调音系统（唇、舌、齿、下颌和软腭等）进行训练，改善音强、音调和音质，以改善言语清晰度。

（1）呼吸训练：采用呼吸训练增强腹式呼吸（膈肌）及胸式呼吸（肋间肌）的活动范围，以增大胸廓扩展度；通过增加肺活量来提高音量；通过延长呼气时间来增加言语长度等。

（2）发声训练：励-协夫曼语音治疗（LSVT）被认为是针对帕金森病特异且有效的语音治疗技术。通过对声带和喉部的控制训练，及延长元音最大持续发声时间训练，改善音强、音调和音质。

（3）调音训练：重点进行口颜面肌肉（如唇、舌）等调音器官的运动训练，以改善僵硬程度，增加活动度、运动协调性和发音清晰度。

（4）吞咽功能康复：目的在于改善吞咽肌肉运动的速度和协调性，加强吞咽器官的感知能力，以便安全、充分、独立摄取足够的营养和水分，并改善流涎。

3. 非运动功能康复

（1）认知功能康复：认知训练主要进行注意、执行和视空间等功能训练，将训练内容与日常生活工作任务相结合，可更好促进认知功能改善。认知刺激，即让患者参加一系列群体活动和讨论，可提高患者认知功能和社会功能。运动训练对认知功能有促进作用，如骑脚踏车、跑步机和渐进性抗阻训练。将认知训练与运动训练联合进行，对认知功能的改善作用更明显。

（2）情绪康复：常用认知行为疗法，通过改变思维/信念和行为，来改变不良认知，达到消除不良情绪和行为的效果。

（3）睡眠康复：应根据患者睡眠障碍的原因和类型，进行个体化治疗。失眠常用的康复手段有刺激控制疗法和睡眠限制疗法。刺激控制疗法以改善睡眠环境与睡意之间相互作用为主，恢复卧床作为诱导睡眠信号的作用，使患者易于入睡。睡眠限制疗法旨在打破不良的睡眠习惯，减少床上非睡眠行为，重新建立床与睡眠的条件反射，提高睡眠效率。

（4）疼痛康复：帕金森病疼痛的形式多种多样，以骨骼肌疼痛最常见，抑郁可诱发和加重帕金森病相关疼痛。除对因治疗外，物理因子治疗（如水疗、温热疗法）、中医推拿、规律的体育锻炼可缓解疼痛。如需要可联合使用镇痛药。

（5）泌尿功能康复：尿失禁的主要康复方法，包括盆底肌肉自主收缩训练，或生物反馈训练，以增强盆底肌肉力量，提高控尿能力；进行膀胱扩张训练，尽量延长排尿间隔时间，使膀胱容量逐步扩大；尿潴留时，建议定时定量饮水，或采取清洁间歇导尿。

（6）直肠功能康复：主要进行腹肌和盆底部肌肉运动训练；养成定时排便习惯，逐步建立排便反射；或通过直肠刺激方法诱发直肠 - 肛门反射，促进结肠，尤其是降结肠的蠕动。

（7）体位性低血压康复：主要为身体抗压动作训练，包括交叉腿部动作、下蹲位、身体向前弯曲等动作训练；可使用束腹带和穿压力袜等；在休息或睡眠时床头抬高30°～40°等方法。

4. 作业治疗

（1）健康宣教：通过对患者提供具体、科学和实用的健康教育指导，使患者以积极健康的心态主动配合治疗，减少失控行为的发生，改善患者的生活质量。

（2）倡导积极的生活方式：根据患者的功能障碍程度和运动喜好，制订家庭训练计划，使患者参与度增加，提高运动功能和生活自理能力，改善情绪和睡眠质量，改善生活质量和社会交往能力。

（3）优化日常活动：选择的活动应与患者的兴趣和动机相匹配，与患者的功能和体能水平相适应。确定活动的优先次序，制定结构化的日或周活动计划，这个计划可起到外部指导和提示作用。

（4）家居环境改造及辅助器具使用：使用辅助器具、适应性工具和环境改造可以弥补患者认知和运动方面的困难，减少跌倒次数，提高完成各种操作和任务的质量，使家庭生活更独立、更安全，也可以减轻照料者的负担。例如，重新安排房间里的家具，创建一个畅通无阻的行走和转弯路线；或提高床/椅/沙发的高度，垫高马桶，方便患者转移。

（5）康复注意事项：患者应在一天状态较好的时期（"开"期）锻炼体能和学习新

的运动技能；在功能受限的时间和环境中（如"关"期，或家里），在保证安全的前提下，运用和实践已掌握的运动策略和技能改善活动受限。

第3节 病例选编

1. 一般资料

曹某，男，58 岁，患者 3 年来发现四肢颤抖，且逐渐加重，先是右侧肢体，1 年来波及左侧肢体，伴有行动困难。近 3 个月头部出现不自主的晃动，说话声音变小，饮水呛咳，吞咽费力，写字困难，流口水，行动迟缓，走路时有跌倒，并有便秘。既往曾就诊于医院，一直未确诊，也未给予治疗，为进一步确诊而来，否认高血压、糖尿病及脑血管病史，无脑炎、外伤、中毒等病史。

查体：体温 36.4℃，脉搏 80 次 / 分钟，呼吸 19 次 / 分钟，血压 125/80 mmHg，神志清楚，构音障碍，表情呆板，身体前屈，起步缓慢，走成小碎步。颅神经检查未见明显异常，头部可见不自主晃动、四肢肌力正常，肌张力增高，双手震颤呈"搓药丸"样。四肢深、浅感觉无障碍，各腱反射对称正常，病例反射未引出。

辅助检查：头颅 CT 见双侧基底节区有腔隙性低密度阴影。

2. 入院康复评定

（1）病情严重程度评定　改良 Hoehn-yahr 分期量表 3 期：轻 – 中度双侧疾病，某种姿势不稳，独立生活。

（2）运动功能评定　UPDRS 评分：75 分。

（3）平衡功能评定　Berg 评分　55 分；单腿站立和闭眼双足并拢站立不能。

（4）活动水平评定　10 米步行测试　92 秒；6 分钟步行测试　41 米；步态僵硬问卷　13 分；FIM　87 分。

（5）肌力评定　MMT：正常。

（6）关节活动度　ROM：正常。

（7）二便：正常。

（8）步态僵硬测试：13 分。

（9）FIM 评定：100 分。

（10）协调功能：指鼻试验（+）；指指试验（+）；跟膝胫试验（+）；轮替试验（+）；协调功能 Ⅲ 级。

（11）其他：静止性震颤明显。

3. 目前需要解决的问题

（1）双下肢平衡功能差。

（2）双侧肢体协调功能差。

（3）活动水平差。

4.康复目标

（1）改善双下肢平衡功能。

（2）改善双侧肢体协调功能。

（3）增加活动能力。

5.康复计划

（1）放松训练：呼吸训练、牵伸训练。

（2）进行四肢、头颈、躯干各个方向的被动和主动全范围活动训练。重点在于头部、躯干的旋转，肩关节的伸展、外旋，髋关节的伸展、外展，踝关节的屈伸。

（3）增强四肢肌力、核心肌力，从而增强肌力，改善核心稳定。

（4）有氧训练：室外　散步、慢跑、游泳；室内　四肢联动、功率自行车、下肢机器人。

（5）步行训练：迈步训练、跨步训练、"8"字行走训练、一字步训练、综合步行训练，上下楼梯训练。

（6）平衡训练：包括坐位和立位下三级平衡（一级静态、二级自动态和三级他动态平衡）训练，可通过重心的高低、支撑面的大小和睁闭眼等调整训练难度；也可以借助平衡板、平衡垫和平衡仪进行训练。

注：康复训练应遵循个体化和针对性原则，给予适当强度训练，每次训练30～60分钟为宜，每天1～2次，每周5次以上。运动中感到疲劳和出汗可能是正常现象，但如果发生以下情况要停止训练并及时就医，如恶心，胸闷，胸痛，呼吸急促（如每分钟超过40次），头晕或眩晕，心动过速，疼痛，冷汗或严重疲劳感等。

6.出院前康复评定

改善情况如下：

（1）平衡功能改善，可单腿站立。

（2）协调功能增加，指鼻试验（-），指指试验（-），轮替试验（-）。

（3）活动能力提高，可10分钟行走150米。

（4）上肢静止性震颤幅度和频率较入院时明显减弱。

第 5 章
外周神经损伤的康复治疗

外周神经即周围神经，包括除脊髓及脑干软脑膜以外的所有神经结构。按连接部位可分两种，其中与脑相连的称脑神经，与脊髓相连的称脊神经。按分布部位也可分两种，分布于体表、骨、关节和骨骼肌的为躯体神经，分布于内脏、血管、平滑肌和腺体的为内脏神经。一般来说，大多数的周围神经为混合神经，包括感觉纤维、运动纤维、交感纤维、副交感纤维，除此之外，还有血管、淋巴管以及结缔组织膜等。在脑神经、脊神经和内脏神经中，各自都含有感觉和运动成分。感觉传入神经由脊神经后根、后根神经节和脑神经的神经节构成，它将皮肤、关节、肌腱和内脏神经的冲动由感受器传向中枢神经系统；运动传出神经由脊髓前角和侧角发出的脊神经前根，以及脑干运动核发出的脑神经构成，它将神经冲动由中枢神经系统传出到周围的效应器。由于内脏神经的传出部分专门支配不直接受人意识控制的平滑肌、心肌和腺体的运动，故又将内脏传出神经称为自主神经。自主神经又根据形态和功能，分为交感神经和副交感神经两部分。

第 1 节　概　述

外周神经损伤，指由于各种原因引起该神经支配的区域出现感觉障碍、运动障碍和营养障碍。

1. 外周神经损伤的原因

牵拉损伤，如产伤等引起的臂丛损伤；切割伤，如刀割伤、电锯伤、玻璃割伤等；压迫性损伤，如骨折脱位等造成的神经受压；火器伤，如枪弹伤和弹片伤；缺血性损伤；肢体缺血挛缩，神经亦受损；电烧伤及放射性烧伤；药物注射性损伤及其他医源性损伤。

2. 外周神经损伤分类

Seddon 于 1943 年提出将神经损伤分为三类：①神经失用，轴索完整，节段性髓鞘的轻度水肿或破坏，神经暂时失去传导功能，神经纤维不发生退行性变；②轴索断裂，导致远端的轴索和髓鞘发生变性，神经内膜完整；③神经断裂，轴索，神经内膜、束膜及外膜均有不同程度的破坏，神经功能完全丧失。

1968 年 Sunderland 在原有的基础上，根据神经损伤的程度将神经损伤分为五型，不同的结构损伤对应着不同的损伤程度：①Ⅰ型为髓鞘损伤，神经纤维的连续性保持完整，无华勒变性，神经无再生，无 Tinnel 征，通常在 3～4 周内自行恢复；②Ⅱ型为轴索损伤，轴突中断，但神经内膜管完整，损伤远端发生华勒变性，近端一个或多个结间段发生变性，神经内膜管的完整为轴突再生提供了完好的解剖通道，神经可自行恢复；③Ⅲ型为神经内膜及其内容物损伤，神经纤维（包括轴突和鞘管）横断，而神经束膜完整，神经有自行恢复的可能性，但由于神经内膜瘢痕化，恢复常不完全；④Ⅳ型为神经束膜损伤，可保留部分神经外膜和神经束膜，发生神经干离断，很少能自行恢复，需手术修复；⑤Ⅴ型为整个神经干损伤，整个神经干完全断裂，需手术修复才能恢复。

3. 外周神经损伤临床常见类型及表现

（1）臂丛神经损伤

1）臂丛神经的解剖生理：

臂丛神经由 C5～C8 与 T1 神经根组成，分支主要分布于上肢，有些小分支分布到胸上肢肌、背部浅层肌和颈深肌。主要的分支有：胸背神经、胸长神经、腋神经、肌皮神经、正中神经、桡神经、尺神经。臂丛神经主要支配上肢和肩背、胸部的感觉和运动。

2）臂丛神经损伤表现：

臂丛神经损伤后主要表现为神经根型分布区的运动、感觉障碍。臂丛上部损伤表现为整个上肢下垂，上臂内收、不能外展外旋，前臂内收伸直、不能旋前旋后或弯曲，肩胛、上臂和前臂外侧有一狭长的感觉障碍区。臂丛下部损伤表现为手部小肌肉全部萎缩而呈爪形，手部尺侧及前臂内侧有感觉缺失，有时出现霍纳综合征。

（2）腋神经损伤

1）腋神经解剖生理：

腋神经是臂丛后束的分支，含第 5～第 6 颈神经前支的纤维，自臂丛后束发起后，与旋肱后动脉伴行向后外，穿过四边孔，绕肱骨外髁颈行于三角肌深面。沿途分布于三角肌、小圆肌和臂外侧皮肤。

2）腋神经损伤的表现：

主要表现为运动障碍，肩关节外展幅度减小，三角肌区皮肤感觉障碍，三角肌肌萎缩，肩部失去圆形隆起的外观，肩峰突出，形成"方形肩"。

（3）肌皮神经损伤

1）肌皮神经的解剖生理：

肌皮神经起自臂丛外侧束，穿入喙肱肌后，下行于肱二头肌与肱肌之间。分支分布于喙肱肌、肱二头肌及肱肌，于肱二头肌腱的外缘，近肘窝部穿出。肌皮神经的分支：①喙肱肌支，有 1 ~ 3 支，其中 1 ~ 2 支者多见，其第一支多在锁骨中点下方 4 ~ 6 cm，分出多个单支至该肌。②肱二头肌支，有 1 ~ 5 支，其中 2 ~ 3 支者多见，至该肌的第一个分支在锁骨中点下方 10 ~ 15 cm 处发出。③肱肌支，有 1 ~ 5 支，其中以 2 ~ 3 支者多见，第 1 支多在锁骨中点下方 14.0 ~ 22.5 cm 处分出，是肌皮神经最后一级肌支。

2）损伤后表现：

肌皮神经受伤后会引起肱二头肌、肱肌及前臂外侧的皮肤感觉障碍，及前臂的屈曲无力。

（4）正中神经损伤

1）正中神经的解剖生理：

正中神经由 C5 ~ C8 与 T1 神经根的神经纤维构成。从臂丛神经外侧索分出的外侧根，和从内侧索分出的内侧根，两者共同组成正中神经，正中神经支配前臂屈侧的大部分肌肉，手内桡侧半的大部分肌肉和手掌桡侧皮肤感觉。

2）正中神经损伤的表现：

①感觉障碍：若损伤部位在腕部或前臂肌支发出处远端，手的桡半侧出现感觉障碍。

②拇指对掌、对指功能受限：可形成"猿形手"畸形，拇指不能外展，不能对掌及对指。由于解剖的变异，在某些正中神经完全伤断的患者中，由于尺神经的代偿，拇指掌侧外展运动可不完全丧失，少数患者也有表现正常者。

③拇指、示指屈曲受阻：若肘部或其以上部位损伤，除上述症状外，由于指浅屈肌和桡侧半指深屈肌麻痹，因此，拇指与示指不能主动屈曲。

④前臂旋前不能或受限。

⑤大鱼际肌群、前臂屈面肌群明显萎缩。

⑥下述肌肉功能障碍，旋前圆肌，桡侧腕屈肌，掌长肌，拇长屈肌，示指深屈肌，拇指对掌肌。

（5）桡神经损伤

1）桡神经的解剖生理：

发自臂丛后束，含有第 C5 ~ 第 C8 颈神经纤维，T1 胸神经的纤维也有参加，是臂丛中较大的分支。初在肱动脉背侧下行，后伴肱深动脉入桡神经沟，沿沟绕肱骨中段背侧旋向外下方，于肱骨外上髁上方，肱骨中、下 1/3 交界处，穿经外侧肌间隔，至肱桡肌和肱肌之间，在此处分为浅、深二终支。分支：臂后皮神经，分布于臂后面皮肤；前臂后皮神经，分布于前臂背面皮肤；肌支，支配肱三头肌、肱桡肌和桡侧腕长伸肌。

2）桡神经损伤后的表现：

桡神经损伤后表现主要在运动和感觉两方面。运动方面，上臂桡神经损伤时，各伸肌广泛瘫痪，肱三头肌、肱桡肌、桡侧腕长伸肌、桡侧腕短伸肌、旋后肌、伸指总肌、尺侧腕伸肌，及示指、小指固有伸肌均瘫痪，故出现腕下垂，拇指及各手指下垂，不能伸掌指关节，前臂有旋前畸形、不能旋后，拇指内收畸形，拇指失去外展作用，不能稳定掌指关节，拇指功能严重障碍，腕部向两侧活动困难等。感觉方面，桡神经损伤后，手背桡侧半、桡侧两个半指、上臂及前臂后部感觉障碍。

（6）尺神经损伤

1）尺神经的解剖生理：

尺神经来自臂丛内侧束，沿肱动脉内侧下行，上臂中段逐渐转向背侧，经肱骨内上髁后侧的尺神经沟，穿尺侧腕屈肌尺骨头与肱骨头之间，发出分支至尺侧腕屈肌，然后于尺侧腕屈肌与指深屈肌间进入前臂掌侧，发出分支至指深屈肌尺侧半，再与尺动脉伴行，于尺侧腕屈肌桡深面至腕部，于腕上约 5 cm 发出手背支至手背尺侧皮肤。主干通过腕尺管即分为深、浅支，深支穿小鱼际肌进入手掌深部，支配小鱼际肌、全部骨间肌和第 3、第 4 蚓状肌，以及拇收肌和拇短屈肌；浅支至手掌尺侧及尺侧一个半指皮肤。

2）尺神经损伤的表现：

尺神经损伤后，以腕部损伤为主，主要表现为骨间肌、蚓状肌、拇收肌麻痹所致"爪形手"畸形，手指内收、外展障碍和 Froment 征；手部尺侧半和尺侧一个半手指感觉障碍，特别是小指感觉消失；手部精细活动受限，手内肌萎缩；第 4 和第 5 指的末节不能屈曲；骨间肌瘫痪，小鱼际萎缩变平。肘上损伤除以上表现外，另有环指、小指末节屈曲功能障碍。

（7）股神经损伤

1）股神经的解剖生理：

股神经起自腰丛，由 L2、L3、L4 神经根组成。其由腰大肌外缘穿出，向下斜行于髂筋膜深面，在腰大肌与髂肌之间到达股筋膜鞘，在髂窝内发出髂肌支及腰大肌支。股神经穿过腹股沟后 2～3 cm，分出前支和后支，前支又分为股内侧皮神经和股中间皮神经，支配股前、内侧皮肤，并发出运动支支配缝匠肌和耻骨肌；后支先分出肌神经支配股四头肌，后分出皮神经，即隐神经。隐神经伴随股动脉、股静脉，由股三角进入内收肌管，在膝部位于缝匠肌之后，然后与大隐静脉伴行到达内踝。

2）股神经损伤的表现：

股神经损伤后引起运动及感觉障碍。运动障碍包括，股前肌群瘫痪，行走时抬腿困难，不能伸小腿。感觉障碍包括，股前及小腿内侧面皮肤感觉障碍。患者股四头肌萎缩，髌骨突出，膝反射消失。

（8）坐骨神经损伤

1）坐骨神经的解剖生理：

坐骨神经由 L4、L5 和 S1、S2、S3 神经根组成。自梨状肌下孔出骨盆，延伸于下肢背侧。总干位于臀大肌深面，下降至股骨背侧、分支至大腿背侧肌群。其是股后肌群、小腿、足的运动神经和重要的感觉神经。

2）坐骨神经损伤表现：

坐骨神经完全断伤时，临床表现与胫腓神经联合损伤时类同。踝关节与趾关节无自主活动，足下垂而呈"马蹄样"畸形，踝关节可随患肢移动呈摇摆样运动。小腿肌肉萎缩，跟腱反射消失，膝关节屈曲力弱，伸膝正常。小腿皮肤感觉除内侧外，可表现为感觉减退。坐骨神经部分受伤时，股二头肌常麻痹，而半腱肌和半膜肌则很少受累。小腿或足底，常伴有跳痛、麻痛或灼痛。

（9）腓总神经损伤

1）腓总神经的解剖生理：

腓总神经是坐骨神经的两大终支之一，由 L4～L5 和 S1～S2 脊神经前支组成。自坐骨神经分出后，沿股二头肌内侧缘行向外下，达腓骨颈前，分为腓前和腓深神经。其支配小腿肌外侧群，前群及足背肌；皮支布于小腿外侧面、足背和趾背的皮肤。

2）腓总神经损伤的表现：

腓总神经损伤较为多见。在绕经腓骨颈时，因较为表浅，尤易损伤。腓总神经损伤随损伤平面不同而出现不同的症状与体征。例如，小腿伸肌常萎缩，患足呈下垂内翻状，患者为了防止足趾拖于地面，步行时脚步高举，呈跨越步态；足和趾不能背伸，也不能外展外翻；足背及小趾前外侧感觉丧失。

第 2 节　外周神经损伤的康复评定和治疗

一、康复评定

1.一般检查

（1）采集病史以及体格检查：通过询问患者有无外伤史，受伤部位、时间，以及检查皮肤颜色、状态、温度是否异常等，来初步判断外周神经损伤部位以及程度。

（2）运动功能检查：观察肌肉外观、形态，看是否有畸形、萎缩、肿胀等。除此之外，检查肌张力、关键肌肌力和关节活动度也十分重要。肌张力常用的是改良 Ashworth 痉挛量表，此表将肌张力分为六级，分别是：0 级　无肌张力的增加；1 级　肌张力轻度增加，受累部分被动屈伸时，关节活动度（ROM）之末出现突然的卡住然后释放或出现最小的阻力；1+ 级，肌张力轻度增加，被动屈伸时，在 ROM 后 50% 范围内突然出现卡住，当继续将 ROM 检查进行到底时，始终有小的阻力；2 级　肌张力较明显增加，通过 ROM 的大部分时，阻力均较明显地增加，但受累部分仍能较容易地移动；3 级　肌张力严重增高，进行 ROM 检查有困难；4 级　僵直，受累部分不能屈伸。

肌力检查常用的为徒手肌力评定量表，此表将肌力分为六级，分别是：0 级　无可见或可感觉到的肌肉收缩；1 级　可扪及肌肉轻微收缩，但无关节活动；2 级　在消除重力姿势下能全关节活动范围的运动；3 级　能抗重力做全关节活动范围的运动，但不能抗阻力；4 级　能抗重力和一定阻力做全关节活动范围的运动；5 级　能抗重力和充分阻力做全关节活动范围的运动。

无论是改良 Ashworth 痉挛量表，还是徒手肌力评定量表，都是十分简易且方便的，上手容易，检查迅速，结果可靠。

（3）感觉功能检查：周围神经都有其特定的感觉支配区，通过感觉功能的检查同样能判断出外周神经损伤的部位及程度，比如正中神经绝对支配区在食指、中指远节的掌侧，桡神经的绝对支配区位于虎口区的背侧，尺神经的绝对支配区在小指。感觉功能的常用测定方法有温度觉试验，两点辨别觉试验，单丝压轴试验，皮肤图形辨别觉，实体觉，振动觉等。

（4）Tinel 征（神经干叩击试验）：1915 年由 Tinel 首先描述，表现为叩击神经损伤部位出现放射性的麻痛感，以及叩击部位的点状自痛感。其原理是在神经损伤之后，轴突在髓鞘没有再生时，会出现一种兴奋的放化过程，从而表现出查体上的异常改变。Tinel 征有两种意义，一是可以帮助判断神经损伤的部位；二是在神经修复以后，或是神经恢复的过程中，可以检查神经修复后的再生情况。

（5）电生理检查：电生理检查是临床上最常使用的辅助检查，包括肌电图（EMG）、诱发电位（SEP）等。

2. 其他检查

（1）超声检查：通过超声对周围神经进行检查，是近些年来新兴的手段。在超声下，正常的周围神经纵向扫描显示为中等回声管状结构，内部有线性的平行回声。横向扫描显示为圆形或椭圆形的回声结构，内有点状回声。而受损的外周神经与正常的外周神经，无论是纵向扫描还是横向扫描，其声像表现明显能看出不同。因此，超声检查对外周神经损伤的诊断具有重要的价值。

（2）热像仪检查：热像仪是一种将物体发出的不可见红外能量，转变为可见的热图像的仪器。热图像上面的不同颜色代表被测物体的不同温度。周围神经损伤后，由于交感神经功能不全，会引起受损神经周围的血管、血流速度、皮肤散热等发生一系列改变，从而引起损伤部位的温度与其他部位的温度产生差别，进而可以看出何处神经受损。因此，热像仪也是周围神经损伤的辅助检查方法之一。

二、康复治疗

1. 保持肢体的功能位，防止挛缩

周围神经损伤后，肌肉处于失神经支配，肌肉力量分布不平衡，因此，容易导致关节挛缩变形。这个时候，早期的体位摆放以及功能性外固定板的使用成为神经再生过程中的关键。应用功能性外固定板，一是可以起到部分代偿的作用，二是可以防止关节挛缩变形。

2. 运动疗法

（1）肌力训练：肌肉在失神经支配后，肌纤维很快就会开始萎缩，此时若不进行肌肉训练，肌肉一旦萎缩，很容易造成关节僵硬。因此，对肌肉的训练应立即开始，直到神经损伤恢复。肌力训练要循序渐进，从一开始的被动活动，到助动活动，再到主动活动，这一过程需要根据患者的状态进行调整。在最开始的被动活动中，应强调患者的主动参与，要调动患者的积极性，即使患者自己无法动，也要让患者想着动，这样在被动活动中，患者主观用力，相应的运动皮质区兴奋，发出电信号，刺激神经再生区，有利于各种物质的交互，加速神经再生。当患者肌力超过1级时，可以开始进行等长收缩以增强肌力，同时进行等张收缩增强肌肉耐力。

（2）关节活动度的恢复：早期的被动活动，不仅仅是防止肌肉萎缩，更重要的是维持关节活动度。按摩能起到放松、缓解疼痛，以及促进血液循环的作用，关节松动术对于已经出现的关节挛缩效果较好。

3. 物理因子疗法

包括声光电磁等各种方法，其效果除了保持肌肉数量和质量，还可有效提高肌力，并延缓失神经支配导致的肌肉废用、萎缩和纤维化。同时还有消炎消肿、止痛、扩张血管、软化瘢痕、减少粘连等作用。不同的时期给予不同的物理因子治疗，可以将其特点最大化。一般认为，多种物理因子治疗可能会促使损伤的神经产生一种因子，进而增加引导神经纤维定向生长的信息素，促进急速损伤神经的再生。

4. 作业疗法

即日常生活活动能力的训练，目的是提高患者的生活自理能力和生活质量，增强患者的自信心。同时，作业疗法也能增加肌力与耐力，改善关节活动度。此训练要根据患者的年龄、性别、职业、文化程度、治疗目标、损伤部位，及程度等因素考虑，设计符合患者个人兴趣与需求的作业活动。

5. 心理治疗

心理治疗在我国并不受重视，但其却是康复中很重要的一环。因为很多患者对自己的情况抱有幻想，不愿接受现实，此时适当的心理治疗有助于患者接受现实，尽早地投身于康复中，同时能在治疗效果较差时不放弃。

第3节　病例选编

1. 一般资料

王某某，男，59岁。2017年4月骑自行车不慎摔伤，致右侧肢体着地，当即感觉右上肢疼痛难忍。急诊送至某三甲医院，X线片提示"右肱骨干近端骨折"，完善检查后发现腋神经损伤，一周后行"右肱骨干骨折切开复位内固定术"，腋神经损伤保守治疗。两个月后到我院寻求进一步康复。既往体健，吸烟史20年。

2. 入院康复评定

（1）关节活动度及肌力见表6-10。

表6-10　关节活动度及肌力

关节名称	活动方向	主动幅度	被动幅度	肌力
右肩关节	前屈	90°	110°	3+
	后伸	10°	20°	3
	外展	60°	105°	2+
	外旋	50°	65°	3
	内旋	40°	60°	3
右肘关节	屈曲	120°	130°	3+
	伸展	10°	5°	3+
右前臂	旋前	50°	75°	3
	旋后	50°	70°	3
其他关节	各方向	正常	正常	正常

（2）疼痛评定：视觉模拟量表（VAS）2/10。

（3）肢体形态评定：右上肢三角肌萎缩，右侧肩峰突起。

（4）日常生活能力评定：Barthel指数55分（中度依赖）。

（5）感觉评定：三角肌区感觉障碍。

（6）特殊检查：神经干叩击试验（阳性）。

3. 目前需要解决的问题

（1）右上肢肌力差。

（2）右上肢关节活动度减小。

（3）右侧三角肌萎缩。

（4）右侧上肢感觉障碍。

4. 康复治疗目标（结合患者需求）

（1）增加右上肢肌力。

（2）增加右上肢关节活动度。

（3）改善右三角肌萎缩状况。

（4）提高日常生活活动能力。

5. 康复治疗计划

（1）右上肢全范围主被动活动。

（2）右肩关节各方向关节松动。例如分离牵引，前后向、后前向、水平外展向足侧滑动等。

（3）右三角肌低频电疗法。

（4）右肩关节蜡疗。

6. 出院前康复评定

（1）关节活动范围及肌力见表 6-11。

表 6-11　关节活动范围及肌力

关节名称	活动方向	主动幅度	被动幅度	肌力
右肩关节	前屈	100°	125°	4
	后伸	10°	30°	4
	外展	70°	115°	3
	外旋	60°	75°	3+
	内旋	55°	65°	3+
右肘关节	屈曲	130°	135°	4+
	伸展	5°	0°	4
右前臂	旋前	50°	75°	4
	旋后	50°	70°	4
其他关节	各方向	正常	正常	正常

（2）疼痛评定：视觉模拟量表（VAS）0/10。

（3）肢体形态评定：右上肢三角肌轻度萎缩，右侧肩峰轻度突起。

（4）日常生活能力评定：Barthel 指数 75 分（轻度依赖）。

（5）感觉评定：三角肌区感觉较健侧稍弱。

（6）特殊检查：神经干叩击试验（阳性）。

第七篇
吞咽康复治疗

第1章

吞咽康复治疗

第1节　概　述

一、定义

吞咽是指人经口腔摄入食物，并由食管传输到胃的过程。吞咽障碍是由于下颌、双唇、舌、软腭、咽喉、食管等器官结构和（或）功能受损，不能安全有效地把食物由口腔送到胃的一种临床表现，也可以把吞咽障碍广义地理解为"进食障碍"。在日常生活中，进食和吞咽是人们生存的本能和味觉的享受，吞咽障碍不仅会损害健康，还可能导致吸入性肺炎，或因大食团噎呛致死等严重后果。

吞咽障碍的症状由病变发生的部位、性质、程度的不同产生很大差别，轻者会感觉到吞咽不便，重者滴水难进。吞咽障碍一般应符合以下标准：①食物或液体从口腔输送至胃部过程中出现问题；②口腔及咽喉肌肉控制或协调不好而未能正常吞咽，引起营养不良；③食物误入气管，引起反复肺部感染、吸入性肺炎。

二、分类

1. 按解剖结构分类

根据解剖结构，吞咽障碍可分为结构性吞咽障碍和神经性吞咽障碍。

（1）结构性吞咽障碍：由口、咽、喉、食管等解剖结构异常引起的吞咽障碍，常见病因有吞咽通道及邻近器官的炎症，损伤或肿瘤，外伤手术或放射治疗（简称"放疗"）等。

（2）神经性吞咽障碍：由神经性疾病所致的吞咽障碍。最常见的是脑卒中后的吞咽障碍，此类型的吞咽障碍解剖结构没有异常，多由中枢神经系统及末梢神经系统障碍、肌肉病变等病理因素所致，属于口咽、食管运动异常引起的障碍。其他常见病因包括：①中枢神经系统疾病，如帕金森病、放射性脑病、脑外伤、脑部肿瘤、脑干或小脑病变

（卒中、外伤、炎症或肿瘤）。脑瘫、手足口病、脑干脑炎、舞蹈病、脊髓灰质炎累及球部、严重认知障碍或痴呆等；②脑神经病变，如多发性硬化、运动性神经元病、吉兰-巴雷综合征等；③神经肌肉接头疾病，如重症肌无力、肉毒素中毒、Lambert-Eaton 肌无力综合征等；④肌肉疾病，如多发性肌炎、硬皮病、代谢性肌病、张力性肌营养不良、环咽肌痉挛、口颜面或颈部肌张力障碍、脊髓灰质炎后肌萎缩等。

2. 按发生的时期分类

（1）口腔准备期/口腔期吞咽障碍：口腔准备期/口腔期吞咽障碍患者，临床表现为嘴唇运动明显不对称、流涎、食物或水从一侧口角漏出；舌运动障碍时表现为舌肌无力、饮水前有呛咳、进餐时间延长或口腔内食物有残留、分次吞咽等；软腭运动障碍表现为构音障碍、鼻反流及鼻音、软腭上抬功能差等。临床上常见于大脑皮层受损的患者。

（2）咽期吞咽障碍：咽期吞咽障碍患者，临床表现为吞咽时常见会厌谷或梨状隐窝有大量残留，多次吞咽后不能完全清除，常伴吞咽动作不协调、重复吞咽腭咽闭合不全、喉结构上抬不充分、环咽肌开放不全等食管上括约肌功能障碍的症状。临床上常见于脑干受损的患者。

（3）食管期吞咽障碍：食管期吞咽障碍患者，临床表现为食物滞留，常见于胃食管反流病、食管-贲门失弛缓症、弥漫性食管痉挛、食管憩室、机械性梗阻等胃食管动力性病变。

第2节　康复评定和治疗

一、吞咽障碍评定

1. 评定对象

（1）神经性疾病患者

1）脑实质和脑干疾病：

①脑血管病：累及皮质脊髓束的腔隙性梗死；双侧假性延髓麻痹；累及下运动神经元的脑干卒中；②意识状态的改变，如戒毒、服药、癫痫发作、代谢性脑病等；③多发性硬化，运动神经元病，脊髓灰质炎累及球部，灰质炎后肌萎缩；④帕金森病，肌张力性痉挛，肌动力性异常；⑤阿尔兹海默病；⑥头颅外伤；⑦脑瘫；⑧其他，如脑炎，脑膜炎，神经梅毒等。

2）脑神经病：

①慢性或肿瘤性脑膜炎累及基底脑膜；②神经病变：吉兰-巴雷综合征，面神经麻

痹，糖尿病性迷走神经病变。

3）神经肌肉连接病变：

①重症肌无力；②伊顿 – 兰伯特综合征（肿瘤旁胆碱释放障碍）；③肉毒中毒；④药物影响，如氨基糖苷类等。

4）肌肉疾病：

①皮肌炎；②代谢性肌病；③张力性肌营养不良；④眼咽型肌营养不良。

（2）结构性病变患者

1）炎症：

①非特异性食管炎；②反流性食管炎。

2）肿瘤和肿瘤术后：

①下咽癌；②食管癌；③纵隔肿瘤；④肺癌；⑤喉咽癌；⑥食管癌术后吻合口狭窄。

3）化学性损伤：

①摄入强酸、强碱等腐蚀剂；②药物性食管炎；③食管静脉扩张型硬化剂治疗。

4）放射性损伤：

鼻咽癌放疗术后。

5）手术后：

①胃底放置抗反流器具；②颈部手术；③后颅窝手术。

6）其他：

①颈椎骨质增生；②咽食管憩室；③口腔干燥；④贲门失迟缓症；⑤食管裂孔疝。

2. 评定设备

（1）小手电筒。

（2）压舌板。

（3）棉签。

（4）小喉镜和冰棉棒，用于触觉和冷刺激。

（5）喂食工具：汤匙、塑料杯、注射器、导管、移液器等。

（6）食物和液体：水、冰块、浓流质、羹、饼干，或其他小块需咀嚼的固态食物。

（7）接呕吐物的容器：大纸杯、小塑料桶、盆等。

（8）围裙、毛巾、纸巾等。

（9）抽吸设备，以防进食评定食物进入气管。

（10）有助于提供非食物刺激的工具，包括纱布卷、柠檬汁、盐、糖水等。

（11）正常口颜面解剖学外观图，用于向患者解释正常吞咽过程。

3. 主观评定

（1）主诉

1）口咽部吞咽障碍：

其又称"高位"吞咽障碍，患者引发吞咽动作时费力，通常认为有颈部问题。

常见症状：①引发吞咽动作困难；②鼻内容物反流；③咳嗽；④鼻音重；⑤咳嗽反射减弱；⑥噎塞；⑦构音障碍和复视。

2）食管吞咽障碍：

其又称"低位"吞咽障碍，如是贲门失弛缓症患者，可能主诉不适部位在颈部，或与口咽部吞咽困难混淆。

常见症状：①固体和液体都吞咽困难，有时还伴有间歇性胸痛，存在食管运动障碍；②吞咽困难仅限于固体，存在管腔狭窄和机械性阻塞的可能，如果吞咽困难呈进行性加重，则怀疑溃疡性狭窄或肿瘤；③消化性狭窄患者常伴有长期胃灼热和反流病史，没有体重减轻；食管癌患者常见老年男性并伴有体重减轻。

3）并发症：

①呼吸系统症状：可表现为喉咙痛、嘶哑、气短、胸部不适等；②神经系统症状：可表现为言语问题、认知障碍、痴呆、心理迟钝等。

4）其他：

气管插管、气管切开、使用镇静 / 麻醉药物的患者不能主诉，可直接询问家属或观察其是否有下列表现：

①进食时摆弄食物，咬下的食物大小不适合吞咽，试图吞咽时有情绪变化；②不愿在公共餐厅进餐，偏食、不吃某种质地较硬或较软的食物，进餐时间过长或有停顿、中断，进食时头部做某种动作等；③咀嚼费力，多次反复吞咽；④发音困难、嘶哑，面部不对称，颈部痉挛性倾斜。

（2）病史

①一般情况；②家庭史；③之前的吞咽检查；④神经病学情况；⑤肺部情况；⑥外科情况；⑦X 线检查；⑧心理 / 精神病史；⑨服药情况。

（3）营养情况

①营养摄入方式：进食器皿、鼻饲管、胃造瘘管、十二指肠管等；②食物及液体摄入类型、数量、频率等。

4. 客观检查

（1）吞咽项目筛查量表：筛查之前尽量避免经口进食。

• 是否曾反复发作肺炎。

• 是否具有高度口咽吞咽困难并有误吸风险的疾病：①部分喉切除；②头部曾接受全程放疗；③缺氧症；④帕金森病、帕金森叠加综合征；⑤运动神经疾病；⑥重症肌无力；⑦脊髓小儿麻痹；⑧颈椎融合术；⑨脑卒中；⑩吉兰 - 巴雷综合征；⑪喉部创伤。

• 是否长期或创伤性插管，或进行过紧急气管切开。

• 是否有严重呼吸困难。

- 是否有嗓音浑浊。
- 是否主诉在吞咽前、中、后咳嗽。
- 是否对口水的控制能力差。
- 是否吞咽频率低，＞5分钟没有吞咽口水。
- 是否肺部有大量分泌物。
- 判断患者进食或吞咽口水时是否有：①呼吸困难；②分泌物过多；③嗓音改变；④单一食团需要多次吞咽；⑤喉部上抬不足；⑥清喉咙；⑦咳嗽；⑧易疲倦。

（2）进食评定调查（EAT-10）：有助于识别误吸及吞咽阴性体征。

每项评分有4个等级：0分无障碍，1分轻度障碍，2分中度障碍，3分重度障碍，4分严重障碍。总分最高40分，如果每项评分超过3分，则可能在吞咽安全和效率方面存在问题。具体问题如下。

- 我的吞咽问题已经使我体重减轻；
- 我的吞咽问题影响到我在外就餐；
- 吞咽液体费力；
- 吞咽固体食物费力；
- 吞咽药片（丸）费力；
- 吞咽时有疼痛；
- 我的吞咽问题影响到我享用食物时的快感；
- 我吞咽时有食物卡在喉咙里的感觉；
- 我吃东西时会咳嗽；
- 我吞咽时感到紧张。

（3）洼田饮水试验

①方法：先让患者单次喝下2～3茶匙水，如无问题，再让患者一次性饮下30 mL水，然后观察记录饮水时间、有无呛咳、饮水状况等。饮水状况包括：啜饮、含饮，水从嘴唇流出、边饮边呛、小心翼翼地喝、饮后声音变化、患者反应、听诊情况等。

②评价标准（分级）：Ⅰ级，可一次喝完，无呛咳；Ⅱ级，分两次以上喝完，无呛咳；Ⅲ级，能一次喝完，但有呛咳；Ⅳ级，分两次以上喝完，且有呛咳；Ⅴ级，常常呛住，难以全部喝完。

③诊断标准：在5秒内喝完，分级在Ⅰ级，属正常；饮水喝完时间超过5秒以上，分级在Ⅰ～Ⅱ级，属可疑；用茶匙饮用，每次喝一茶匙，连续两次均呛住，分级在Ⅲ～Ⅴ级，属异常。

④改良饮水试验：以下介绍临床上选用的7种改良的饮水筛查试验，供检查者针对

不同情况选用。

1）筛查试验 1：

如果患者意识状态好，自主咳嗽正常，确保患者处于坐位或由其他方法支持坐姿下，先给予患者 5 mL 水，嘱其喝下。如果患者没有咳嗽，再让其正常饮一口水。如果患者呛咳，或显示任何误吸症状，则认为存在吞咽障碍的风险。如果上述筛查测试是满意的，无呛咳，可给予进一步测试。给予 5 mL 糊状食物、自由饮 50 mL 水，然后给一小块饼干。如果均正常，则允许经口进食。

2）筛查试验 2：

分两个阶段进行。第 1 阶段，每次给予患者 5 mL 水，嘱患者喝下。吞咽 3 次共15 mL，如果 3 次中出现 2 次呛咳，或吞咽后声音嘶哑，可判断有吞咽障碍风险。如果没有达到上述指标就进入第 2 阶段。第 2 阶段，给予患者 60 mL 水，限定于 2 分钟内饮完。如果出现了呛咳或吞咽后声音嘶哑，也可判断存在吞咽障碍风险。

3）筛查试验 3：

任意程度的意识水平下降；饮水之后声音变化；自主咳嗽减弱；饮一定量的水时发生呛咳；限时饮水试验有阳性表现。其中有一种异常，即认为有吞咽障碍存在。

4）筛查试验 4：

给予患者 90 mL 水，在没有干预的条件下要求患者从杯中饮用，如果吞咽过程中出现咳嗽，或吞咽完毕 1 分钟后咳嗽，或者吞咽之后出现声音嘶哑，判断为异常征象。患者必须足够清醒能坐起，并能拿住杯子，自己饮水，以保证测试安全。

5）筛查试验 5：

即冰水实验（标准的床旁吞咽评定）。首先检查患者的进食状态、进食姿势、呼吸、合作程度，然后检查口肌、口反射、咽吞咽，然后给予 5 ～ 10 mL 水进行测试。患者坐直，首先给予 3 mL 冰水含在口中，评定口的运动。然后嘱其吞咽，观察有无吞咽障碍的指征，如呛咳，吞咽延迟（大于 2 秒），或缺乏吞咽，喉提升差或缺乏，有痛苦表情，或呼吸困难，声音变化，口内残留冰水等。如果无上述表现，视为基本正常，然后要求吞咽两次 5 mL 冰水。如果仍然正常，给予 50 mL 冰水进行吞咽。患者对这些测试有任何一种吞咽障碍的表现，判定为存在吞咽障碍。

6）筛查试验 6：

即 Burke 吞咽障碍筛查试验（TBDST）。如果出现下述一项或多项阳性指标，就认为受试者未通过该试验，有吞咽障碍：①双侧脑卒中；②脑干卒中；③脑卒中急性期的肺炎病史；④进食引起的咳嗽或 90 mL 饮水试验时咳嗽；⑤不能完成进餐的一半食物；⑥进餐时间延长；⑦准备实施非口进食计划。

7）筛查试验 7：

先进行口腔湿润，然后空吞咽，观察在一定时间内空吞咽的次数，一般中老年 5 次

（50 岁以上），高龄患者 3 次（80 岁以上）为正常，30 秒内少于 2 ～ 3 次为吞咽异常。

（4）注意事项

①在进食过程中，嗓音发生改变，可疑声带上有食物残留。

②在吞咽中或吞咽后咳嗽，可疑误吸。

③在呼吸时，发出痰声和"咕咕"声，可疑无能力清除咽喉中食物和液体，因而误吸入气道中。

④吞咽和进食困难时明显的代偿方式。比如，多次吞咽，一口量和浓度的控制、避免或倾向于选择某种食物，或采用代偿姿势进食，如点头吞咽、转头吞咽。

⑤进食疲劳或进食时间延长。

⑥喉部听诊中可听见正常呼吸气流的改变。

5. 吞咽器官功能评定

（1）观察唇结构及黏膜有无破损，两颊黏膜有无破损，唇沟和颊沟是否正常，硬腭的结构，软腭和腭垂的体积，腭、舌咽弓的完整性，舌的外形及表面是否干燥、结痂，牙齿及口腔分泌物状况等。

（2）观察静止状态时唇的位置，有无流涎，露齿时口角收缩的运动，闭唇鼓腮、交替重复发出"u"和"i"音，观察会话时唇的动作。

（3）观察静止状态下颌的位置，言语和咀嚼时颌的位置，是否能抗阻力运动。

（4）观察静止状态下舌的位置，伸舌运动、舌抬高运动、舌向双侧的运动、舌的交替运动、言语时舌的运动及抗阻运动。观察舌的敏感程度，是否过度敏感及感觉消失。

（5）发"a"音观察软腭的抬升，言语时是否有鼻腔漏气，刺激腭弓是否有呕吐反射出现。

（6）观察发音的音高、音量，言语的协调性，空吞咽时喉节上抬的运动。做空吞咽检查喉上抬运动的检查方法是：治疗师将手放于患者下颏下方，手指张开示指轻放于下颌骨下方的前部，中指放于舌骨，环指放于甲状软骨的上缘，小指放于甲状软骨下缘，嘱患者吞咽时，以环指的甲状软骨上缘能否接触到中指来判断喉上抬的能力。正常吞咽时，甲状软骨能碰及中指（2 cm）。

（7）通过从以下两方面检查喉功能：①屏气功能检查　令患者吸气后闭气，以检查声门是否能关闭；②闭气后发声　令患者随意咳嗽，若能够随意咳嗽，说明可以自己清理声门及喉前庭的食物残渣。

6. 吞咽功能评定

进食过程的评价是了解吞咽功能的重要检查，通过观察评定患者进食情况。进食观察内容包括以下几个方面：

（1）进食的姿势：正常的姿势是进食的前提条件，应该观察患者采取何种姿势，是否能保持坐位，进食时躯干是否平衡，姿势的调整是否对食物产生影响。体力较佳者，应尽量采取自然的坐位姿势；体力较弱者，可采取半卧位，头部确保维持在30°以上。在这些体位下，可选择低头、头旋转、侧头、仰头等姿势进食。

（2）对食物的认知：完整的进食过程，需要一定的身体耐力及意识控制。观察是否能遵从配合有关要求，自主张口意识，身体耐力及意识控能遵从配合有关要求。

（3）放入口的位置：患者是否能将食物正常地送入口中，张口是否正常，食物入口的顺畅性，是否有食物漏出。

（4）一口量：评定患者一次安全进食和吞咽的食物量，建议从 2 ～ 6 mL 开始。食团的大小与一口量有很大关系，也因个体而异。有些患者需要较小的食团，以便能更好地控制和安全运送食团，在吞咽过程中或吞咽后残留最少。另一些患者需要较大的食团增加感觉输入。

（5）进食吞咽时间：包括一次吞咽的时间和一餐的进食时间。

（6）呼吸情况：正常吞咽需要瞬间暂停呼吸（喉入口关闭 0.3 ～ 0.5 秒），让食物通过咽腔咀嚼时，用鼻呼吸；如果患者在吞咽过程中呼吸急促，咀嚼时用口呼吸或吞咽时瞬间呼吸，容易引起误吸，应避免此类情况发生。

（7）食物的形态及质地的选择：①选择原则首先是确定食物的形态，其次选择在口腔内容易运送或吞咽的食物，以使哽噎、呛咳减少或消失。②具体要求为选择的食物应柔软，密度及性状应均匀；有适当的黏度，不易松散；通过口腔和咽时容易变形；不易黏在黏膜上。可根据以上条件结合患者的喜好，选择食物内容并加以调制。

（8）分泌物情况：主要是唾液和痰液。观察唾液分泌量是否正常，可否与食物充分搅匀形成食团；进食后痰液是否增多，咳嗽出的痰液是否有食物。及时清理口腔及咽的痰液（有时有食物），可减少吸入性肺炎的发生。

（9）口服药物的评定：吞咽障碍的患者是否可安全吞咽口服药物（药片、胶囊或药水），有无直接导致误吸或窒息的风险；患者是否可以正常服药；某些缓释药物，并不适合切分或嚼碎服用，应观察可否直接吞下服用；药物是否可引起或加重吞咽障碍，如中枢神经系统镇静剂（镇静药、阿片类药物和巴比妥类药物）有抑制保护性咳嗽、吞咽反射的不良反应，会有气道风险，这对医生及治疗师选择适宜的替代剂型和治疗方案十分重要。

（10）吞咽失用：判断吞咽失用与认知功能障碍有关。吞咽失用的主要表现为在没有给患者任何有关进食和吞咽的语言提示情况下，给予患者盛着食物的碗与餐具时，患者能正常地拿起进食，吞咽也没有问题，但给予口头指令让其进食吞咽时，患者却无法完成整个进食过程，患者意识到需要吞咽的动作，却无法启动。有些患者当给予其食物时，他们会自行拿勺子舀食物，张口送入口中，但不会闭唇、咀嚼，或不会用舌搅拌运送食物，不能启动吞咽。但在患者无意识或对其检查时，可观察到患者唇舌各种运动功能都正常。

二、吞咽障碍影像学检查

1. 吞咽造影检查（VFSS）

目前公认最全面、可靠、有价值的吞咽功能检查方法，被认为是吞咽障碍检查的"理想方法"和诊断的"金标准"。

此方法可对整个吞咽过程进行详细的评定和分析，如观察患者吞咽不同黏稠度的由造影剂调制的食物和不同容积食团的情况。通过观察侧位及正位成像对吞咽的不同阶段（包括除了口腔前期外的口腔准备期、口腔期、咽部期、食管期）的情况进行评定，同时对舌、软腭、咽喉的解剖结构和食团的运送过程进行观察。

在检查过程中，吞咽治疗师可以指导患者在不同姿势下进食，以观察何种姿势更适合患者；当患者出现吞咽障碍，可以随时给予辅助手段，或指导患者使用合适的代偿性手段来完成吞咽。这种检查不仅可以显示咽部快速活动的动态细节，对研究吞咽障碍的机制和原因也具有重要价值。它可以发现吞咽障碍的结构性或功能性异常的病因及其部位、发病程度和代偿情况、有无误吸或误咽等，为选择有效治疗措施和观察治疗效果提供依据。

（1）检查设备：一般用带有录像功能的 X 光机，记录吞咽从口腔准备期到食物进入胃的动态变化情况。

（2）所需材料：造影剂，一般为 20% 或 76% 泛影葡胺溶液或钡剂，米粉。造影检查时，将泛影葡胺与米粉混合，调制成不同性状的造影食物备用。①液体（纯造影剂，不加米粉）；②稀糊状；③浓稠糊状。此外，还要准备好水、杯子、汤匙、吸管、量杯、压舌板、吸痰器等。

（3）检查程序

1）准备工作：

①清洁口腔、排痰、适当的口腔内按摩、颈部旋转运动、发声、空吞咽等吞咽准备运动；除特殊情况外，最好把鼻饲管拔出进行检查，因为鼻饲管会影响食物运送速度，沾粘食物，影响观察。②调制造影食物备用。③将患者置于 X 光机床上，摆放适当体位。标准的操作是患者在直立位上进行，不能站立的患者，需要固定带固定。

2）进食显影食物：

每口的食物量一般由 1 mL 起，逐渐加量，原则上先液体，后糊状和固体，从一匙开始，如无问题逐渐加量。

3）观察并录像：

一般选择正位和侧位观察，其中颈部较短者左前或右前 30° 直立侧位，可更清晰地显示造影剂通过环咽肌时的开放情况。观察不同性状食物吞咽是否产生异常症状，发现障碍后，用哪种补偿方法有效。补偿方法包括调节体位，改变食物性态，清除残留物等。

（4）主要观察的信息

①正位像：主要观察会厌谷和单侧或双侧梨状窝是否有残留食物，以及分辨咽壁和声带功能是否不对称。

②侧位像：主要确定吞咽各期的器官结构与生理异常的变化。包括咀嚼食物、舌头搅拌和运送食物的情况、食物通过口腔的时间、舌骨和甲状软骨上抬的幅度，以及腭咽和喉部关闭情况、时序性、协调性，肌肉收缩力、会厌放置、环咽肌升放情况、食物通过咽腔的时间和食管蠕动运送食团的情况等。还要观察有否下列异常表现，如滞留、残留、反流、溢出、渗漏、误吸等。

（5）吞咽障碍表现：①滞留　吞咽前，内容物积聚在会厌谷或梨状窝时的状况。②残留　吞咽完成后，内容物仍留在会厌谷或梨状窝的状况。③溢出　在会厌谷或梨状窝的内容物积聚超过其容积，溢出来的状况，通常情况下会溢入喉前庭，也称之为渗透。④误吸　食物或液体通过喉前庭进入气道、肺的状况；以声门为界，如果食物或液体停留在喉前庭，称之为渗透。⑤时序及协调性　吞咽过程中，口、咽、食管三者之间的相互关系及吞咽时间不协调，严重者出现反流。⑥环咽肌功能障碍　通常指环咽肌不能及时松弛或发生肌肉痉挛，临床典型症状是进食后出现食物反流，不能下咽，或咽下后剧烈呛咳，为食物流入气管所致。

吞咽障碍包括三种状态：①松弛/开放缺乏　吞咽造影可见会厌谷和梨状窝有食物滞留和残留，咽腔底部有大量食物聚集，食团不能通过食管上段入口进入食管中（未见食物流线），食物溢入喉前庭，经气管流入肺中。②松弛/开放不完全　除吞咽造影可见会厌谷和梨状窝有食物滞留和残留外，患者经反复多次吞咽后，少许食物才能通过食管上段入口进入食管中，食物进入食管入口后的流线变细，并有中断，咽腔底部食物积聚过多。③松弛/开放时间不当　表现为吞咽动作触发后，环咽肌开放，但开放时间不协调。

2. 软管喉镜吞咽功能检查（FEES）

该技术是利用软管鼻咽喉镜进入患者口咽部和下咽部，观察会厌、会厌谷、舌根、咽壁、喉、梨状隐窝等结构，以及这些结构在呼吸、发音、咳嗽、屏气和吞咽食物过程中的运动，通过咽期吞咽前后咽喉部运动功能及食物滞留情况，评定吞咽过程中食团的运送。比如梨状窝的泡沫状唾液潴留，唾液流入喉部的状况，声门闭锁功能的程度，食管入口处的状态，有无器质性异常等。还可以让患者吞咽液体、浓汤或固体等不同黏稠度的食物，可更好地观察吞咽启动的速度、吞咽后咽腔（尤其在会厌谷和梨状窝）残留，以及食物是否出现于会厌下气道，以评定吞咽能力及估计吸入的程度。

联合应用电视内窥镜对吞咽的解剖结构、运动功能和咽喉感觉功能进行测定，能对吞咽的运动和感觉功能进行较全面的评定；FEES能提供高效和可靠的吞咽障碍处理策略，包括对患者最初摄食状态的建议、确定何时恢复经口腔摄食，以及使用何种性质的食物以达到最佳的吞咽。FEES 能在床边、甚至 ICU 中进行，不接触放射线辐射。但 FEES 着重于对局部的观察，对吞咽的全过程、解剖结构和食团的关系，以及环咽肌和食管的功能等方面得到的信息不多，需要其他检查的补充。

3. 其他影像学检查方法

（1）超声检查：超声检查是使用高频声波技术，通过放置在颌下的超声波探头对口腔期、咽期吞咽时，口咽软组织的结构和动力、舌的运动功能、舌骨与喉的提升、食团的转运情况，以及咽腔的食物残留情况进行定性分析。超声检查是一种无射线辐射的无创性检查，能在床边进行检查，并为患者提供生物反馈治疗。它可以使用真正的食物进行评定，更能反映真实的生理吞咽功能，并对舌的异常运动发现有明显的优越性。

（2）放射性核素检查：该检查是将放射性药物加入食团中，用放射性探测仪器在体表拍摄并记录放射性核素在体内移动的情况，从而对食团的平均转运时间和吞咽有效性做定量分析，以观察不同病因所致的吞咽障碍模式，特别适合隐形误吸的诊断。

（3）肌电图检查：用于咽喉部的肌电图检查一般使用表面肌电图，用电极贴于吞咽活动肌群（上收缩肌、腭咽肌、腭舌肌、舌后方肌群、舌骨肌、颏舌肌等）表面，检测吞咽时肌群活动的生物电信号，属于无创检查。口咽部神经肌肉功能障碍是吞咽障碍的主要病因，肌电图检查可以直接评定口咽部肌肉在放松和收缩时引起的生物电活动，并且能鉴别肌源性或神经源性损害，判定咀嚼肌和吞咽肌的功能，同时可以利用肌电反馈技术进行吞咽训练。

（4）测压检查：测压检查是利用多导腔内测压仪，记录和量化腔壁肌肉收缩过程中腔内压力的变化，是目前唯一能定量分析咽部和食管部力量的检查方法。每次吞咽过程中，压力感受器将感受信息传导到计算机进行整合分析，得到咽收缩峰值压和时间、食管上括约肌静息压、松弛率和时间，并结合这些信息来分析患者有无括约肌开放、括约肌阻力和咽推进力。

三、吞咽障碍治疗技术

1. 吞咽器官运动训练

（1）下颌、面部、腮部练习：加强上下颌力量、协调性、运动控制，提高进食和吞咽功能。

- 将口张至最大，维持 5 秒，然后放松。
- 将下颌向左右两边移动，维持 5 秒，然后放松，重复 10 次。
- 把下颌移至左或右边，维持 5 秒，然后放松，或夸张地做咀嚼动作，重复 10 次。
- 张口说 "ya"，动作要夸张，然后迅速合上，重复 10 次。

● 紧闭嘴唇、鼓腮，维持5秒，放松，再将空气快速地在左右面颊内转移，重复5～10次。

● 下颌肌痉挛的训练方法：①牵张方法：将软硬适中的物体插入患者切齿间令其咬住，逐渐牵张下颌关节使其张口，持续几分钟至十几分钟不等。②轻轻按摩咬肌，可降低肌紧张。③训练下颌的运动，开口与闭口时均做最大的阻力运动，如用力咬住臼齿、开口时给以最大阻力。

（2）唇部练习：加强唇的力量、协调性、运动控制，提高进食吞咽的功能。

● 咬紧牙齿，说"i"声，维持5秒，重复5次。

● 拢起嘴唇，说"u"声，维持5秒，重复5次。

● 说"i"声，随即说"u"声，然后放松，快速重复5～10次。

● 闭紧双唇，维持5秒，放松，重复5～10次。

● 双唇含着压舌板，用力闭紧并拉出压舌板，与嘴唇对抗，维持5秒，然后放松，重复5～10次。

● 压舌板放嘴唇左侧/右侧，用力闭紧并拉出压舌板，与嘴唇咬合力对抗，重复5～10次。

● 重复说"ba"10次。

● 重复说"ma"10次。

● 吹气训练：吹气、吹哨子、吹泡泡等。

● 嘴唇肌张力低下训练：①用手指在口唇周围轻轻叩击；②用冰块快速敲击嘴唇3次；③用压舌板刺激上唇中央；④让患者在抗阻情况下紧闭双唇。

（3）舌训练：加强舌的力量、协调性、运动控制，提高进食吞咽的功能。

● 将舌头尽量伸出口外，维持5秒，然后缩回，放松，重复5～10次。

● 将舌头尽量贴近硬腭后回缩口腔内，维持5秒，然后放松，重复5～10次。

● 张开口，舌尖抬起从门牙背面并伸出，维持5秒，然后放松，重复5～10次。

● 张开口，舌尖抬起从门牙背面贴硬腭向后卷舌，连续5～10次。

● 舌尖伸向唇左角，再转向右唇角，各维持5秒，然后放松，连续5～10次。

● 用舌尖舔嘴唇一圈，重复5～10次。

● 伸出舌头，用压舌板按压舌尖，与舌尖抗力，维持5秒，重复5～10次。抗力时尽量不要用牙齿夹着舌尖来借力。

● 伸出舌头，舌尖向上，用压舌板按压舌尖，与舌尖抗力，维持5秒，重复5～10次。

● 把舌尖伸向唇角左侧/右侧，与压舌板抗力，维持5秒，然后放松，重复5～10次。

● 重复说"da"音10次。

- 重复说"ga"音 10 次。
- 重复说"la"音 10 次。
- 重复说"da, ga, la"音 10 次。

（4）腭咽闭合训练

- 口含住一根吸管做吸吮动作，吸管另一端封闭，感觉腭弓有上提运动为好。
- 两手在胸前交叉用力推，同时发"ka"或"a"音，也可以按住墙壁或桌子同时发声，感觉腭弓有上提运动。
- 寒冷刺激：用冰棉棒刺激腭咽弓，同时发"a"音。作用：①提高对食物知觉的敏感度；②减少口腔内过多的唾液分泌；③通过刺激，给脑皮质和脑干一个警戒性的感知刺激，提高对进食吞咽的注意力。

具体方法：将棉签在碎冰块中放置数秒钟，用冰棉签刺激软腭、腭弓、咽后壁及舌后部，应大范围、长时间地接触刺激部位，并慢慢移动冰棉签前端，左右交替刺激，每次 20 ～ 30 分钟，然后做一次空吞咽，这样可使咽部期吞咽快速启动。如果出现呕吐反射，则应中止。

（5）咽和喉部功能的训练：可加强气道的关闭功能，利于食管上括约肌的开启，从而使食团易于通过增宽的咽部转运至食管。

具体方法：①经鼻咽深吸气；②深吸气后闭气 5 秒，双上肢屈曲，取手交叉置于胸前，呼气时双手用力挤压胸部；③重复训练数次，令患者发"a"声；④重复第③项 5 次后令患者突然关闭声门喊"a"5 次；⑤闭气 5 秒，反复 5 次后咳嗽。若以上训练不能完成，可改用以下方法训练并观察声门关闭功能：闭气 5 秒后，置一面镜子于鼻下，让患者缓慢呼气，观察声门关闭情况。

（6）牵张和促通训练：舌体上部肌肉也是训练喉部上提的有效方法。

具体方法：①伸展头颈，施加阻力于额部持续 5 秒，促进低头的出现，有利于吞咽；②舌背伸抵于软腭；③用假声发声上提喉部；④吸吮吹气。

（7）呼吸训练：正常在吞咽时，呼吸停止，而吞咽障碍患者有时会在吞咽时吸气，引起误咽。有时由于胸廓过度紧张或呼吸肌肌力低下、咳力减弱，无法完全咳出误咽物。

呼吸训练的主要目的：①通过提高呼吸控制能力来控制吞咽时的呼吸。②为排除呼吸道侵入物而咳嗽，强化腹肌，学会随意地咳嗽。③强化声门闭锁。正常吞咽的情况下，当食物通过咽部时，声带关闭，阻挡食物进入气道，并保证咽部内压；吞咽障碍患者由于肌肉麻痹及低下，声带闭锁往往不够完全，而此方法可以训练声门的闭锁功能，强化软腭的肌力，而且有助于除去残留在咽部的食物。④通过腹式呼吸来缓解颈部肌肉（呼吸辅助肌）过度紧张。

1）腹式呼吸：

患者卧位屈膝，治疗师两手分别置于患者的上腹部，让患者用鼻吸气用口呼气，呼气结束时上腹部的手稍加压于上方膈部的方向，患者以此状态吸气。单独练习时，可在腹部放上 1 ～ 2 kg 的沙袋，体会吸气时腹部膨胀、呼气时腹部凹陷的感觉。卧位腹式呼吸熟练掌握后，可转为坐位练习，逐渐增加难度，最后以腹式的呼气步骤转换为咳嗽动作。强化咳嗽力量有助于除去残留在咽部的食物。

2）缩口呼吸：

以鼻吸气后，缩拢唇呼气（或缩拢唇发"u"音、"f"音），呼气控制越长越好。此原理是缩紧唇部时肺内压力增大，有助于增大一次换气量，减少呼吸次数和每分钟呼气量。这种方法能调节呼吸节奏、延长呼气时间，使呼气平稳。

3）强化声门闭锁：

具体操作方法是患者坐在椅子上，双手支撑椅面做推压运动和屏气。此时胸廓固定、声门紧闭。然后突然松手，声门打开、呼气发声。此运动不仅可以训练声门的闭锁功能、强化软腭的肌力，而且有助于除去残留在咽部的食物。

2. 感觉促进训练

患者开始吞咽之前给予各种感觉刺激，使其能够触发吞咽。对于吞咽失用、食物感觉失认、口腔期吞咽延迟起始、口腔感觉降低或咽部期吞咽延迟启动的患者，通常采用在进食吞咽前增加口腔感觉训练。训练方法如下。

（1）把食物送入口中时，增加汤匙下压舌部的力量。

（2）给予感觉较强的食物，如冰冷的食团，或有触感的食物（如果冻），或有强烈酸甜苦辣味道的食团。

（3）给予需要咀嚼的食团，借助咀嚼运动提供初步的口腔刺激。

（4）在吞咽前，在腭舌弓给予温度触觉刺激。进食前以冷刺激进行口腔内清洁，或进食时采用冷热食物交替进食；冷刺激可增加吞咽反射的敏感性。治疗过程中，将冷刺激器（如冰棉签）放置在咽后壁，反复刺激，可增强和触发更多的快速反射。

（5）鼓励患者自己动手进食，可使患者得到更多的感觉刺激。对于吞咽失用、食物感觉失认的患者鼓励多进行感觉刺激。

3. 摄食直接训练

（1）体位及姿势：由于口腔期及咽期同时存在功能障碍的患者比较多，因此，进食的体位应因人因病情而异。开始训练时应选择既有代偿作用、又安全的体位，对于不能坐位的患者，一般至少取躯干 30° 仰卧位，头部前屈，偏瘫侧肩部以枕垫起，喂食者位于患者健侧。此时进行训练，食物不易从口中漏出，有利于食团向舌根运送，还可以减少向鼻腔逆流及误咽的危险。颈部前屈也是预防误咽的一种方法，因为仰卧时颈部易呈后屈位，使与吞咽活动有关的颈椎前部肌肉紧张、喉上抬困难，从而容易发生误咽。

①头颈部旋转：头颈部向患侧旋转可以关闭该侧梨状窝，食团移向健侧，并且有利

于关闭同侧气道。头部前倾并转向患侧，是关闭气道最有效的办法。适用于单侧咽部麻痹（单侧咽部有残留）的患者。

②侧方吞咽：头部向健侧倾斜，使食团由于重力的作用移向健侧，同时，该侧梨状窝变窄，挤出残留物，对侧梨状窝变浅，咽部产生高效的蠕动式运动，可去除残留物。头部向患侧倾斜，可使患侧梨状窝变窄，挤出残留物。适用于一侧舌肌和咽肌麻痹（同侧口腔和咽部有残留）的患者。

③低头吞咽：采取颈部尽量前屈的姿势吞咽，可将前咽壁向后推挤，对延迟启动咽期吞咽、舌根部后缩不足、呼吸道入口闭合不足的患者是一个较好的选择。适用于咽期吞咽启动迟缓（食团已过下颌，咽部吞咽尚未启动）的患者。

④从仰头到点头吞咽：颈部后屈时会厌谷变得狭小，残留食物可被挤出，然后颈部尽量前屈，形状似点头，同时做空吞咽动作，可改善舌运动能力不足，以及会厌谷残留。适用于舌根部后推运动不足（会厌谷残留）的患者。

⑤头部后仰：头部后仰时，由于重力的作用，食物易通过口腔至舌根部。适用于食团口内运送慢（舌的后推力差）的患者。

⑥空吞咽与交互吞咽：当咽部已有食物残留，如继续进食，则残留积累增多引起误咽。因此，每次进食吞咽后，应反复做几次空吞咽，使食团全部咽下，然后再进食。适用于咽收缩无力（残留物分布全咽）的患者。也可以每次进食吞咽后饮极少量的水（1～2 ml），这样既有利于刺激诱发吞咽反射，又能达到除去咽部残留食物的目的，称为"交互吞咽"。

（2）食物的性状和黏稠度：根据食物的性状，一般将食物分为流质、半流质、半固体三类：流质 如水、果汁等；半流质 如米汤、羹、米糊等；半固体 如软饭；固体如饼干、坚果等。食物的性状应根据吞咽障碍的程度及阶段，本着先易后难的原则来选择。容易吞咽的食物特点是密度均匀、黏性适当、不易松散，通过咽和食管时易变形且很少在黏膜上残留。

（3）食团在口中的位置：进食时应把食物放在口腔最能感觉食物的位置，且最适宜促进食物在口腔中的输送。最好把食物放在健侧舌后部或健侧颊部，这样有利于食物的吞咽。这种做法不仅适合部分或全部舌、颊、口、面部有感觉障碍的患者，也适合所有面舌肌肉力量弱的患者。

（4）一口量及进食速度：一口量是指最适于吞咽的每次摄食入口量。一般正常人每口量：流质 1～20 mL，果冻 7 mL，糊状食物 3～5 mL，肉团平均为 2 mL。对患者进行摄食训练时，如果一口量过多，食物将从口中漏出，或引起咽部残留导致误吸；过少，则会因刺激强度不够，难以诱发吞咽反射。一般先以少量试之（流质 1～4 mL），然后酌情增加。为减少误吸的危险，应调整合适的进食速度，前一口吞咽完成后再进食下一口，避免两次食物重叠入口的现象。另外，还要注意餐具的选择，应采用边缘钝厚、匙柄较长、容量约 5 ～ 10 mL 的匙羹为宜，便于准确放置食物及控制每匙食物量。

食团的大小和进食速度，对某些患者能否顺利吞咽有一定影响。某些延迟启动咽期吞咽，或咽缩肌无力的患者，常需 2 ～ 3 次吞咽才能将食团咽下，如食团过大、进食速度过快，食物容易滞留于咽部并发生误吸，因此，咽缩肌无力的患者应慎用或禁用大食团。

（5）吞咽辅助手法：此手法不适用于有认知障碍或严重语言障碍者。

1）声门上吞咽法：

声门上吞咽去适用于吞咽反射触发迟缓及声门关闭功能下降的患者。

操作方法：深深吸一口气后闭住气—保持闭气状态，同时进食一口食物—吞咽—呼出一口气后，立即咳嗽—再空吞咽一次—正常呼吸。

这些步骤需先让患者吞口水做练习，如果患者可以在没有食物的情形下，能正确遵从上述步骤练习数次，再给予食物练习则比较稳妥。若以上方法不能立即关闭声门，则应反复训练喉肌内收（即闭气）。

2）超声门上吞咽法：

超声门上吞咽法的目的是让患者在吞咽前或吞咽时，将杓状软骨向前倾至会厌软骨底部，并让假声带紧密的闭合，以使呼吸道入口主动关闭。

操作方法：吸气并且紧紧地闭气，用力向下压。当吞咽时持续保持闭气，并且向下压，当吞咽结束时立即咳嗽。

3）用力吞咽法：

用力吞咽法是为了在咽期吞咽时，增加舌根向后的运动而制定的。用力使舌根后缩，增加舌力量，从而使食团内压增加，改善会厌清除食团的能力，帮助患者最大限度地吞咽。

操作方法：当吞咽时，用所有的肌肉用力挤压，这样可以让舌头在口中沿着硬腭向后的每一点，以及舌根部都产生压力。

4）门德尔松吞咽技术：

门德尔松吞咽技术是为了增加喉部上抬的幅度与时长而设计的，并借此可以提升舌肌和喉肌，增加环咽肌开放的时长与宽度，使食管上端开放。此手法可以改善整体吞咽的协调性。具体操作方法如下：

①对于喉部可以上抬的患者，当吞咽唾液时，当患者感觉有喉向上提时，设法保持喉上抬位置数秒；或吞咽时让患者以舌部顶住硬腭、屏住呼吸，以此位置保持数秒，同时让患者示指置于甲状软骨上方，中指置于环状软骨上，感受喉结上抬。

②对于上抬无力的患者，治疗师用手上推其喉部来促进吞咽。即只要喉部开始抬高，治疗师用拇指和食指置于环状软骨下方，轻捏喉部并上推喉部，然后固定。注意要

先让患者感到喉部上抬，上抬逐渐诱发出来后，再让患者有意识地保持上抬位置。此法可增加吞咽时喉节提升的幅度，并延长提升后保持不降的时间，因而也能增加环咽段开放的宽度和时间，起到治疗的作用。

总结以上四种吞咽手法：声门上吞咽法，在吞咽前或吞咽时，用来关闭真声带处的呼吸道；超声门上吞咽法，在吞咽前或吞咽时，用来关闭呼吸道入口；用力吞咽法，在咽部吞咽时用来增加舌根部后送力量，可以把会厌谷处的食团清干净；门德尔松吞咽手法，能改善整体吞咽的协调性。

（6）进食时提醒

进食提醒可以促进患者的吞咽，帮助患者减少吸入的危险。主要有以下五种方法：

①语言示意：例如照顾者在患者边进食边说"吞"，提醒患者。

②手势示意：例如照顾者指着自己的嘴唇，以提醒患者在吞咽期保持嘴唇闭紧。

③身体姿势示意：例如使用下巴和头的支撑器，以提醒患者保持正确的身体姿势。

④文字示意：利用文字给患者和照顾者提供不断的提醒，注意预防并发症。

⑤食物的味道和温度示意：冷觉可刺激触发吞咽反射，而热的液体可提醒患者慢慢吸吮液体。

4. 电刺激

（1）神经肌肉低频电刺激：该治疗是使用一种专门针对吞咽障碍治疗的电刺激器，经过皮肤对颈部吞咽肌群进行低频电刺激，帮助维持或增强吞咽相关肌肉的肌力，并通过增强肌力和提高速度，而使喉提升功能改善，从而改善吞咽功能。

适应证：各种原因所致神经性吞咽障碍是该项治疗的首选适应证，其次是头、颈部癌症术后，面、颈部肌肉障碍。

注意事项与禁忌证

①严重痴呆并不停说话的患者：持续说话会导致经口摄食试验期间发生误吸。

②由于使用鼻饲管而严重反流的患者：此类患者易于反复发生吸入性肺炎。

③药物中毒所致吞咽困难的患者：药物中毒的患者，经口摄食试验期间可发生误吸。

④不要直接在肿瘤或感染区域使用：刺激会导致局部代谢率增加，加重病情。

⑤带有心脏起搏器的患者慎用。

⑥带有其他植入电极的患者慎用。

⑦不要在主动运动禁忌处使用，仅应用于引发实际肌肉收缩。

⑧癫痫发作患者慎用。

⑨不要直接在颈动脉窦使用电极，该区域电刺激可导致血压波动。

（2）肌电生物反馈技术：在进行一系列食团吞咽和呼吸道保护训练的同时，使用

生物反馈可以明显提高吞咽训练的疗效。电脑生物反馈训练仪能无创探测到吞咽时喉节上抬的幅度，将之实时显示在电脑屏幕上，并能与正常人的喉上抬动作进行比较。训练时要求患者尽力吞咽，使喉上抬幅度尽量增加，达到正常的幅度。值得一提的是，生物反馈训练对于运动和协调性降低所致的生理性吞咽障碍的患者，可作为首选康复治疗技术，而对于由于解剖结构破坏，如头颈部癌症导致的吞咽障碍，其功能恢复可能较小。

5. 球囊扩张术

球囊导管扩张术操作简单、损伤小，对如先天性狭窄、术后吻合口狭窄、化学灼伤性狭窄、肿瘤放疗后单纯瘢痕性狭窄、消化性狭窄、贲门失弛缓症等治疗效果肯定。球囊导管扩张术，包括一次性球囊导管扩张术和分级多次球囊导管扩张术，临床上多采用后者。对于卒中、放射性脑病等脑损伤所致环咽肌痉挛（失弛缓症），治疗首选也是局部扩张术。

第 3 节　病例选编

1. 一般资料

罗某，男，81 岁。文化程度：本科。职业：退休。右利手。

主诉：左侧肢体无力、伴进食饮水呛咳 18 天。

现病史：2019 年 8 月 9 日晚患者无明显诱因出现左侧肢体活动不利，表现为左上肢上抬困难、左下肢迈步迟缓，伴言语不清，左侧口角下垂，伴饮水呛咳、吞咽困难，不伴头晕、视物旋转、恶心、呕吐，不伴意识障碍，测血压 190/90 mmHg。急诊入院，查头颅 CT 未见明显异常。按"脑血管病"予改善脑循环等药物静滴，言语不清较前好转，后神经内科住院治疗，完善头颅 MRI 提示"右侧基底节区梗死（急性 – 亚急性期），予丹红、丁苯肽改善脑循环，硫酸氢氯吡格雷（波利维）抗血小板聚集，匹伐他汀降脂稳定斑块，阿长波糖（拜糖平）降糖，加巴喷丁止痛，佐匹克隆（三辰）、劳拉西泮（罗拉）改善睡眠等治疗后，患者左侧肢体活动不利较前改善。现患者仍觉左侧肢体力弱，左侧肢体灵活性欠佳，仍有行走不稳、说话不清、进食饮水呛咳，现为求进一步功能康复收入我院。

2. 入院康复评定

（1）一般查体：患者乘轮椅入病房，神志清楚、言语欠清晰，查体合作。肺腹部系统查体未见异常。患者定向力、理解力、计算力粗测未见异常。双眼各向运动充分，无复视、眼震；双侧瞳孔等大等圆，直径 3 mm，对光反射灵敏，左侧面部针刺觉减退，左侧额纹变浅、眼裂变窄，左侧鼻唇沟变浅，左侧睁眼、闭眼、皱眉、示齿力弱，左侧鼓腮力弱。左侧软腭上抬力弱，腭垂偏右，咽反射存在，伸舌偏左，舌肌无纤颤、萎缩。颅脑 MRI 平扫：右侧基底节区梗死（急性 - 亚急性期）；双侧基底节区、半卵圆中心多发腔隙灶；脑白质病、脑萎缩；全组副鼻窦炎。头颅 MRA：颅内动脉硬化性改变。

（2）吞咽障碍评定：①洼田饮水试验 4 级，异常；② EAT-10 16 分，在吞咽安全和效率方面存在问题。

初步诊断：中度吞咽障碍。

3. 目前需要解决的问题

（1）左侧额纹变浅，左侧鼻唇沟变浅。

（2）左侧睁眼、闭眼、皱眉、示齿力弱，左侧鼓腮力弱。

（3）左侧软腭上抬力弱，腭垂偏右，伸舌偏左。

（4）饮水呛咳。

（5）进食后口腔有残留。

4. 康复目标（结合患者需求）

（1）提高颜面部肌肉力量。

（2）提高口腔及舌肌肉力量。

（3）改善饮水呛咳。

（4）提高进餐质量。

5. 康复治疗计划

（1）间接训练：口腔运动、舌部运动、冷刺激、门德尔松动手法，各动作 20 个 / 次，1 次 / 日。

（2）直接训练：摄取糊状食物，如酸奶或稠粥类食物，1 次 / 日。

（3）电刺激训练：低频电刺激增加咽部相关肌肉肌力，15 分钟 / 次，1 次 / 日。

（4）日常宣教：建立正确的吞咽习惯，培养患者正确的吞咽意识，利用点头吞咽、空吞咽等减少食物残留，指导家属进行食物的特殊制作、加工，1 次 / 日。

6. 出院前评定

改善情况：患者已经从中度吞咽障碍转变为轻度吞咽障碍。

（1）GUSS 吞咽功能评定 16 分，轻微吞咽困难，有很小的吸入性肺炎的风险。

（2）洼田饮水试验 2 级，可疑。

（3）EAT-10 9 分，在吞咽安全和效率方面存在极小问题。

（4）口颜面肌肉力量增强，左右侧基本对称。

（5）舌部及口腔肌肉力量增强，伸舌位置基本正常，腭垂在口腔正中位。

（6）饮水极偶尔呛咳，进食过程中食物残留明显减少。

（7）已与家人共同进餐，提高生活质量。

第八篇

心肺康复治疗

第1章

心肺康复概述及适用疾病

第1节　心脏康复概述及适用疾病

一、概述

在过去的 40 年中，康复医学逐渐发展成为一门独立的学科，康复医学概念也被引入心脏病学科，心脏康复目前从以往单纯的对患者进行体力活动相关安全性的监护，逐渐发展成为关注患者健康教育、个体化针对性地定制运动方案、控制危险因素，以及关注心脏病患者的整体健康的综合多学科的治疗方法。心脏康复的理念已有近百年历史，在西方国家的正规开展也有 50 多年的历史，已构建起比较完整的理论和实践体系。目前，心脏康复与二级预防已经与心血管疾病的临床医疗连为一体。但在我国，心脏康复虽已经历 20 余年发展，却仍然处于起步阶段，对于大多数心血管医生而言，心脏康复还是一个相对陌生的领域，他们不了解心脏康复能给心血管疾病患者带来的益处，开展心脏康复的医疗机构相对很少。近几年来，由于中华医学会心血管病学分会和中国康复医学会等专家组织的大力推广，越来越多的心血管医生开始意识到并深入理解心脏康复能够给临床工作、病患，乃至国家和社会带来的益处，并逐渐形成共识，即心脏康复和二级预防能够帮助人们改变生活习惯，减少心血管疾病进展的危险因素，降低心血管疾病对生活质量、发病率和死亡率的影响。

1. 心脏康复的基本概念

心脏康复是通过综合的康复医疗，包括采用主动积极的身体、心理、行为和社会活动的训练与再训练，改善心血管功能，在生理、心理、社会、职业和娱乐等方面达到较佳功能状态，使患者在身体、精神、职业和社会活动等方面恢复正常和接近正常。同时强调积极干预心脏病危险因素，以阻止或延缓疾病的发展过程，减轻残疾和减少再次发作的危险。

随着人们对冠心病认识的提高，发现该病是多重危险因素综合作用的结果，既包括不可改变的因素（如年龄和性别），也包括可改变的因素（如血脂异常、高血压、糖尿病和吸烟等）。而且冠心病造成的损害不仅仅局限于心脏部位，同时也包括肺功能下降、全身骨骼肌功能损害、活动能力下降、心理精神障碍等。因此，通过综合的心脏康复治疗可减轻患者的症状，提高参与体力活动和社会活动的能力，改善整体的生活质量。因此，冠心病的治疗不能仅仅局限于急性期的药物、手术或介入治疗，还应在冠心病的急性期和稳定期开展一系列综合的心脏康复治疗。

现代心脏康复是一种综合的医疗手段，包括常规心血管药物治疗、运动治疗、饮食治疗、心理治疗、物理因子治疗、传统中医治疗、社会和职业治疗等各方面，其中运动治疗是综合心脏康复的一个重要组成部分。

2. 心脏康复的分期

（1）急性期（以生命安全和回归正常日常生活为目标，发病后的 4～7 天内）。

（2）恢复期（以复职和回归社会为目标，发病后 1 周～6 个月）。

（3）维持期（以健康生活习惯养成、危险因素控制和健康管理方式构建为目标，发病后 6 个月直至整个生涯）。

3. 运动对心血管系统的影响

（1）降低静息与活动状态时的心率和血压。

（2）增加血容量、心肌收缩力和周围静脉张力。

（3）增加副交感神经活性。

（4）增强人体代谢。

（5）改善生活方式，缓解精神紧张。

4. 流程

（1）心脏功能评定：心功能分级。

心功能分级是一种评定心功能受损程度的临床方法，心脏病患者按心功能状况分级，可以大体上反映病情严重程度，对治疗措施的选择、劳动能力的评定、预后的判断等具有实用价值。目前常用的评定方法是纽约心脏病协会 NYHA 心功能分级，此外还有 Killip 心功能分级、Forrest 心功能分级、6 分钟步行心功能分级、Weber 心功能分级等。

（2）运动心肺功能测定：观察多项指标，综合结果进行分析。测定指标包括：①耗氧量；②摄氧量；③无氧阈；④代谢当量；⑤最大心率与心率储备；⑥血压。

（3）制定训练目标

①近期目标：进一步稳定心脏功能，调整体力活动，使患者尽自己最大努力在康复医生与治疗师指导下，根据合适的、个性化的运动处方恢复整体功能；向患者给予心理支持，向患者及其家属进行有关心脏康复的宣教，为其日后进一步康复做准备。

②远期目标：调整患者长期以来的不良生活习惯，控制导致心功能减退的各种危险因素，针对患者的年龄与生活需求，提供与职业或业余爱好相关的训练活动，以便达成

最终回归家庭与社会的目标。

（4）心脏功能训练

①有氧耐力训练：慢跑，自行车，游泳等。

②力量训练：渐进抗阻训练，选用合适的阻力，参照评定结果个体化选定抗阻剂量。

③作业疗法：模拟家务活动或日常生活活动，以及与职业相关事务，对患者进行训练。由于普通日常活动有时无法达到训练需要消耗的能量，因此，可多次循环重复这些活动，以达到训练所需强度。

④娱乐活动：棋牌类、球类、中国传统功法等具有趣味性的活动，可以提高患者的积极性和主动性。

（5）心脏康复的教育

1）心脏康复教育的目标：

①了解相关疾病知识，正常认识心血管疾病；②理解心脏康复对患者的益处；③了解心脏康复的基本程序、内容和实施方法；④改善自我健康的行为模式；⑤鼓励适当的体能运动；⑥改善患者的生活质量；⑦提升患者应对心血管急性事件和慢性稳定期的能力；⑧减少住院时间，降低再住院率，减少不必要的再次介入手术，控制医疗费用；⑨改善营养及心理状况。

2）患者应从心脏康复教育中获取：

①日常生活的自我管理能力；②有关心血管系统疾病、危险因素、症状识别和自我管理的知识和能力；③了解运动的作用和有关合适的运动模式的知识；④关于正确和合理使用心血管常用药物的知识；⑤了解自我情绪和睡眠管理的技巧；⑥了解营养的重要性，并保持良好营养状况。

5. 运动方案的设计

（1）住院患者运动方案/院内康复：一般从患者住院后3～5天开始进行院内康复，适用于心肌梗死后、心血管手术后、周围血管疾病和其他心血管疾病的患者。运动方案的执行需配合监测，如心电图、血压与心率的实时反馈，同时也应具备抢救的条件，医务工作人员与患者的比例应为1∶1。此期康复的目的，主要是消除患者长期卧床所造成的并发症与心理层面的一些不良反应，逐渐恢复日常活动能力、改善心肺功能、恢复肌力和耐力，从而达到提高整体机能的目标。

（2）出院患者/家庭运动方案：一般从患者出院后1周开始，一直持续8～12周。在延续上一个方案的基础上逐步提高，多在患者出院后立即开展，家中或进行康复的场所应在条件允许下备有心电监测和抢救设施，根据患者心脏功能评定将医务工作人员与患者的比例调整至1∶1，此期康复的目的主要是恢复体力，指导日常的作业活动与正确的生活方式。

（3）社区运动方案：患者主要来源于住院患者、出院患者，或者从来未参加过运动方案的人员。一般在出院后 6 ～ 12 周进行，可维持终生。

（4）作用：改善患者心脏功能，降低心血管疾病的死亡率，解除患者因疾病产生的心理问题，增强患者的肌力和耐力，恢复日常生活活动能力，回归家庭与社会。

二、适应证与禁忌证

1. 适应证

（1）心功能减退，包括以下几类情况。

①原发性心肌收缩力受损：心肌梗死，心肌炎症、变性或坏死，心肌缺氧或纤维化，心肌的代谢和中毒性改变等。

②心室后负荷过重：肺与体循环高压，主动脉瓣或者肺动脉瓣狭窄，左右心室流出道狭窄。

③心室前负荷过重：心脏瓣膜关闭不全、心内或者大血管间左至右分流等。

④心室前负荷不足：二尖瓣狭窄、心脏压塞与限制型心肌病等。

⑤高动力性循环状态：贫血、体循环动静脉瘘、甲状腺功能亢进和脚气性心脏病等。

（2）经皮冠状动脉介入治疗（PCI）。

（3）心脏瓣膜置换或者修复术后。

（4）动脉粥样硬化。

（5）冠状动脉旁路移植术（CABG）。

（6）有冠心病危险因素患者，如血脂异常、高血压、糖尿病、肥胖、吸烟等。

2. 禁忌证

存在下列情况者，不适宜心肺康复：①危重抢救患者在严密监护中；②不稳定性或进行性心绞痛；③急性心肌梗死后病情不稳定；④休息时舒张压 > 120 mmHg 或收缩压 > 200 mmHg；⑤不恰当的血压反应，直立或运动引起血压明显变化并伴有症状；⑥严重房性或室性心律失常（没控制好的房颤，阵发性室上性心动过速，多源、频发性室早 > 15/100 次）；⑦Ⅱ度或Ⅲ度房室传导阻滞；⑧近期发生体循环或肺循环栓塞；⑨血栓性静脉炎；⑩ 动脉瘤（夹层）；⑪ 发热 > 38℃；⑫ 心力衰竭没有得到控制；⑬ 活动性心包炎或心肌炎；⑭ 严重主动脉弓狭窄（压力阶差 > 50 mmHg）；⑮ 发绀型先天性心脏病；⑯ 梗阻性肥厚型心肌病；⑰ 严重肺动脉高压；⑱ 肝、肾功能不全；⑲ 急性全身疾病；⑳ 洋地黄类或奎尼丁毒性作用。

三、心脏康复的高危人群及需要注意的特别情况

1. 心脏康复的高危人群

存在以下情况者，为心脏康复的高危人群：①休息时舒张压＞110 mnHg 或休息时收缩压＞180 mmHg；②锻炼时血压不适当升高；③低血压（＜90/60 mmHg）；④中度主动脉弓狭窄（压力阶差 25 ~ 50 mmHg）；⑤慢性心力衰竭；⑥明显精神紧张；⑦冠状动脉旁路移植术后合并心包炎；⑧休息时 ST 下移（＞3 mm）；⑨未控制的代谢性疾病，如糖尿病，甲亢等；⑩神经、肌肉、骨骼或关节僵硬妨碍了活动；⑪切开引流液多；⑫窦性心动过速＞120 次/分（休息时）；⑬心脑外科手术及介入治疗后，或心肌梗死后，心电图提示有新的梗死；⑭室壁瘤或主动脉瘤；⑮有症状的贫血（红细胞比容＜30%）；⑯植入起搏频率固定的心脏起搏器者；⑰严重电解质紊乱；⑱严重瓣膜疾病。

2. 心脏康复中需要注意的特别情况

当患者存在以下情况时，需谨慎进行心脏康复：①贫血（中度）；②心绞痛（轻到中度）；③心脏肥大；④非发绀型先天性心脏病；⑤急性或慢性感染性疾病；⑥肥胖（超过标准体重 20%）；⑦活动性肝脏疾病；⑧中度到重度的肺部疾病；⑨间歇性跛行；⑩心律失常已控制；⑪二尖瓣脱垂；⑫重度吸烟；⑬心率缓慢，活动时无明显增加；⑭活动诱发支气管痉挛；⑮低血压；⑯发作性头晕，特别与用力有关；⑰慢性酒精中毒；⑱长期激素治疗；⑲频发早搏；⑳传导障碍，如 LBBB、WPW、双分支阻滞；㉑使用下列药物　洋地黄，奎尼丁，β- 受体阻滞剂和一些抗心律失常药，神经阻滞剂，血管扩张药，抗精神病药物，胰岛素，利尿剂等。

第 2 节　肺康复概述及适用疾病

一、概述

自 20 世纪 30 年代以来，人们逐渐意识到肺功能康复的重要性，而肺功能康复主要包括呼吸运动与排痰能力这两大类。随着胸外科手术的日渐成熟与广泛开展，肺功能康复的价值日益得到肯定，尤其是呼吸锻炼在各种呼吸疾患的治疗过程中占据重要地位，例如哮喘、慢性支气管炎与肺气肿等。呼吸锻炼有助于呼吸系统疾病的患者及术后患者尽早且最大限度地恢复肺功能，缩短整体的康复时间。将调整呼吸方式作为一种治疗手段的前提，是要充分了解肺与周围组织的生理特征，了解呼吸肌的活动方式，而且还应从呼吸的基本功能等方面考虑呼吸改变的因果关系。所以，掌握相关呼吸生理学很有必要。

正常呼吸的进行，必须具备以下几点：完整且扩张良好的胸廓，健全有力的呼吸肌，富有弹性的肺组织和与之匹配的肺循环，畅通无异物的呼吸道，调节呼吸中枢与神

经传导系统。这些环节中任何一环节出现问题，都将导致通气或换气功能障碍。

1.定义

肺康复是指与肺及胸廓弹性特征有关的几个因素，具体内容如下。

（1）呼吸肌：横膈、肋间肌、腹肌、斜角肌和胸锁乳突肌等。

（2）呼吸模式：正常呼吸频率15～16次每分钟，吸呼比为1∶2的节律。

（3）胸内压分布：胸内压经过平静呼吸时低于大气压6～10 cmH_2O，深吸气时低于大气压50～60 cmH_2O。

（4）呼吸能量、做功和效率。

（5）气道力学作用：肺容量的变化受到两种阻力影响　第一种是肺和胸腔扩张的弹性力；第二种是气流通过气道时所受到的阻力。一般有肺部疾患时，气道阻力增加，而克服阻力必须有通气做功，消耗能量。

（6）呼吸力学。

2.流程

（1）呼吸系统功能检查：常用临床症状和体征检查、呼吸模式判断、胸廓形状观察、痰液量及性状、肺部听诊音与叩诊音，胸部影像学检查等。

（2）呼吸功能评定：①功能性肺残疾评定；②呼吸困难分度；③呼吸功能检查　肺活量、用力肺活量、血气分析等。

（3）功能训练。

3.肺功能康复对机体的影响与康复目的

（1）影响：①呼吸运动一定程度上受大脑皮质的支配，因此，可以通过主动的活动来训练，通过对呼吸运动的控制，如通过调整呼吸肌用力方式，来指导患者学习并练习腹式呼吸。②增加呼吸肌随意运动的同时，呼吸容量也会有明显增加，从而可改善气体交换量，使氧气的吸收和二氧化碳排出更通畅。③改善胸廓顺应性与肺组织顺应性，有利于肺部及支气管炎症的吸收。④给予呼吸肌放松治疗，减轻呼吸困难的情况。

（2）康复目的：①廓清呼吸道，移动或排出多余分泌物，减轻气道阻塞症状，保持呼吸道卫生；②改善血氧，尽快脱离人工呼吸机，早期离床活动；③改变呼吸方式，恢复有效腹式呼吸，改善呼吸功能，改善胸廓活动度；④减少疾病恶化与复发；⑤综合多种方式预防并发症；⑥改善生活质量；⑦提高患者整体功能，最终回归家庭与社会，提升社会参与度。

二、适用疾病

肺康复主要适用一些肺换气功能受阻，而导致的二氧化碳潴留和缺氧的呼吸系统疾病，导致此类疾病很大一部分原因是呼吸肌的无力或弹性减退，胸廓回缩与扩张均受限，空气流经气管支气管树时阻力增大，使吸入肺内气体容量减少。

1. 适应证

肺康复适用于以下情况：①急性或慢性肺疾病，如慢性阻塞性肺病，肺炎，肺不张，急性呼吸窘迫；②因手术或外伤造成的胸部疼痛；③支气管痉挛，或气道分泌物过多滞留在呼吸道中，从而造成呼吸道阻塞；④严重的脊柱侧弯等先天性骨骼畸形；⑤高位脊髓损伤后导致的呼吸肌无力，进行性的肌肉病变或神经病变。

2. 禁忌证

存在以下情况时，不适宜肺康复：①无换气导管的气胸；②伴随咳痰的肺部出血；③肺栓塞；④不稳定的重症心衰、急性心梗早期、重症心律不齐；⑤仍存在疼痛等症状的多发性肋骨骨折与肺挫伤。

第 2 章

心肺康复评定

第 1 节 有氧耐力评定

一、心肺运动试验

1. 概述

运动心肺功能试验，或称心肺运动试验（CPET）是指伴有代谢测定（摄氧量 VO_2、二氧化碳排出量 VCO_2 等气体交换指标）的心肺运动试验。其不概同于一般的只是单纯观察心电图 ST-T 变化或心律变化的运动试验，也不同于静态肺功能。心血管系统与呼吸系统的基本功能是维持细胞呼吸。CPET 通过综合心与肺，在一定功率负荷下测出 VO_2 及 VCO_2 等代谢指标、通气指标，及心电图变化，所以它反映了细胞呼吸功能的变化。

CPET 通气当量的检出，即氧通气当量、二氧化碳通气当量的测定，反映了通气效率，对指导康复医学呼吸锻炼和评定治疗效果很有意义。通气当量异常增高常提示肺血管疾病。

心肺运动试验临床应用，包括：评定受试者最大运动负荷和劳力性呼吸困难；评定心脏病与呼吸系统疾病；康复医学；外科围手术期评定；健康监督，劳动力鉴定；运动医学、航空医学等方面。症状限制性心肺运动试验是较安全的检查手段，并发症发生率约为 $2 \sim 5/10$ 万。

2. 心肺运动试验正常值

（1）峰值摄氧量：峰值摄氧量预计值受民族、居住纬度、职业等多因素影响，难于统一。正常人运动时的峰值摄氧量，随年龄、性别、身材、平常的运动水平，及运动的类型不同而变化。

若不考虑肥胖因素，当峰值摄氧量用体重校正 $[mL/(kg \cdot min)]$ 时，较矮小运动员的峰值摄氧量，比较高大运动员的峰值摄氧量要高，但当峰值摄氧量用 2/3 体重校正表述为 mL/（kg·min）时，两者的峰值摄氧量却相同，故反对应用体重作为一个主要变量来预测峰值摄氧量。许多运动学家及临床工作者一直根据年龄、性别、体重，用实测值与预计值相比较来估计患者的心肺功能，即使是肥胖患者也是如此，但是应用这种方法来预测肥胖患者的峰值摄氧量时通常估计过高，因此，他们认为应用峰值摄氧量表述为 mL/（kg·min）的方法对患者心肺功能的评价不是最合适的。

（2）摄氧量－功率：摄氧量开始呈线性上升之前，摄氧量－功率关系曲线可见一延迟相，摄氧量－功率关系总值的计算中应考虑到这个延迟相。延迟时间大约 1/2 ～ 3/4 分钟。只有采用踏车功率计，选 1 分钟斜坡式或阶梯式递增功率方案进行运动时，其摄氧量－功率关系曲线斜率才比较光滑。

（3）无氧阈：无氧阈（AT）以摄氧量单位表达，它与峰值摄氧量预计值有关。男性 AT 平均值范围为峰值摄氧量的 49% ～ 63%，有报道显示 77 位 34 ～ 74 岁中年男性非体力劳动者 AT 最低值为峰值摄氧量的 40%，相当 1 L/min VO_2，此值大约为维持中等步伐步行的氧耗。男性和女性的无氧阈绝对值均随年龄增加而下降，但下降幅度比峰值摄氧量预计值的下降幅度小。运动方式也会影响正常人的 AT，上肢运动低于下肢运动，平板运动高于踏车运动。

（4）氧脉：运动时摄氧量与心率之间存在一致关系，摄氧量与心率之比即为氧脉，是反映心血管效应的指标。它的值取决于每搏心排出量，以及动脉血与混合静脉血血氧含量的差值，而动静脉血氧含量差取决于血红蛋白（Hb）、肺内血氧合作用，及外周氧的摄取。如果实测氧脉较预计氧脉高，说明患者的心肺功能良好；反之，如果实测峰值氧脉较预计峰值氧脉低，说明患者的心肺功能较差，主要发生在每搏心输出量低的患者，但也可发生在贫血、碳氧血红蛋白血症等的患者。在某一设定的功率下，氧脉预计值主要取决于个体身材、性别、年龄、健康程度及血红蛋白浓度等因素。心血管系统健康者，或正接受 β– 受体阻滞剂药物治疗的患者，其实测氧脉可能比预计的氧脉要高。在运动的最后几分钟摄氧量与心率的关系曲线变得陡直是不正常表现。此外，由于疼痛、骨骼肌疾病、通气不足或其他原因而不是由于循环系统疾病而终止递增运动试验，也可使最大氧脉出现异常降低。

（5）最大心率、心率储备与心率应答：所有研究均表明运动所能达到的最大心率，随年龄增长而逐渐下降。心率储备对估计运动时心血管的相对应激反应能力非常有用，但应用时应特别小心。正常心率储备为 0，由于正常人群的易变性，运动的激情不足，药物的应用，如 β 受体阻滞剂，或由于疾病的影响，实际最大心率往往达不到平均最大心率的预计值。

（6）血压：运动时的血压，可通过听诊而测得，但运动时由于功率计噪声及肌肉收缩的干扰，通常测量比较困难。最近有自动血压监测仪，将心电监测与血压听诊结合起来，使用方便，效果满意；或通过置入动脉内导丝，外接压力传感器，连续精确地测量动脉内血压，但缺点为有创性。最大运动时收缩压可上升 50～70 mmHg，舒张压改变不大，但个别学者报道最大运动时舒张压下降 4～8 mmHg。平板运动时由于手臂摆动，精确的血管内压很难测量；踏车运动时，手稳定于踏车手柄上，手臂和固定于手臂上的压力传感器相对稳定，测量时影响较少，注意不要握得太紧，以减少等长运动引起高血压效应。

（7）通气功能

①最大运动通气量：最大运动通气量在双脚踏车或平板慢跑运动时很相似，但在手摇车时较低，主要因为参与运动的肌群较少、最大代谢率较低之故。

②呼吸储备：呼吸储备是说明最大运动时通气反应与最大呼吸能力的关系。未经训练的正常人在进行其力所能及的运动时，通常并没有通气功能的限制，极量运动时能进一步增加通气，通气潜力可从直接的每分钟最大通气量（MVV）中估计，MVV 代表通气能力，MVV 与最大运动通气量之间的差值，或差值占 MVV 的百分数，可用来衡量通气储备或呼吸储备。呼吸储备较低，意味运动能力可能受通气能力的限制。中、重度限制性或阻塞性肺疾病患者，呼吸储备功能通常都是降低的。

③潮气量、深吸气量及呼吸频率：亚极量功率运动时，运动后潮气量增加接近静态下深吸气量，或呼吸频率超过 55 次 / 分时，可认为患者存在通气限制，见于限制性通气功能障碍患者。正常人最大潮气量大约为肺活量的 50%～58%，最大运动时潮气量大约为 2.0 L 左右，呼吸频率为 34～46 次 / 分。

（8）氧通气当量与二氧化碳通气当量：患者的通气量与下列因素有关　代谢的需求，通气的有效性，代谢性酸中毒时呼吸代偿程度，通气调节机制及协调性，肺、胸壁及呼吸肌的功能状况。健康男性在无氧阈水平以下时，通气量与代谢需求水平调节控制在一个很小范围内。

3. 心肺运动试验的临床应用

随着计算机技术的不断进步，心肺运动试验已逐渐广泛应用于临床，包括诊断和鉴别诊断、手术评定和康复治疗等方面。本节主要介绍在评定健康状况、特征性疾病的诊断和鉴别诊断、不明原因呼吸困难的评定、治疗干预的评定、预后评定、外科手术危险性评定和康复医学等方面的应用。

（1）评定健康状况：心肺运动试验客观评定受试者的最大有氧代谢能力、AT 界点、心肺功能水平，确定运动受限之因素，评价不能耐受运动的原因，以评定受试者健康水平、鉴定劳动力及诊断疾病等。评估包括：①运动耐力即最大有氧代谢能力是否正常，达到预计最大摄氧量（VO_2 max）的百分比及 AT 界点；② Weber 心功能分级（A、B、C、D 级）；③肺功能分级　1 级≥ 25；2 级为 20～25；3 级为 15～20；4 级＜ 15。即从代谢水平、功能状态及储备能力方面评价健康状况。

（2）特征性疾病的诊断与鉴别诊断：心肺运动试验对心脏病、呼吸系统疾病、血管病（外周血管、肺血管病）、骨骼肌病及代谢性疾病等均有其特征性表现。

1）VO_2 max、AT 的引入使心、肺功能判断标准量化：

气体代谢、气体交换是心肺运动试验的核心，气体交换将外呼吸与细胞呼吸联系起来，通过循环系统来完成。气体交换是运动试验中用以诊断与心肺及血管系统有关的病理生理过程的一个重要内容。因此，需要特别关注气体交换效率。由于心肺运动试验是定量检测，故可对功能障碍的严重性进行分级。

2）心肺运动试验具有独特诊断价值：

心肺运动试验对于某些疾病是独特的诊断工具。有些诊断通过其他的医疗器械检查不容易获得，但可以从运动试验的气体交换反应得到提示。这些诊断包括：①无症状性心肌缺血所致运动不耐受；②舒张性心力衰竭；③不伴肺动脉高压的肺血管闭塞性疾病；④运动中出现的右向左分流；⑤慢性阻塞性肺疾病（COPD）患者运动受限于肺血管疾病。

● 无症状性心肌缺血所致运动不耐受：运动试验对于无胸痛表现的心肌缺血特别具有诊断价值，运动中气体交换的特点和 VO_2 的改变，尤其是 $\triangle VO_2/ \triangle WR$ 的变化，可以证实心肌运动障碍，从而早期客观发现心肌缺血的存在。

● 舒张性心力衰竭：慢性心力衰竭可以由收缩功能不全引起，也可以由舒张功能不全引起，或二者兼而有之。这些慢性心力衰竭患者的心肺运动试验的特点。均表现为氧运输能力减退，VO_2 max 和 AT 减低，当心功能不全达到中度或重度时，每分钟通气量/每分钟二氧化碳产生量（VE/VCO$_2$）就会增加，提示气体交换效率减低。舒张性心力衰竭的患者，心脏超声等很可能提示其心脏大小和射血分数正常，而无法提供相应的诊断线索，而运动试验所表现的气体交换特点就具有独特的诊断价值，可以结合心脏彩超等检查结果提示诊断。

● 不伴肺动脉高压的肺血管闭塞性疾病：大多数肺血管疾病患者，肺动脉高压体征出现前即存在劳力性呼吸困难，一旦出现肺动脉高压体征，临床状况就已经严重恶化，疾病早期干预（肺血管扩张剂或抗感染治疗等措施）的机会也就丧失了。运动中气体交换测定的意义在于早期（即没有出现肺动脉高压之前）检出肺循环异常。此类患者的特征是静息时无症状而运动时才出现症状，肺血流只能满足静息时的需求而不能满足负荷增加时的需求，运动时肺血流不能适时、适度增加，导致异常反应出现，并诱发相应症候群。肺血管疾病患者心肺运动试验的特征表现是：①在功率递增的运动中，其 $\triangle VO_2/ \triangle WR$ 不能以正常的斜率持续增加；② VO_2 max 和 AT 最能反映病变的严重程度，可能成为筛选肺血管病患者肺移植的最好指导指标。

● 运动中出现的右向左分流：运动中出现右向左分流人群中，约 25% 患有潜在性卵圆孔未闭。这对正常人并无影响，因为正常人的左心房压力超过右心房压力，不会造成右向左分流。但对继发于肺疾病的肺血管病和原发性肺血管病患者来说，当右心房压力超过左心房压力时，就会出现右向左分流。静息时很难测出未闭的卵圆孔，只有在负荷运动时才会出现右向左分流，从而证实存在卵圆孔未闭。因为运动时，如果静脉回流量的增加超过了右心室能将血液泵入肺循环的量，右心室舒张末期压力和右心房压力就会增高。同时，由于肺循环中肺血流的阻力使左心房充盈不足、压力下降，当右心房压力超过左心房，同时存在未闭的卵圆孔，静脉回流被迫从右心房进入左心房，造成体循环动脉氧分压急剧下降，而 CO_2 和 H^+ 负荷迅速增加。虽然在静息时动脉血氧饱和度可以正常或接近正常，但在运动时氧饱和度明显下降。吸入纯氧的运动试验，测定动脉血气可以证实这个诊断。

● 慢性阻塞性肺疾病（COPD）：COPD 患者病理生理特征，主要是通气需求增加和通气能力减低，以及心血管因素引起的特征性变化，包括呼吸道和肺，以及肺血管的病变所引起的功能性变化。运动受限于呼吸道和肺的病变，表现为运动时呼吸储备低下。某些肺减容手术虽然有可能改善呼吸力学的作用，但不能提高运动耐量，因为术后肺血流的增加不能超过术前所能达到的水平。如果在肺减容术前进行运动试验，就有可能鉴别出运动受限的原发病因是呼吸力学受损，还是肺血管异常，便于肺移植患者的选择和治疗效果的预测。

（3）评价不明原因的呼吸困难：心肺运动试验还可以进一步评定不明原因的呼吸困难。①区分心、肺并存疾病引起的呼吸困难；②静态肺功能和心脏检查结果与症状不成比例，不能解释症状的呼吸困难；③疾病早期静态心、肺功能检查难以做出诊断，而运动负荷后可检出的呼吸困难。

（4）运动心肺功能在围手术期的应用：应用心肺运动试验评定围手术期的危险性，已经成为人们感兴趣的研究领域。运动中心脏、肺脏和外周循环功能的变化导致代谢率和氧运输的增加，它与手术时高代谢状态、术后组织修复需氧量增加，和继之引起的心排出量增加相类似。因此，运动中增加氧运输的能力与维持术后各器官系统功能的能力有关。运动试验在检出高风险的手术患者，包括临床其他指标显示心肺功能正常的患者时，是独具价值的。

运动心肺功能测定，可客观评价心肺系统对需氧增加时的反应，可测定心血管储备和在负荷下心排出量增加的能力。运动试验摄氧量，能反映心功能及氧的运输，代表心脏储备能力。同样 AT 的测定，反映循环系统维持氧运输的能力，且与患者用力无关，它关系到围手术期 ATP 有氧代谢内环境的稳定。对心肺功能不全，静态肺功能不宜手术但又必须手术者，运动负荷试验甚至只需测定 AT，即可将围手术期高危患者与低危患者区别开，远不需达到极量运动。

心肺运动负荷试验作为外科手术风险分层的手段，很有意义。运动试验可以检出意料不到的心肺疾病患者，故老年患者术前进行运动试验检查很有必要；一些心、肺功能处于临界状态，又不可避免需要接受大型胸部或腹部手术的患者，更有必要进行试验，以排除高危患者，同时使低危患者不要失去手术机会。作为评定手段，心肺运动试验应是最佳选择，但也受条件限制。

（5）康复医学

1）心脏康复：

心脏病患者心力衰竭患病率、病死率均很高。以前的治疗以卧床使心脏休息为主，休息可改善急性或不稳定心力衰竭的血流动力学，并降低心室容量。目前主张纳入康复运动训练课程，目的是增加运动耐力和改善生活质量，因为运动可改变心力衰竭临床过程。很多研究报告指出，运动康复训练可使 $VO_2 max$ 增加 12% ～ 31%。

运动试验的基本目的，是制订运动强度的安全范围，安抚患者及家属，确定产生心律失常和心肌缺血的阈值，选择治疗方法和制定运动处方。

美国心脏病协会（AHA）危险分层标准，推荐稳定期心血管病患者康复原则如下：① AHA 分级 B 级或 C 级，NYHA 分级 1 级或 2 级，运动耐力 5 ～ 6METS，EF 为 40% ～ 60%，休息与分级运动时无心绞痛或缺血表现者，在医学监督和 ECG 监护下进行运动康复；② AHA 分级 D 级，NYHA 分级 ≥ 3 级，运动耐力 < 6METS，EF < 30%，运动出现心绞痛或缺血表现的中高危患者，在康复运动期间，持续 ECG 监护和医学监督，确保安全。

康复运动训练课程开始前，心力衰竭患者病情需稳定，水肿必须得到控制。EF < 30% 者应筛查有否心肌缺血，运动前进行症状限制性分级运动试验（踏车或平板试验）是必要的。只要患者病情稳定，无运动诱发室性心律失常，均应进行康复运动训练课程。因此，确定运动处方前，超声心动图评价心室功能、呼出气体分析 VO_2max 是很有帮助的。AHA 将 D 级患者列入心脏康复范围，具体应用时应考虑中国国情、种族和个体差异，慎重进行。

心脏移植可改善症状严重、EF ≤ 20% 的心力衰竭患者的生存率。术后免疫抑制剂的应用，使短期生存率已不是问题。目前，恢复生活质量、提高运动耐力较为主要。积极运动康复，已被证实是经心脏移植的终末期心力衰竭患者术后有效的辅助治疗。分级运动试验的目的，在于测定运动能力，为制定运动强度提供客观数据，以决定患者术后恢复工作和其他活动的时间。

康复可进行有氧运动，包括步行、踏车、爬楼梯、臂式运动和体操等。初始运动强度可以 RPE（自感劳累分级表）12 ～ 14，相当于 60% ～ 80% 靶心率，即心脏移植者 AT 水平。因此，初始运动强度可略低于 RPE12-14。

2）呼吸康复：

COPD 患者活动能力减退，任何活动均可出现呼吸困难；由于不活动，随时间推移，稍微负荷活动均可使气促加重，久之形成恶性循环。呼吸康复运动可改善 COPD 患者运动耐力和减轻劳力性呼吸困难，这已被许多研究报告所证实。呼吸康复有利于增强运动肌群收缩力和耐力；改善血流分布，使氧流向收缩肌群；减少乳酸产生从而减少 CO_2 和 H^+ 的生成，以减轻通气驱动。此外，还可缓解紧张、焦虑的心理情绪。

运动方案的核心，是运动强度的制定以提高峰值运动耐量。COPD 患者运动强度，有主张采用低强度、长时间的锻炼方式，近年也有主张采用高强度者。Casaburi 等研究报告提示高功率（80%VO₂max）强度训练，使乳酸盐升高的拐点（乳酸盐阈）降低32%，且延迟出现；而低功率（50%VO₂max）强度训练者，乳酸盐阈只降低12%。因此，研究者认为高强度训练效果优于低强度训练效果，且在一定功率下，运动对通气需要的减少与乳酸盐的降低成正比。

运动试验的目的，是为测定患者的运动能力、制定运动强度、评定治疗效果，提供客观数据。显然通过精确确定运动强度的临界点，评价病情轻重不同的患者或健康者的运动康复训练计划的安全性，及选择取得最佳疗效的运动方式，都显得非常重要。一般来说，运动强度取 70%VO₂max 左右较适宜，对 COPD 患者或健康者均已足够。

二、六分钟步行试验

1. 背景

流行的临床运动试验，按复杂程度由低到高依次为：爬楼、6分钟步行试验（6MWT）、往返步行试验、运动性哮喘检测、心脏负荷试验（如 Bruce 方案）和心肺运动试验。

在 20 世纪 60 年代早期，Balke 提出了一个简单的评价功能代偿能力的方法，即测量在规定的时间内的步行距离。然后发展出了测定健康人体能的 12 分钟场地步行试验。步行试验也适用于评价慢性支气管炎患者的功能受损情况。但是能够容纳并让呼吸疾病患者步行 12 分钟，操作起来困难较大，而 6 分钟步行与 12 分钟步行效果相同，且与其他步行试验相比，6MWT 易于管理，耐受性更好，并且更能反映日常活动能力。

6MWT 简单易行，仅需要 30 米的走廊，而不需运动器械，或对技术员进行高级培训。步行是除了重病患者以外所有人都要进行的一种活动。该试验测定患者 6 分钟内在平坦、硬地上快速步行的距离。它评价了运动过程中所有系统全面完整的反应，包括肺、心血管系统、体循环、外周循环、血液、神经肌肉单元和肌肉代谢。它没有像最大量心肺功能运动测试那样，提供关于运动中牵涉到的不同器官和系统功能的详细信息或运动受限的机制。多数患者在 6 分钟步行试验中不能达到最大运动量，他们选择自己的运动强度并且允许试验过程中停止行走和休息。然而，因为日常生活中多数活动需要在大运动量水平完成，所以 6 分钟步行试验能反映完成日常体力活动的功能代偿能力水平。

2. 适应证和限制

6MWT 主要适用于测量中到重度心脏或肺疾病患者对于医疗干预的反应，也可用于评价患者功能状态，或预测发病率和死亡率。事实上在使用 6MWT 后，研究者们认为其对于测定这些疾病患者的功能代偿能力，或给予干预后功能代偿能力的改变，并未完全得到证实。6MWT 在各种临床情况的用途需要进一步研究。

6MWT 没有测定峰值氧耗量，也没有明确活动后呼吸困难产生的原因，以及活动受限的原因或机制。它所提供的信息应作为心肺运动试验的补充而不是替代。

在一些临床情况下，6MWT 比峰值氧耗量，能更好地评价患者日常生活能力。例如 6MWD 与正式的生活质量测试有更好的相关性，干预治疗后 6MWT 的变化与患者呼吸困难的改善相关。

3. 禁忌证

6MWT 的绝对禁忌证，包括 1 月内有不稳定性心绞痛或心肌梗死。相对禁忌证，包括静息状态心率超过 120 次 / 分，收缩压超过 180 mmHg，舒张压超过 100 mmHg。

具有上述任何情况的患者，都应该告知申请或指导检查的医生，以便于他们临床评价和决定是否进行该检查。6 个月内的心电图结果，也应该在检查前进行回顾。稳定的劳力性心绞痛不是 6MWT 的绝对禁忌证，但患者应在使用治疗心绞痛药物后进行试验，并且应备好急救用硝酸酯类药。

4. 理论依据

具有上述禁忌证的患者，在试验过程中发生心律失常或心血管病的危险增加。然而，试验时患者可以根据自身情况来决定运动强度，并且已有数以千计的老年人、心衰或心肌病患者，在无心电监测的情况下进行了该试验，而没有发生严重不良事件。上述禁忌证是根据研究者对于 6MWT 的安全性的一般看法，和出于谨慎的态度而制定的。

5. 安全问题

试验应在一个能够及时恰当地处理急诊情况的地方进行，并选择适当的位置放置抢救车。

（1）应准备氧气、含服用硝酸甘油、阿司匹林和沙丁胺醇（定量吸入器或雾化器）。应有电话或其他求救方式。

（2）技术员应该具有进行初级生命支持的心肺复苏资质，高级生命支持资质也是需要的。相关医疗健康方面的培训、经验和资质（注册护士、注册呼吸治疗师、肺功能技师等等）是需要的。具有相应资质的人员，应该在需要时能及时赶到。

（3）不是所有的试验都需要医生监护。申请该试验的医生或监查的实验室医生，会决定在特殊试验时是否需要医生参加。

（4）正在接受持续氧疗的患者，试验时需要接受平时水平的氧疗，或者服从医生或方案的指导。

需要立即停止6MWT的情况包括：①胸痛；②不能耐受的呼吸困难；③下肢痉挛；④走路摇晃；⑤出汗；⑥面色苍白或灰白。技术员必须接受培训，以识别这些情况，并正确处理。如果试验由于上述任何原因停止，根据具体情况或严重程度，以及发生晕厥的风险大小，患者应该坐下或平卧，技术员测量血压、脉率、氧饱和度，医生要对其进行评价，需要时应该给以氧疗。

6. 技术问题

6MWT应该在室内进行，沿着一条封闭的、长而直的平坦走廊，并在硬质地面进行。如果天气适宜，试验可以在室外进行。步行路线应30米长，长度每3米处要有标记。折返处应有锥形标志（如同橙色交通锥标）。出发点和每个60米的终点，应该用明亮的颜色条带标于地面上。

7. 所需设备

6MWT所需设备包括：①计时器（或秒表）；②圈数计数器；③两个小锥体，用以标志转身返回点；④一把可以沿步行路线灵活移动的椅子；⑤放在剪贴板上的工作表；⑥氧气；⑦血压计；⑧电话；⑨除颤器。

8. 患者的准备

试验前，患者需做以下准备：①穿着舒适；②穿适于步行的鞋子；③患者试验过程中应使用平时步行时使用的辅助物（拐杖、助步器等）；④患者平时的治疗方案要继续；⑤试验前饮食应清淡；⑥试验前2个小时内患者应避免过度运动。

9. 测量过程

（1）为避免日内差异，重复试验应在每日大致相同的时间进行。试验前无须热身。

（2）患者应在试验开始位置附近坐在椅子上休息至少10分钟。在此期间，检查是否存在禁忌证，测量脉搏、血压，确认衣服和鞋子适于试验。填写工作表的第一部分（见附件）。

（3）可根据患者情况选择是否需要脉氧计。如果使用脉氧计，测量并记录基线心率和氧饱和度，按照说明书把信号调到最大同时将运动伪影减小到最低，确定读数稳定。注意脉搏是否规律和脉氧计信号质量是否满意。

附录　六分钟步行实验测量过程

①患者站立并用Borg量表评价患者基线呼吸困难和疲劳情况。

②将圈数计数器归零，计时器调到6分钟。准备好所有必需的设备（圈数计数器、计时器、剪贴板、Borg量表、工作表）并且放到出发点。

③按如下所示指导患者：

● "这个试验的目标是在6分钟之内步行尽可能远的距离。您将在这个走廊上来回步行。6分钟的时间比较长，所以您在步行时要尽力去做。您可能会感到气喘吁吁或筋疲力尽，必要时可以放慢速度、停下来休息。您可以靠着墙休息，但应争取尽快继续试验。"

●"您要围绕锥体来回步行，在绕过锥体时不要犹豫停留。现在我给您做示范，请注意我转身时没有犹豫停留。"

●"您自己要一圈一圈地走，步行时和绕过锥体时要轻快。"

●"您准备好了吗？ 我将用计数器来记录您走完的圈数，每次您绕过出发线时都可以听到我按动它发出的嘀嗒声。记住目的是在6分钟内步行尽量远的距离，但不许跑或跳。"

●"现在开始，或您准备完毕后开始。"

①让患者站在出发线上。试验过程中治疗师也应该站在出发线附近，不要跟着患者步行。患者一开始走就开始计时。

②步行过程中不要跟任何人交谈，用平缓的语调和声音以及标准用语鼓励患者。要注意观察患者，不要走神而忘记计数圈数。每次患者回到出发线就要按动圈数计数器一次（或在工作表上标记圈数），并让患者看到它。计数时身体动作要夸张一点，如同比赛时使用秒表一样。

●第1分钟过后，用平缓的语调告诉患者："您做得很好，还有5分钟。"

●当剩余4分钟时，告诉患者："再接再厉，您还有4分钟"。

●当剩余3分钟时，告诉患者："很好，已经一半了"。

●当剩余2分钟时，告诉患者："加油，您只剩2分钟了"。

●当只剩余1分钟时，告诉患者："您做得很好，再走1分钟就结束了"。

●不要使用其他鼓励性的语言（或肢体语言）。

●如果患者试验过程中停住需要休息，告诉他："您可以靠在墙上，觉得可以了就继续走。"不要停止计时器。如果患者在6分钟之前停下并拒绝再继续（或您判断他们不应该再继续）时，在工作表上记下步行距离、停止时间和过早停止的原因。

●当还剩15秒时要对患者说："过一会儿我说停下时您要立刻停在原地，我会过来。"

●时间到了要说："停！"然后走到患者身边。如果患者看上去很累要考虑给他们拿椅子。在他们停止的地方做一标识。

①试验后：记录Borg呼吸困难和疲劳水平，并问："怎么样？怎么不能走得更远一点呢"

②如果使用了脉氧计，要测量血氧饱和度和脉率然后将其移开。

③记录步行的圈数。

④记录最后未完成的一圈的距离，然后计算步行的总距离，记录在工作表上。

⑤对患者进行鼓励并提供饮用水。

10. 质量控制

（1）影响因素：6分钟步行距离（6MWD）的影响因素很多（表8-1）。由试验过程本身导致的差异应该尽量控制，要采用指南的标准做法和质量控制程序。

表 8-1　6MWD 的影响因素

减少 6MWD 的因素	增加 6MWD 的因素
身材矮小	身材高大（腿长）
高龄	男性
体重大	强刺激
女性	以前曾进行过该试验
认知障碍	试验前服药
走廊短（频繁转身）	运动性低氧血症患者吸氧
呼吸疾病（COPD、哮喘、囊性纤维化、间质性肺疾病）	
心血管疾病（心绞痛、心梗、心衰、中风、TIA、外周血管病、AAI）	
肌肉骨骼疾病（关节炎、踝、膝、髋关节损伤、肌肉萎缩等）	

（2）练习试验：可以考虑练习试验，但并不需要在所有医疗机构均进行。如果进行练习试验，要等至少1小时再进行第二次试验，并且把这两次测试的最高值作为患者的基线值。

理论依据：据报道一天中第二次6MWD的距离仅略有提高，研究表明，患者进行2次6MWD，若不在同日进行，第二次比第一次平均仅提高5.8%。

（3）技术员的培训和经验：实施6MWT的技术员，应该接受标准方案的培训。他们在独立操作前需要在别人指导下进行几次试验，也应该完成心肺复苏的培训。

理论依据：一项关于老年人的多中心研究发现，在矫正了其他影响因素后，两个技术员操作的6MWT的距离比其他两个中心约低7%。

（4）鼓励：试验过程中只能使用标准的鼓励用语（如前所述）。

理论依据：鼓励能显著提高步行距离。可采用每分钟使用标准用语进行鼓励。有的研究指导患者尽量快走，虽然这样获得的六分钟步行距离会长一些，但因其可导致过早的疲劳，甚至使那些心脏病患者心脏负荷加重，因此不建议使用。

（5）氧气治疗：如果平时步行时需要氧气，并且计划进行该试验（在给予除氧疗以外的干预后），那么在步行过程中需要给予和平时相同的给氧方式和流量。如果试验过程中症状加重需要提高氧流量，应该在工作表上记录，并且在解释六分钟步行距离的变化时要考虑到。给氧装置在报告上也要被注明，例如患者携带液态氧或推/拉氧气瓶，氧气是脉冲式还是连续供给。给氧至少10分钟后要测量脉搏和血氧饱和度。

理论依据：对于 COPD 或间质性肺疾病患者，给氧可以提高 6MWD。在严重呼吸病患者中进行的研究表明，携带氧气袋供氧可以使 6MWD 提高 20% ～ 36%。

药物：要注意患者试验前使用的药物类型、剂量、服药间隔。

理论依据：COPD 患者在使用支气管扩张剂，或心衰患者使用心血管药物后，步行距离和呼吸困难程度显著改善。

11. 结果解释

多数 6MWTS 会在干预前和干预后进行，在两次试验完成后首先要回答的问题是患者是否有显著的临床改善。在有好的质量控制程序基础上，由相同的技术员进行测试，经过 1 ～ 2 次练习试验。在保证这些条件的情况下，6MWD 的短期重复性很好。

关于 6MWD 的变化表达方式包括：①绝对值；②百分比；③变化占预计值的百分比。目前尚无定论哪种方式表达对临床的意义最大，在没有进一步的研究之前，建议使用绝对值（如患者 6MWD 增加了 50 米）。

另外，6MWD 减低不具有特异性和诊断性。当 6MWD 减低时，应进行全面检查以明确原因。下列相关试验可供参考：肺功能、心功能、踝 - 肱比值、肌力、营养状态、骨功能和认知功能。

第 2 节　力评定

1. 最大力量评定

对于需要康复的心血管病患者来说，如何选择合适的运动负荷是非常重要的。力量训练所要完成的负荷重量，即运动强度。强度是训练计划的核心，训练强度用占最大力量的百分比表示。最大力量需在制定训练计划之前的测试中完成。1RM 表示人体仅能完成一次的负荷重量，受试者仅抵抗该强度的阻力一次，就会感到疲劳，而不能完成第二次。

肌肉的 1RM 测试，应该在不断的尝试和错误中进行测量。在成功完成抵抗某一阻力后，应逐渐增加 1~5 公斤的重量，直到受试者无法完成举起更大的重量为止。为保证测量准确性，每次测量之间需要休息 1~5 分钟。对于青少年、小孩、老人、高血压或者心脏病患者，此测试具有比较高的危险性，临床经常使用 10RM 来预测这类人群的最大负荷量。一般未经训练者，10RM 约为 1RM 重量的 68%，受过运动训练后，新的 10RM 为新的 1RM 重量的 79%。

1RM 的计算公式如下：未受训练者　1RM=1.554 × 10RM 重量 − 5.181；受训练者 1RM=1.172 × 10RM 重量 ＋ 7.7704。

最大负荷量的测试方法，常见有：1RM 的肩部前屈测试，可以测得上肢主要肌群的最大肌力；1RM 的腿部推举测试，可以测得下肢主要肌群的最大肌力；对于心血管病患者，可以通过 10RM 测试换算出 1RM 的值。

比如在进行 10RM 的上肢前屈测试时，可以使用哑铃来实施，可以让受试者保持自然站立位，选择合适重量的哑铃，伸直手臂平顺缓慢地向前上举至 180°，再缓慢放下，重复动作。如果受试者可以轻松完成 10 次，则在休息两分钟后，选择负荷大一级的哑铃，直到找出受试者可以完成 10 次的哑铃重量，继而换算出 1RM 值。

10RM 腿部推举测试，可以使用弹力带来测试，受试者采取坐位，选择合适长度的弹力带，先选用负荷较小的弹力带，将一边固定于椅子上，另一边固定于踝关节附近，慢慢将腿伸直，避免受试者用将膝盖卡死在过度伸直位置的方式抵抗阻力。再让受试者慢慢的把腿弯曲，重复动作。如果受试者可以轻松地完成 10 次，则休息两分钟后，换负荷大一些的弹力带，直到找出受试者可以完成 10 次动作的负荷的弹力带，继而换算出 1RM 值。

2. 30 秒内单手举哑铃测试

30 秒单手举哑铃测试，是测试受试者 30 秒内优势手负重情况下完成前臂屈曲的次数，测试时男性抓握 8 磅哑铃，女性抓握 5 磅哑铃，前臂屈曲的同时保持肘部位置固定。本测试能够反映受试者上肢肌力肌耐力。

针对一些特殊人群，本试验方案可进行改良：若受试者因关节炎等问题不能抓住哑铃，可以用绑缚沙袋来代替；若负荷过重，以至于受试者按标准动作一次也不能完成，可减轻负荷。为保证测试的可重复性，须注意详细记录具体改良方案，重复测试时严格按照前次方案进行，使结果具有可对比性。

3. 30 秒内坐下起立测试

传统的椅子站立试验，是测试受试者完成规定次数的"由坐位转换为站立位"动作所花费的总时间，如 5 次或 10 次，可反映受试者的下肢肌力及肌肉耐力，但对于无法完成规定次数动作的受试者具有局限性。30 秒坐下起立试验由传统的椅子站立试验改良而来，是测试受试者 30 秒内所能完成的由坐位站起的次数，适用人群更广。研究表明，30 秒坐下起立试验在评定下肢肌力耐力方面，具有良好的可靠性与有效性。值得注意的是，椅子高度会对试验结果产生影响，推荐座椅高度为 43 厘米，亦有学者提出应充分考虑受试者的小腿长度，对椅子的高度进行最优化调整，以满足试验的精确性。

第 3 节　柔韧性评定

柔韧性是体能的重要标志之一。随着年龄的增加和运动的减少，心血管病患者体质会逐渐地下降，关节囊、肌腱、韧带等，会逐渐发生变性和老化，柔韧性也随之越来越差。很多心血管病患者只注重有氧运动的训练，而忽视了柔韧性平衡性的训练。其实，柔韧性对于预防跌倒和保持生活质量有重要意义。柔韧性的减退，可能会引起颈椎、腰椎间盘突出症，以及腰腿痛、肩周炎等退行性疾病，因此，用简易可行的方式进行柔韧性训练是很必要的。

目前，有三种方法评定柔韧性，包括座椅前伸试验、抓背试验、改良转体试验，用来评定下肢、肩和躯干的柔韧性。

1. 座椅前伸试验

（1）试验设施：①一把标准的椅子，靠背笔直，椅子高度 43 厘米；②一把足够长的尺子，用于测量受试者前伸能到达的距离。

（2）试验方法

①向受试者示范标准动作。

②让受试者坐在椅子上，弯曲左腿并将左脚平放在地面上，右腿完全伸直，膝盖伸直，脚后跟着地，踝关节屈曲 90°。

③让受试者两手臂伸直，双手重叠，优势手在上，向前下方伸直够脚尖，尽可能抬头挺胸。

④试验过程中提醒受试者保持呼吸顺畅，缓慢移动手指。

⑤手指前伸达到最大程度后应坚持 2 秒以上，才算有意义。

⑥受试者在进行 2 次预试验后，再进行 2 次正式试验。

⑦记录中指指尖到足尖的距离。不能超过脚尖的记为负数，超过脚尖的记为正数。

2. 抓背试验

肩关节柔韧性与受试者的工具性日常生活活动能力，关系密切。抓背试验，是用受试者两手抓背所能达到的距离，来评价肩关节的柔韧性。

（1）试验设施：一把足够长的标尺，用来测试受试者所能达到的距离。

（2）试验方法

①给受试者做标准示范。

②受试者后背挺直站立，右手绕过右肩放在背部，掌心朝向后背，左手放在下背部，掌心朝外。

③双手尽可能沿着脊柱向两个方向伸展，使手指能够触碰或超过彼此。

④动作持续 2 秒以上时间，才算有意义。

⑤受试者在进行 2 次预试验后，再进行 2 次正式试验。

⑥两手互换重复做上述试验。

⑦用标尺记录双手指间距离，双手手指不能触碰，记为负数，双手手指超过彼此，记为正数。

第4节　平衡性评定

平衡是指身体所处的一种姿势状态，并能在运动或者受到外力作用时自动调整并维持姿势的一种能力。心血管病患者运动能力下降，肌力下降，柔韧素质下降，继而导致平衡能力减退。因此，对患者的平衡能力的评定和训练，对提高其运动能力，防止意外跌倒具有重要意义。

1. 单腿直立平衡试验

此试验既是测试姿势稳定性的一种试验方法，也是临床上预防跌倒的一种训练方法。试验分睁眼和闭眼两种。

（1）试验设备：①秒表；②一面带有参考标识的墙，以供受试者做视觉参考。

（2）试验方法

①试验开始前给受试者做标准示范。

②受试者一条腿屈膝，单足抬离地面 15～20 厘米，双腿略分开，不能相碰，双手自然下垂置于身体两侧。

③受试者完成上述动作时开始计时。

④允许受试者进行 2 次预试验。

⑤当受试者双臂偏离身体两侧，或站立的下肢离开原来的位置，或者抬起的下肢落地时，停止试验。

⑥如果受试者单腿站立时间超过 60 秒，可认为平衡能力较好，则让受试者闭眼重复上述试验。

2. 功能性前伸试验

此试验用于评定老年人的平衡能力，当受试者保持稳定的能够支持身体的姿势时，手臂尽量向前伸，所能达到的距离作为测量值。

（1）试验设备：①一个 100 厘米的标尺；②用胶带将标尺黏贴在墙上；③一名助手。

（2）试验方法

①受试者脱去鞋和袜子，放松站立，右肩垂直于墙面。

②试验开始前给受试者做标准示范。

③在受试者右肩峰水平上，将标尺平行于地面黏贴在墙上。

④一名测试者站在受试者前面，以便于读到刻度位置，另一名测试者站在后面以便于观察受试者足跟是否抬离地面。让受试者的指关节沿着标尺，向前移动。

⑤受试者右上肢水平前伸，右手握拳，使中指关节超前，测量原始数值（相当于上

肢的长度）。

⑥受试者保持平衡的前提下，尽量前伸。

⑦当受试者双足跟离地时立即停止试验。

⑧正式开始试验前做 2 次预试验，试验进行 2 次，取最好成绩。

⑨评定结果，为所能达到的最大距离减去原始测量值。

第 5 节　肺功能测定

肺功能测定有助于评价肺部的机械功能，测试基于研究规范，同时也考虑性别、年龄和身高。参考值的设定也要考虑人种和种族差异。将患者测试的实测值与同年龄、身高、性别的人群的预测值相比较，可以判断是否在正常范围内，或是判断是否具有限制性、阻塞性或混合性肺疾病。若实测值不在正常范围，应给予支气管扩张剂，并重复测试，观察肺功能是否有改善。对于肺部疾病的诊断，需要在对患者进行肺功能测试后进行。

1. 术前肺功能评定

术前的肺功能评定，可以在一定程度上预测术后并发症发生的风险。随着人们寿命的延长，更多的老年人会选择手术治疗。考虑到老年人相关的并发症和人口老龄化的问题，建议进行肺功能的术前检查。发生术后并发症的一些危险因素，包括高龄、吸烟、肥胖、身体基础疾病多和 COPD。其他与手术相关的危险因素，还包括手术部位、手术时间、麻醉类型等。

2. 肺活量测定

对于任何出现了不明原因的呼吸困难、咳嗽、咳痰、气喘的吸烟者，或者 40 岁以上的患者，肺功能测定可以作为一项重要的测试指标，有利于 COPD 患者的早期诊断。

3. 肺容积

肺的四种容积指标包括：潮气量，补吸气容积，补呼气容积和残气量。潮气量是平静呼吸时每次吸入或呼出的气量；补吸气容积是平静吸气后，所能吸入的最大气量；补呼气容积，是平静呼气后，能继续呼出的最大气量；残气量是补呼气后肺内不能呼出的残留气量。残气量的变化有助于诊断某些疾病的状态。残气量增加，意味着即便患者已经做到最大努力，也不能从肺部呼出多余气体。这种现象会导致肺过度充气，且肺组织中已经发生某些变化，可能会导致胸壁的机械性改变。

4. 肺容量

肺容量为两个或多个肺容量值相加的结果。肺容量，包括肺总量、肺活量、深吸气量和功能残气量。肺总量是在最大吸气结束时，肺内的气体总量。肺总量增加可见于过度充气，下降可见于限制性肺疾病。肺活量是最大吸气后所能呼出的气体的最大体积。肺活量降低，认为是肺部膨胀能力降低的结果。深吸气量是平静呼吸时，能吸入肺内的最大气体体积。功能残气量，是平静呼气末残留在肺内的气体体积，它可以防止每次呼吸时动脉血氧分压出现大的波动。

5.气体流量测试

（1）用力呼气：当患者进行肺活量测试时，在呼气过程中，可以检测到一段时间的呼气量。正常人的第一秒呼气量往往占肺活量的75%。

（2）流量 – 容积曲线：该曲线有助于诊断肺疾病，流量会先上升到一个峰值，然后缓慢下降到残气量。限制性、阻塞性肺疾病患者，肺容量在75%以下时，流速会明显变慢。

总的来说，肺功能的改变可以影响一个人的身体状况。随着年龄增长和疾病本身的进展，肺容积和流量会有所下降。床旁肺功能检查对于评定患者的呼吸能力，以及术前预测术后并发症有很重要意义，对于高风险患者尤为重要。

第 3 章

心肺康复治疗

第 1 节　心脏康复治疗

一、有氧训练

1. 运动方式选择

心血管病患者执行运动处方时所选择的运动方式，应基于每个人的健康程度和平时的运动习惯。其中最有效的有氧运动，是运用大群肌肉完成持续或间歇的运动，主要包括走路、慢跑、快跑、自行车、游泳、跳绳、划船和爬楼梯。运动方式选择，还取决于是否有相关运动设施可供使用，如体育场馆，游泳池，健身中心等。

2. 运动频率

合理的运动频率是每周 3 ～ 4 次。如果每周训练次数大于 3 次，最大摄氧量的提高会达到平台期，同时，出现运动损伤的概率会显著增加。尽管对体力不佳的患者来说，每周训练 1 ～ 2 次可能改善心肺功能，但是会引发体重的轻微降低，以及对精力和耐力的影响。对于条件允许的患者来说，如果每周运动次数小于 2 次，对心肺健康的改善作用可能会非常微弱。

3. 运动持续的时间

对于提高心肺功能和最大摄氧量的耐力训练的要求与强度要求，正好相反。强度越大，就越会缩短实现提高心肺功能的耐力训练。低强度、长时间的运动计划，可收到与高强度、短时间一样的效果。目前推荐 20 ～ 60 分钟的有氧运动，但不包括热身和结束后的整理运动。因频率的关系，如果耐力运动超过 45 分钟，会增加关节损伤的概率。为避免急性损伤，应在数周到一个月的周期运动后，逐渐增加频率、时间和运动强度。

4. 运动强度

运动强度是运动处方中最重要的因素，运动强度应根据患者的目标而量身定制。有氧运动的合理强度应是最大摄氧量的 50% ～ 85%，身体状况欠佳的患者应从最大摄氧量的 40% ～ 50% 开始。训练强度可运用几种方式安排，最常用的包括目标心率（THR）、最大摄氧量、血乳酸浓度、主观体力感觉范畴（RPE）等。多数情况下是通过心率间接推测患者摄氧量。

（1）储备心率法（HRR）：首先，计算最大心率（MHR），女性用220减去年龄，男性用205减去年龄的一半。第二步，确定静态心率（RHR）。第三步，计算储备心率（HRR）。

HRR=MHR − RHR（心率：次/分钟；年龄：岁）

THR是训练强度（TI）与HRR的乘积再加上RHR

THR=（MHR-RHR）×TI+RHR

MHR=220-年龄（女），205-1/2年龄（男）

（2）主观体力感觉（RPE）数值：RPE ＜ 12（轻松），40%～60%最大心率；RPE=12～13（有点累），60%～75%最大心率；RPE=14～16（累），75%～90%最大心率。

RPE是非常实用的工具，尤其是对测量脉搏感觉不适者，主要包括心律失常患者（心房颤动、心房扑动），以及需使用药物控制心率的患者。RPE可在不干扰有氧运动的同时，有效而准确的评定。

二、抗阻训练

针对心血管病患者的康复，美国心脏协会AHA、美国运动医学学会（ACSM）等学术机构发布的几项指南，阐述了抗阻训练实际应用的相关建议。早期进行抗阻训练的重点，是给肌肉、骨骼适应的时间，以减少肌肉过度疼痛和损伤的可能性。最初的抗阻负荷应设定在适度水平，允许患者在没有训练的情况下达到指定的可重复范围，这对于心血管疾病患者尤为重要。传统抗阻训练的每项包括3组动作，但在初级阶段，单组和多组项目对肌肉强度的改善程度相同。因此，对初始训练者，建议每周至少2天进行单一项目训练，如时间允许可增至每周3次练习。抗阻训练实际应用，应包括主要肌肉群的锻炼。心脏病患者，训练强度应适度降低，重复次数适当增加。一次包括8～10项综合性的训练，在15～20分钟内完成，并且在充分的有氧锻炼后进行。近几年，价格便宜的训练方法已在大多数患者中得到应用，如弹力带练习、轮滑拉力器、哑铃和捆绑式沙袋等。在所有类型的抗阻训练中，建议参与者注意安全，预防过度训练。

1. 抗阻训练运动处方的实施

第一步：热身运动，包含全身大肌群的静态或动态牵伸，包含肩部肌群、肱二头肌、肱三头肌、股四头肌、腘绳肌、腓肠肌、比目鱼肌、腰腹肌群，15～30秒/次。

第二步：全身大肌群抗阻训练，如坐姿上肢前推、肱二头肌屈伸抗阻训练、肱三头肌屈伸抗阻训练、下肢负重屈伸抗阻练习、腹肌练习、俯卧腿弯举抗阻练习、坐位下肢屈伸抗阻练习、腓肠肌训练等。

第三步：整理运动，包含全身大肌群的静态或动态牵伸，包含肩部肌群、肱二头肌、肱三头肌、股四头肌、腘绳肌、腓肠肌、比目鱼肌、腰腹肌群，15 ～ 30 秒 / 次。

2. 抗阻训练的注意事项

①有氧运动完成后进行，保证有充分的热身。

②使用重量器材或仪器前，要知道如何操作。

③低速或中速的有节律的运动。

④全关节的运动，在用力相呼气和放松相吸气。

⑤吸气时避免屏气和瓦氏动作。

⑥上肢和下肢的运动交替进行，以保证运动中有充分的休息。

⑦由于训练效果的特异性，抗阻训练应包含所有大肌群的运动。

⑧降低阻力水平，增加重复次数。

⑨近期冠状动脉旁路移植术（CABG）的患者应避免上肢＞ 50% 最大肌力（MVC）的抗阻运动，直至 8 ～ 12 周胸骨完全愈合。

⑩ 需测定不同肌群的一次最大举重量（1RM），然后上肢以 30% ～ 40% 的 1RM 开始，下肢以 50% ～ 60% 的 1RM 开始。

3. 抗阻训练的运动处方举例

当出现肌力下降的情况，可以通过一些肌力训练的方法来增强患者的肌力。通常会根据个体情况，以及不同部位的肌肉开出相应运动处方。心血管病患者康复应选择合适的运动负荷，每次锻炼应包括 8 ～ 10 项综合性的训练，5 ～ 20 分钟内完成，组间休息1 ～ 2 分钟。

下面举例增强肌肉力量的一些运动处方。

（1）肱二头肌屈伸抗阻训练

①运动目的：增强臂部肌肉力量，防止日常活动减少后，产生的肌力下降和肌萎缩，降低心血管疾病风险，提高生活质量。

②运动项目：身体自然站立位，起始位双手自然下垂，手握合适重量的哑铃（＜40% 1RM），缓慢匀速屈肘至 90°，再缓慢放下，重复。

③运动强度：（10 ～ 15）次 ×1 组。次数与组数可根据患者情况自行调整。

④运动时间：2 分钟。

⑤运动频度：2 次 / 周。

（2）俯卧腿弯举抗阻训练

①运动目的：增强大腿部位肌肉力量，防止日常活动减少后，产生的肌力下降与肌萎缩，降低心血管疾病风险，提高生活质量。

②运动项目：俯卧位，选择合适负荷的弹力带（＜ 40% 1RM），一端固定在床头，

一端固定在踝关节附近，缓慢匀速屈膝至 90°，再缓慢放下，重复。

③运动强度：（10 ～ 15）次 ×1 组。次数与组数可根据患者情况自行调整。

④运动时间：2 分钟。

⑤运动频度：2 次 / 周。

（3）上腹肌抗阻训练

①运动目的：增强腹部肌肉力量，防止日常活动减少后，产生的肌力下降与肌萎缩，降低心血管疾病风险，提高生活质量。

②运动项目：仰卧位，选择合适负荷的哑铃（＜ 40% 1RM），双手上举握住哑铃保持，缓慢匀速卷腹至上半身与床面呈 30°，再缓慢放下，重复。

③运动强度：（10 ～ 15）次 ×1 组。次数与组数可根据患者情况自行调整。

④运动时间：2 分钟。

⑤运动频度：2 次 / 周。

（4）腓肠肌抗阻训练

①运动目的：增强小腿后群肌肉力量，防止日常活动减少后，产生的肌力下降与肌萎缩，降低心血管疾病风险，提高生活质量。

②运动项目：长坐位，选择合适负荷的弹力带（＜ 40%1RM），一端手部固定，一端固定在脚掌，缓慢匀速做跖屈动作，即用脚掌踩弹力带，再缓慢放松，重复。

③运动强度：（10 ～ 15）次 ×1 组。次数与组数可根据患者情况自行调整。

④运动时间：2 分钟。

⑤运动频度：2 次 / 周。

（5）桥式运动肌耐力训练

①运动目的：增强腰背肌肉耐力，防止日常活动减少后，产生的肌耐力下降与肌萎缩，降低心血管疾病风险，提高生活质量。

②运动项目：仰卧位，双腿屈曲 90°，然后伸髋、抬臀，并保持。抬臀的高度根据自己实际情况，如需增加负荷，可在腹部放置合适重量的沙袋，多次重复。

③运动强度：（30 ～ 50）次 ×1 组。次数与组数可根据患者情况自行调整。

④运动时间：3 分钟。

⑤运动频度：2 次 / 周。

（6）半蹲肌耐力训练

①运动目的：增强腿部肌肉耐力，防止日常活动减少后，产生的肌耐力下降与肌萎缩，降低心血管疾病风险，提高生活质量。

②运动项目：站立位，上身躯干挺直，背靠墙，匀速下蹲至膝关节合适角度，再恢复直立位，多次重复。需根据自己实际情况增加负荷，增加下蹲深度即增加负荷。

③运动强度：（30 ～ 50）次 ×1 组。次数与组数可根据患者情况自行调整。

④运动时间：3 分钟。

⑤运动频度：2 次 / 周。

（7）站立推墙肌耐力训练

①运动目的：增强手臂及肩背部肌肉耐力，防止日常活动减少后，产生的肌耐力下降与肌萎缩，降低心血管疾病风险，提高生活质量。

②运动项目：面对墙壁站立位，上身躯干挺直，双手前举至肩高度放置墙壁，匀速屈曲手臂再恢复伸直位，多次重复。需根据自己实际情况增加负荷、双手前举降低高度，即增加负荷。

③运动强度：（30 ～ 50）次 ×1 组。次数与组数可根据患者情况自行调整。

④运动时间：3 分钟。

⑤运动频度：2 次 / 周。

三、柔韧性训练

柔韧性锻炼，能扩大关节韧带的活动范围，有利于提高身体的灵活性和协调性，在意外事件发生时有可能避免和减轻损伤。心血管病患者通过柔韧性锻炼，可使僵硬的肌肉得到松弛，防止肌肉痉挛，减轻肌肉疲劳。经柔韧性锻炼后，加强肌肉韧带的营养供应，可延缓肌肉韧带的衰老，还能延缓血管壁的弹性下降和皮肤的松弛。

1. 柔韧性训练运动处方举例

（1）增强肩部柔韧性的训练

①运动目的：增强肩部柔韧性，防止日常活动中产生肩部肌肉拉伤。

②运动项目：站立位，俯身寻找一个稳定的支持物，面对支持物，手扶一定高度，上体前俯，做下振压肩动作。

③运动强度：（5 ～ 8）下 ×（2 ～ 3）组。次数与组数可根据患者情况自行调整。

④运动时间：15 分钟。

⑤运动频度：3 ～ 4 次 / 周。

（2）增强腰部柔韧性的训练

①运动目的：增强腰部柔韧性，防止日常活动中产生腰部肌肉拉伤。

②运动项目：坐在椅子上，两腿分开与肩同宽、挺胸，向前折体弯腰，两手尽量伸向前方，使胸部贴近腿部，并持续一段 15 ～ 30 秒。

③运动强度：（5 ～ 8）次 ×（2 ～ 3）组。次数与组数可根据患者情况自行调整。

④运动时间：15 分钟。

⑤运动频度：3 ～ 4 次 / 周。

（3）增强腿部柔韧性的训练

①运动目的：增强腿部柔韧性，防止日常活动中产生腿部肌肉拉伤。

②运动项目：站立位，面对肋木或高的支撑物，单腿提起，脚跟放在上面，两腿伸直、立腰、收髋，上体前屈，向前向下振压，左右腿交替进行。

③运动强度：（5～8）次 ×（2～3）组。次数与组数可根据患者情况自行调整。

④运动时间：15分钟。

⑤运动频度：3～4次/周。

2. 柔韧性训练注意事项

（1）要持之以恒，循序渐进。

（2）训练前要充分做好准备活动，提高肌肉温度，避免肌肉、韧带拉伤。

（3）柔韧性训练要适度，要注意全面协调发展，防止过分发展柔韧性，引起关节和韧带变形。

四、平衡性训练

平衡性训练适用于平衡功能障碍的患者，也适用于正常人群。当患者具有严重的心律失常、心力衰竭、严重感染或严重痉挛等，则暂不宜进行平衡性训练。训练前、训练中和训练疗程结束后，注意评定平衡功能，了解存在的问题，制定或修改训练方案。训练时，要在患者旁边密切监护，以避免发生跌倒；并且训练中要给予患者口令，以提示、指导或鼓励患者完成相应动作或任务；要让患者面对镜子矫正姿势。另外，还要注意综合训练，维持身体平衡还需要患者有适当的肌力、肌张力和关节活动度等，因此，在进行平衡功能训练的同时，还要进行其他相关方面的训练。

平衡性训练运动处方举例如下。

1. 增强坐位平衡能力的训练

（1）运动目的：增强坐位平衡能力，改善运动功能，降低日常生活中跌倒的可能性。

（2）运动项目：交替屈髋（练习者坐在椅子上，伸手去触摸训练者放置在正前方、侧前方、正上方、侧上方、正下方、侧下方等不同方向的物件）。

（3）运动强度：（10～20）次 ×（2～3）组。次数与组数可根据患者情况自行调整。

（4）运动时间：15分钟。

（5）运动频度：3～4次/周。

2. 增强站立平衡能力的训练

（1）运动目的：增强站立平衡能力，改善运动功能，降低日常生活中跌倒的可能性。

（2）运动项目：抛接球（练习者自然站立，伸手去接治疗师从不同的角度抛来的球，并逐渐增加抛球的距离和力度）。

（3）运动强度：（10～20）次 ×（2～3）组。次数与组数可根据患者情况自行调整。

（4）运动时间：15 分钟。

（5）运动频度：3～4 次 / 周。

五、协调性训练

协调性训练适用于有协调功能障碍的患者。当患者具有严重的心律失常、心力衰竭、严重感染或严重痉挛等，则暂不宜训练。训练前、训练中和训练疗程结束后，注意评定协调功能，了解存在的问题，制定或修改训练方案。协调功能训练不能孤立进行，要同时进行相应的肌力训练、平衡功能训练等。

协调性训练运动处方举例

（1）增强肩部协调性的训练

①运动目的：增强肩部协调性，改善运动功能，降低日常生活中受伤的可能性，提高反应判断力，发展平衡能力及协调能力。

②运动项目：肩部绕环（由直立双臂上举开始，一臂直臂向前、向下、向后、向上画圆摆动，同时另一臂向后、向下、向前、向上画圆摆动，均以肩关节为轴，依次进行）。

③运动强度：（10～20）次 ×（2～3）组。次数与组数可根据患者情况自行调整。

④运动时间：15 分钟。

⑤运动频度：3～4 次 / 周。

（2）增强腿部协调性训练

①运动目的：增强腿部协调性，改善运动功能，降低日常生活中受伤的可能性，提高反应判断力，发展平衡能力及协调能力。

②运动项目：交替屈髋（仰卧于床上，膝关节伸直，左右侧交替屈髋至 90°，逐渐加快速度）。

③运动强度：（10～20）次 ×（2～3）组。次数与组数可根据患者情况自行调整。

④运动时间：15 分钟。

⑤运动频度：3～4 次 / 周。

六、牵伸训练

牵伸训练是指慢慢地将身体部位移至某一特定位置，并保持一定时间，从而牵伸某一肌肉或某一肌肉群。牵伸训练可以提高肌肉柔韧性和线条感；进行低强度、长时间的牵伸可以减少肌肉酸痛；高强度的牵伸可以提高关节灵活性，提高肌肉活动的效率和动作的流畅性。牵伸训练还可以预防各种损伤问题。

七、运动处方的实施及注意事项

在运动处方的实施过程中，应在个体化基础上注意每一次训练课的安排、运动量的监控及医务监督。

1. 一次训练课的安排

在运动处方的实施过程中，每一次训练课都应包括三个部分，即准备活动、基本部分和整理活动部分。

（1）准备活动部分：准备活动部分的主要作用是：使身体逐渐从安静状态进入到工作（运动）状态，逐渐适应运动强度较大的训练部分，避免心血管、呼吸等系统器官突然承受较大运动负荷而引起意外，避免肌肉、韧带、关节等运动器官的损伤。

在运动处方的实施中，准备活动部分常采用运动强度小的有氧运动和伸展性体操，如步行、慢跑、弹力带器械操、太极拳等。准备活动部分的时间，可根据不同的锻炼阶段有所变化。开始锻炼的早期阶段，准备活动时间可为 10 ～ 15 分钟；锻炼的中后期，准备活动时间可减少为 5 ～ 10 分钟。

（2）基本部分：运动处方的基本部分是主要部分，是达到康复或健身目的的主要途径。基本部分包括的运动内容、运动强度、运动时间等，应按照具体运动处方的规定实施。

（3）整理活动部分：每一次按运动处方锻炼时，都应安排一定内容和时间的整理活动。整理活动的主要作用，是避免出现因突然停止运动，而引起的心血管系统、呼吸系统、自主神经系统的症状，如头晕、恶心、重力性休克等。常用的整理活动有：散步，放松体操，自我牵伸等。整理活动的时间为 5 分钟左右。

2. 锻炼中运动强度的监控

运动处方的实施过程中，应注意对运动强度的监控。一般常采用的方法有自觉疲劳分级（RPE）、靶心率等。

3. 运动中的医务监督

运动处方的实施过程中，应对治疗性运动处方的实施进行医务监督。具体注意事项如下：

（1）在一个运动处方刚刚开始时，应监检测患者运动前、运动中和运动后的血压和心率水平。

（2）运动开始前 30 ～ 60 分钟，调节水分和糖摄入，如血糖 < 5.56 mmg/L，应适当补充糖水或甜饮料。

（3）应注意前一天的运动和休息状态，以及心绞痛的发作次数。

（4）应注意所服用的药物对心血管的影响。

4. 运动资料的管理

运动处方资料管理，目前分为五大部分：个人状况调查、患者健康体适能评价、运动体适能干预、干预效果评定、体适能教育及指导。

（1）个人状况调查：以软件及互联网的形式，收集将用于健康体适能管理和评定中涉及的个人基本信息、疾病危险性调查、运动和饮食习惯等客观信息。

（2）健康体适能评价：根据个人信息制定运动试验方案，选择测评设备，对心肺耐力、肌肉力量和肌肉耐力、柔韧性、体成分、骨密度、国民体质监测项目、人体能量、血管机能等健康体适能相关指标的测评，进行个性化的评价。

（3）运动体适能干预：根据个人健康体适能评价，结合个人运动习惯等客观信息，综合制定个性化和科学化的运动处方和健身计划，并在执行中根据具体情况调整。

（4）效果评定：定期测评患者健康体适能和相关指标，分析运动效果，调整运动处方和健身计划。

（5）体适能教育及指导：在以上所有过程中，应安排不同程度的教育指导，可以一对一，也可以一对多，形式包括语言交流、纸媒、DIY 软件、互联网等。

实际运行中，不同患者的健康体适能管理机构应有各自的特点，有移动式或固定健康管理机构的区别，有以患者健康体适能评价为主，与健康体适能干预机构签约共享会员；也有以健康体适能干预为主，借助临床医院和运动医学研究机构，配合完成患者运动疗效评价等。

第 2 节　肺康复治疗

一、体位摆放

1. 特殊体位与常规体位

文献支持频繁变换体位对患者是有益的，尤其对于相对制动、重度衰弱、迟钝、肥胖、高龄或低年龄等患者。尽管患者每 2 小时变换体位的有效性未经证实，但仍然是一个公认的护理标准（尽管 ICU 达不到最低要求）。这种做法是基于长时间的静息体位造成的有害影响，是可以预防的观点。体位变换越频繁，病情严重的患者生理获益越大，病情没那么严重的患者，同样也能从系统的重力性改变中获益。

频繁变换体位的生理学效应：体位变化对呼吸系统、心血管系统、气道闭合、黏液纤毛运输、淋巴引流和膈肌的神经活化都有影响。这些效果是由于体位变换造成的，与静态体位效应不同。变换体位带来的好处，能通过变换到极限体位得到增强（即从仰卧转向俯卧，而不是从仰卧转向侧卧）。体位变换的效应，源于内脏移位及心血管和肺结构所受的压迫。频繁的物理扰动也可以抑制细菌繁殖。频繁的体位变换，被物理治疗师用来刺激患者，使其觉醒到一个更警觉和清醒状态。患者直立角度越高，其神经越兴奋，且呼吸受到的刺激越大，这种效果通过鼓励患者自我支撑得到增强。

2. 患者体位摆放的注意事项

制定体位处方，会让物理治疗师及其团队成员花费大量时间。体位处方是基于明确的适应证和定义明确的参数基础上制定的，治疗体位不同于常规体位。对于任何住院卧床和活动减少的患者，在治疗中或是治疗期间的体位，是一个 24 小时问题。这类患者有氧转运受损的风险。整个团队应致力于预防静态体位和活动受限相关的并发症。

尽管卧床患者的体位改变，需要花费很多时间和精力，特别是机械通气的患者，但是在一个体位上获取的效益（即使很短时间内）会远远胜过所花费的时间和精力。俯卧位也会产生有益的效应，但使用得很少。一般的治疗性体位，可以有效地与护理干预措施，以及其他过程相协调。所有体位，尤其是重症患者的俯卧位，治疗团队应当注意潜在的入选和排除标准、转换前注意事项、转换技术、协助、监测有效性、被动活动和肢体摆放等。最后，俯卧位所带来的不良反应，以及其他姿势的不良反应，都需要被记录下来。

对于某一个特定的患者，极端的体位和体位变化可影响措施的选择。当极限的体位不可行，体位变换又是必须的时候，可以选择改良体位和轻微变换。尽管我们不能依赖于改良体位和轻微的效应，但对于极限体位禁忌的患者而言，也是有效的。如果有适应证，在每个体位变化前后，鼓励患者深呼吸、咳嗽，或者予以气道抽吸。

二、气道廓清技术

1. 气道湿化

气道湿化是康复护理的重要环节，由于气道充血、水肿、纤维化，使纤毛运动减退，支气管黏液腺肥大、杯状细胞增生，气道内黏液分泌增加，气流阻塞，痰液不易被咳出或吸出，严重时可能会形成痰栓或痰痂，堵塞呼吸道，导致呼吸困难，口唇紫绀。实验证明，肺部感染率会随着气道湿化程度的降低而升高。

雾化式湿化法：超声雾化则是利用超声声能为动力，将湿化液撞击成直径 $0.5 \sim 1.0\ \mu m$ 的雾滴，使之有较高的穿透性，随患者的呼吸进入终末支气管及肺泡，从而达到湿化和药物治疗的目的，但较长时间的雾化可致患者血氧分压下降。建议采用小雾量、短时间、间歇雾化法，每 $2 \sim 4$ 小时雾化 10 分钟，通常使吸入气体维持在 $32 \sim 35℃$，效果较为满意。

2. 振动和摇动

对于年龄过小或年龄过大、配合能力有限的患者，可针对其胸廓进行振动或摇动的手法，以促进患者痰液的排出。为避免气道高反应的后果，可在治疗前或治疗期间提供雾化吸入支气管扩张剂。

振动时，治疗师可双手重叠，通过上肢轻柔而平稳的共同收缩来振动胸壁，在吸气末开始，直到胸廓下沉。手动振动的频率是 12 ~ 20 Hz。摇动时，患者处于适当的体位引流（即一种患者被放置在特定体位上，通过重力协助分泌物从支气管树中引流出来的特定技术）位置，治疗师把手放在需要引流的肺叶上方，并指导患者进行深呼吸。在吸气末，用缓慢（大约每秒 2 次）、有节律的弹动按压胸壁，直到呼气结束。在气流被呼出的同时手随着胸部的活动施压。摇动的频率为 2 Hz。

如果患者是机械通气，先前描述的技术则需要与控制肺通气的时相协调；如果患者呼吸速率过快，无论是自发还是有控制的肺通气，每次呼气期间使用振动或摇动也许是必要的。

胸壁压力不应引起患者不适。如果患者胸壁的依从性受限，对振动的耐受性可能会比摇动更好。

无人看护的患者可以使用机械振动器，虽然这样对肺后段的治疗有限。

3. 主动循环呼吸技术（ACBT）

主动循环呼吸技术，由三个通气阶段的反复循环构成：呼吸控制、胸廓扩张运动和用力呼气技术。呼吸控制是放松上胸部和肩部，同时进行轻柔的潮式呼吸。胸廓扩张阶段包括深吸气，同时由治疗师为患者进行振动，这个阶段可帮助松动分泌物。用力呼气技术包括一个或两个呵气（在一个到两个呵气后，患者必须暂停进行呼吸控制，这可防止增加气流阻塞），像用力呵气清洁眼镜、玻璃一样，但需要发出"he"的音，而不是"ha"。

（1）主动循环呼吸技术的准备：徒手操作所需的唯一设备，就是用治疗的手，在胸廓扩张阶段叩击或摇动、振动胸壁。

在胸部扩张阶段可使用机械叩击器或振动器，可由护理人员操作或让患者自行叩击。

呵气动作（用力呼气技术的一部分）的掌握，有助于使用最大流量计吹嘴来维持口腔和声门的开放。对于年幼的患者，可以教他们吹棉球或纸巾，以提高该技术的效果。为了帮助他们专注于呼气动作，也可以教小孩子在进行呼气时在胸部两侧扇动手臂，该技术被称为"鸡式呼吸"。

患者应在体位引流姿势下刺激肺部有效区的引流，整个治疗也可在直立坐位进行。如果使用体位引流姿势，需要设备以固定体位。

大多数患者一次治疗期间，可接受两个或三个有效区域的治疗。

在任何有效的体位下，至少 10 分钟的治疗对于有效的清除分泌物都是必要的。术后或有少量分泌物的患者可能并不需要这么多的时间，病情严重的患者可能会在最佳治疗前就出现疲劳。

（2）主动循环呼吸技术的治疗

呼吸控制阶段：指导患者用一种放松的方法，以正常的潮气量进行呼吸。上胸部和肩部应保持放松，下胸部和腹部应该主动收缩。呼吸控制阶段的持续时间应与患者对放松的需求相适应，并为下一个阶段做准备，一般为 5 ～ 10 秒。

胸部扩张阶段：强调的是吸气。指导患者采取深呼吸到吸气储备量；呼气是被动而轻松的。治疗人员或患者可将一只手放在胸部治疗的区域，以促进增加胸壁的运动。

叩击、摇动或振动，可以结合胸部扩张，在患者呼气时进行。对于术后或患有肺塌陷的患者，在吸气末屏气或用鼻吸气，能促进侧支通气，使空气重新分配进入坍塌段，并协助肺复张。

用力呼气阶段：包括穿插呼吸控制的呵气。呵气是种快速但不用最大努力的呼气，它相当于用温暖的气息使眼镜起雾，可以清洁眼镜。不像咳嗽时声门闭合，呵气要求声门保持开放。在一个有效的呵气中，腹部的肌肉应该收缩，以提供更大力呼气。

两个不同水平的呵气：从外周气道清除分泌物，一个中等强度吸气后的呵气是有效的，这个呵气应该是较久的、较低沉的；要清除已经达到了较大气道的分泌物，深吸气后的呵气是有效的，这次呵气要较短、较响亮。

主动循环呼吸技术应适应患者的需要。如果分泌物顽固，有必要在用力呼气技术前，循环两次胸部扩张期，以松动分泌物。在支气管痉挛或不稳定气道的患者中，呼吸控制阶段可以长达 10 ～ 20 秒。对于手术后的患者，可以使其在用力呼气期间用手按着手术切口，以获得足够的呼气力量。

如呵气以中等肺容量吸气，到完整呼气，不能达到预期效果，而且连续两个循环无痰声，则可以结束治疗。

4. 自主引流

自主引流的操作步骤

第一阶段为"松动"阶段，吸气应缓慢进行，通过鼻腔，利用膈肌或下胸部吸气，然后屏气 2 ～ 3 秒，通过侧支通气把黏稠分泌物松动剥离。

口腔和声门打开主动呼气，监听黏液的运动，同时避免喘息。也可以用放在胸部上的手感受黏液的振动。这些振动的频率显示了它们的位置。高频率的振动意味着分泌物位于小气道；低频率的振动意味着分泌物已经转移到了大气道。

第二阶段为"聚焦"阶段，通过将肺容积增加到比初始阶段更高的水平，来收集中间呼吸道的黏液。接着潮式呼吸逐渐从补呼气量向补吸气量范围变化，这样一来每次吸气都使肺扩张得更大，患者增强吸气和呼气，以移动更大体积的分泌物。这种低到中肺容积的呼吸一直持续到黏液的声音减小，预示着黏液运动到大气道。

第三阶段为排出阶段，患者会增加吸气到补吸气量范围内。中到高肺容积呼吸持续到分泌物至气管中。黏液可通过较强的呼气或高容量呵气排出。应该避免无效咳嗽，因为它可能导致气道塌陷。

为了避免气道的塌陷，如果听到喘息，必须降低呼气流速。初学者可能需要使用缩唇，以避免压缩呼吸道。指示患者卷舌（如果可能的话）可以帮助控制呼气流速。

自主引流每个阶段的持续时间，取决于分泌物的位置。每个周期的持续时间取决于分泌物的数量和黏度。平均治疗时间常为 30～45 分钟。然而，对于进行自主引流经验丰富的患者，清除分泌物的时间比初学者更短。

5. 呼气正压

运用呼气正压装置，可使气道震荡，加快呼气流速，从而达到松动并移除分泌物的作用。患者使用呼气正压装置时应该坐直，肘部放松置于桌面。治疗师指导患者用胸部和下腹部进行潮式呼吸，吸气后屏住呼吸 2～3 秒，用装置主动地缓慢呼气，不用力。反复进行 10～15 次，然后进行呵气或咳嗽，咳出已松动的分泌物，每 5～10 次呵气或咳嗽后，应暂歇而后再继续。

（1）呼气正压的准备：目前有几种不同的设备，可提供稳定的阻力或振荡气流的呼气正压。医生应熟悉特定的设备，并为患者和家属提供充分的指导。

面罩可以代替大多数呼气正压设备（成人和儿童）的口件使用，并优先被一些从业者选择。因为患者在呼气末期会张开嘴，造成肺容积下降，建议使用口件时使用鼻夹。

在大多数呼气正压设备的初始指令阶段，压力计可以放置在阻力的近端。首先，压力计有助于确定和监测适合患者的阻力水平，使患者在整个呼气过程中能保持 10～20 cmH$_2$O 的压力。其次，压力计可以用作视觉反馈，以帮助患者掌握该技术。

经雾化器雾化后的气雾剂药物，可以内联放置在与呼气正压同时进行的很多设备中，改善药物的沉积。如果在呼气正压治疗咳嗽期间，同时使用雾化吸入药物，应教会患者除去面罩或口件时，如何停止气雾剂的吸入。若患者需要，补充氧气的设备也可放置在许多设备内。

气泡呼气正压是可变的呼气正压，在儿童的治疗中尤其有用。需要的设备包括一个 38～46 cm 的长管和充满水的 13 cm 高的柱形（这个将产生约 20 cmH$_2$O 的呼气正压）塑料容器。可以加入几滴食用色素和（或）3～6 滴液体洗涤剂，这样可以使治疗更有趣。

所有的呼气正压设备，应定期用热水和肥皂水清洗；一些设备可在洗碗机中清洗。在医院里，设备应按照感染管理的要求进行消毒。

（2）呼气正压的治疗：首先要确定呼气正压治疗合适的阻力水平，患者用面罩或口件进行潮式吸气和主动呼气。根据压力计监测到的呼吸正压水平，来调节阻力器的阀门，逐渐降低阻力，直到确定提供 10～20 cmH$_2$O 的呼气正压水平。选择合适的阻力，就会产生所需的 1：3 或 1：4 的吸呼比。选择的阻力过大，将造成呼吸频率增加或压力过低，而过小的阻力将造成呼吸频率的降低或压力过高。

对于高压呼气正压，合适的阻力由连接到面罩排出口的肺活量计决定。若能通过面罩产生最大的用力肺活量，则该阻力可以继续使用。患者通过面罩做 6～10 次的潮式呼吸；然后吸气到肺总量，对着面罩用力呼气，重复以上操作，直到所有的黏液被移动。

使用呼气正压治疗时，患者应该坐直，肘部放于桌面。使用面罩需用双手固定装置，以达到密封的效果。如果需要的话，患者使用的呼气正压装置（除 Flutter）采取倾斜位置。使用 Flutter 时患者应采取直立坐姿。

指导患者使用面罩或口件时，用胸部和下腹部进行潮式呼吸，吸气后屏住呼吸 2～3 秒，呼气前平衡呼气。用面罩或口件主动地缓慢呼气。患者以正常的呼吸频率，用面罩或口件呼吸 10～15 次。之后，将面罩或口件移开，患者做一系列呵气和（或）咳嗽，咳出已松动的分泌物。每 5～10 次呵气或咳嗽后应暂歇，而后再继续。

以呵气结束的呼气正压呼吸应持续 15 至 20 分钟，每天或根据患者需要，进行两次治疗。治疗的频率和持续时间必须针对每个患者的具体情况而定。在肺部情况恶化的时期，应鼓励患者增加呼气正压治疗的频率，而不是延长一次治疗的时间。一些患者可能会出现过度通气，引起头晕，暂停吸气可以避免。

起初，患者和护理者通过压力计装置监测结果，确保在 10～20 cmH$_2$O 的压力下完成整个呼气。调节好阻力并掌握该项技术后，压力计可以从系统中移除。在门诊和住院期间，阻力应定期复查。

对于气泡呼气正压，指导患者用力对长管吹气，以使气泡上升到容器的顶部。一定次数的呼吸后，要求患者在重复治疗之前做呵气或咳嗽。治疗师可调节水柱的高度来改变压力，并且根据每个患者的需要调节呼吸、呵气或咳嗽的次数。

6. 高频胸壁振荡

（1）高频胸壁振荡的准备：为了给患者和家属提供充分的指导，医生应熟悉所使用的特定的高频胸壁振荡设备。不同型号的充气背心适合不同的患者，并有不同的尺寸可供选择（从幼儿到成人）。一个完整的背心应延伸到患者直立坐位时大腿的根部。较短的背心（胸部背心）也可用，它对腹部的压力更小，并能减少胃部不适。背心应正好合身，且在放气时患者不应感受到呼吸受限。单层衣服或病号服可以穿在背心里面。根据医院的设置，可调节背心可供多个患者使用，并按照正确的感染管理办法清洗。如果家庭使用，每个患者应有适合自己的背心。

建议在整个治疗过程中，同时雾化吸入药物，这样可以湿化气道，以抵消气流加速后的干燥作用。

（2）高频胸壁振荡的操作步骤：患者应采取直立位，坐于椅子上，管子应牢固地连接到气体脉冲发生器。启动高频胸壁振荡系统之前，先开始雾化治疗。

压力控制设置应根据患者的舒适度进行调整，选择患者可接受的最高压力。治疗应从由低到高的频率递进，从低（7～10 Hz）到中等（10～14 Hz），然后到高（14～

20 Hz），以达到更高的流速，并增加肺容积。研究显示，产生最高流速的频率通常大于13Hz，而产生最大容量的频率通常低于 10Hz。每个频率消耗的平均时长为 10 分钟，这将根据患者的耐受程度、分泌物的量和黏度，以及患者的病情而有变化。在每个频率的规定时长治疗后，应指导患者呵气或咳嗽，来清除已松动的分泌物。

高频胸壁振荡也被用于需要长期机械通气的患者。研究显示，使用高频胸壁振荡是安全有效的，它比体位引流和叩击更省时间。

长期中央静脉置管的患者，可以使用具有充分衬垫的高频胸壁振荡设备（如泡沫圆圈枕头），以减轻置管部位周围的压力。

三、促进气道廓清的咳嗽技术

咳嗽大致可分为四个阶段：第一阶段，充分吸气；第二阶段，声门闭合；第三阶段，提高胸内压和腹内压；第四阶段，声门打开，气体排出。咳嗽前应鼓励患者多喝水，并使用气道廓清技术，当咽部或上呼吸道感觉有黏液存在时，指导患者控制咳嗽，而不是无效的干咳。

1. 主动辅助咳嗽技术

在辅助患者咳嗽的过程中，患者需要积极配合、主动参与。治疗师通过增加一些语言暗示来帮助患者完成咳嗽；对于上肢不能移动，且通过机械通气辅助呼吸的患者，通过增加眼神交流来帮助完成。通过教给患者与产生有效咳嗽相关的概念，鼓励患者自主咳嗽。

（1）呼吸叠加和徒手胸部按压：呼吸叠加技术是通过患者独立地吸气至最大吸气量，然后屏住呼吸，在初始的呼吸基础上增加 2 次或 3 次以上"到头"的呼吸，来增加肺活量。这期间伴随着咳嗽。对于神经肌肉衰弱的患者，治疗师或家庭成员可以在呼气期间做胸部按压辅助咳嗽。

（2）肋膈辅助：肋膈辅助可以用于任何体位。评定最合适患者的体位后（大多数是坐位或侧卧位），治疗师将手放在患者的胸骨角并指导患者最大限度地进行 4 个咳嗽的阶段。在患者的一次呼气结束时，治疗师快速地将手伸向患者肚脐方向，在随后吸气时，促进较强的膈肌和肋间肌肉收缩。

本手法基于本体感觉神经肌肉促进技术的重复牵伸（PNF 方法），以促进最大化地吸气。患者也可以通过主动使用上肢、头和颈部、眼睛、躯干或上述所有，最大限度地吸气。然后要求患者"保持"。要求患者主动咳嗽的同时，治疗师用手施加强大的压力，然后在肚脐处向下施力。以这种方式，治疗师可以辅助患者建立胸内压和呼气力量。当然，患者还应该通过使用自己的手臂、躯干或身体其他部位主动参与整个过程。肋膈辅助技术对于肋部或腹部肌肉虚弱或瘫痪的患者有明显作用。治疗师必须评定每种体位下重力和体位对该技术的适用性的作用。这种技术很容易学习和教导，通常可以应用于急性期到康复阶段的患者，因此很受欢迎。

（3）Heimlich 操作手法（腹部推力辅助）：这种方法需要治疗师将掌根水平放置在患者的肚脐水平，并注意避免直接放置在较低的肋骨上。适当的定位，指示患者"深吸一口气并保持住"。然后治疗师指示患者咳嗽，用掌根在横膈膜下迅速向上向里推，并让患者尽可能以适当的躯干动作辅助咳嗽。此过程对于咳嗽时强行排出气体非常有效，但由于以下几个原因可能会造成患者的极度不适。

①推动时的接触面积过于集中。

②突发状况，引起了不希望出现的神经肌肉反应，更严重的是治疗师的手法接触引起的联合感觉刺激。

③用力可能会造成胃肠道功能紊乱，如胃食管反流。

建议只有当患者对其他技术没有反应，并且需要更好更有效的咳嗽时，再使用这种手法。

（4）前胸按压辅助：前胸按压辅助，是在咳嗽期间按压前胸的上部和下部。治疗师把一侧前臂放在患者的胸大肌部位按压上胸部；另一侧前臂平行放置在胸下部（避免剑突）或腹部或按 Heimlich 操作手法放置。与其他技术的要求一样。在呼气阶段，治疗师的两臂快速用力进行刺激。力的方向是：在上胸部向下、向后；在下胸部或腹部向上、向后；当一起进行时，两只手臂施加压力，形似字母 V。

对于前胸壁消瘦的患者，因为前胸壁的肌肉薄弱，前胸按压辅助是比肋膈辅助技术更有效。研究发现侧卧或四分之三仰卧位，是针对这种技术最有效的位置。然而，前胸按压技术并不适合前胸下陷畸形的患者，因为会进一步加重胸壁塌陷。

（5）反向旋转辅助：研究发现对于神经系统疾病患者来说，最有效、使用最广泛的辅助咳嗽技术是侧卧位的反向旋转辅助。反向旋转技术的体位和步骤对患者和治疗师都适用。治疗师应该想起骨科技术，如脊柱、肋骨、肩膀和骨盆的处理方法和注意事项，这些也适用于反向旋转辅助技术。

治疗师跟着患者的呼吸循环开始，把手放在患者的肩部和骨盆，轻轻按压辅助患者吸气和呼气，促进更全面的通气。这套手法一般重复 3～5 个周期，或者直到患者所有肺段获得了良好的通气。在这时，患者准备开始咳嗽阶段。要求患者尽可能地深吸气，同时治疗师辅助患者胸廓扩张。下一步，治疗师指导患者在吸气末"保持住"。然后让患者尽可能努力咳嗽，同时在患者躯干前屈时，治疗师迅速而有力地用手按压患者的胸部。

对于认知水平低的患者，反向旋转也可以产生其他有益的影响。

①旋转是咳嗽高音调的天然抑制剂。到目前为止所有技术中，它是最可能增加咳嗽阶段的异常音调的技术。昏迷的患者在被动咳嗽前轻度旋转，可以减少高音且降低高的

呼吸频率，且减少了呼气阶段患者保持声门关闭的可能性。

②反向旋转对于胸闷来说是很好的运动，旋转本身就可以促进自发的深呼吸，因此，很多患者可以通过松动胸壁增加潮气量（TVs）。

③旋转可以刺激前庭，并且可以辅助唤起患者认知，让患者在咳嗽过程中发挥更主动的作用。

这项技术的优势，在于患者的主动参与并不是成功的必要条件。意识不清或没有反应的患者，如脑外伤后、脑血管意外或瘫痪的患者，仍然可以通过该技术完成呼吸道廓清。该技术的力学特征决定了无论患者主动参与的水平如何，肺内气体可被快速有力的排出。

（6）自我辅助技术：患者需要学会在治疗或休息中、在任何体位下进行咳嗽，所有自我辅助的咳嗽技术可以作为物理辅助技术的开始。因为患者需要更主动且更多运动量，所以要求患者掌握技术、主动参与。自我辅助技术包括：肘支撑俯卧位、头部屈曲的自我辅助咳嗽；长坐位自我辅助咳嗽；端坐位自我辅助咳嗽；手膝位自我辅助咳嗽；直立位自我辅助咳嗽。在不同体位下促进增加呼吸肌以及呼吸辅助肌参与，并加强这些肌肉群。

2. 咳嗽辅助机

如果患者不能独立咳嗽，需要辅助咳嗽技术或器械（机器）来清除分泌物时，其他排出分泌物的方法也是必要的。在这一点上，吸痰一直是最常用协助去除分泌物的方法。然而，不是所有患者都能耐受经口吸痰，对于气管切开插管，或有气管内导管的患者，气管内吸痰是侵入性的而且让患者不舒服。很多患者找到了能提高排出分泌物时的舒适度和有效性的新设备，这些设备称为咳嗽辅助机。

咳嗽辅助机，是用于呼吸道清除的无创性设备。正压阶段（吸入）紧接着是负压阶段（呼出），模拟咳嗽，这种装置可通过面罩或通过适配器管接到气管插管上。

有神经肌肉疾病的成人和儿童，易反复肺部感染，反复感染是死亡的主要原因。咳嗽辅助机，可提高咳嗽气流峰值。研究显示，咳嗽辅助机比其他咳嗽辅助技术产生更大咳嗽压力的升幅。考虑到看护者工作量和咳嗽辅助机的可用性，对于很多神经肌肉无力和有人工气道的患者，咳嗽辅助机可以作为一种有效的辅助手段，也适用于其他场合。

以前咳嗽辅助机主要用于成人，但现在也被越来越多地用于儿童。研究发现，对患有神经肌肉疾病和在咳嗽受损的儿童，咳嗽辅助机是首选的、安全的、可耐受的，而且能有效预防并发症。

四、呼吸肌训练

相比于外周骨骼肌的肌力训练，呼吸肌的训练旨在提高吸气肌或呼气肌的收缩力、耐力或速度。

1. 吸气肌训练

吸气肌的训练策略，着重强调加强吸气肌耐力。目前实行两种类型的训练，即阈值负荷训练和自主过度通气法（NCH）。使用 NCH，嘱患者呼吸时进行 15～20 分钟高比例（＞60%）的最大自主通气量（MVV）。阈值负荷训练可以采取局部的循环呼吸系统装置在有阻力地呼吸时，患者通过一个可调节直径的嘴适配器吸气。吸气阻力呈现流速依赖。如果阻力和流速是紧密结合相互调控，就可通过靶向阻力的反馈获得足够的训练强度。还有一种是非流速依赖型的阻力，也叫作阈值负荷阀，阈值负荷增加了吸气肌收缩速度，缩短吸气时间，增加呼气和放松的时间，从而降低过度充气，这对于 COPD 患者是一个重要的优势。

2. 呼气肌训练

因为爆发性的呼气练习、腹部肌肉的低强度收缩与咳嗽、瓦尔萨尔瓦式压力均衡法，（Valsalva）和运动的有关动作相似。因此，呼气肌训练参数可以任意地选择高强度力量训练或中等强度耐力训练。举例，一个规范的呼气肌耐力训练，在 15%～45% 呼气肌肉强度（PEmax）强度下，持续训练 30 分钟；一个力量训练，为在 60% PEmax 强度下，进行 15 个 Valsalva 动作。两个训练计划都是通过口腔加载呼气阻力来实现，如阈值负荷。

五、运动训练

肺部疾病患者在经过系统的评定后，可以适当进行运动训练，包括柔韧性训练和牵拉训练，也包括平衡功能训练、有氧训练和力量训练。

肌肉离心运动和能量的减少有关，因此，离心运动对有氧能力差的患者有重要的治疗作用。下山和骑自行车属于离心运动，会改变患者的呼吸模式，往往是加快呼吸和减慢呼吸的主要原因。因此，当进行这种节能型运动时，更需要对患者进行严格的监测，以保证患者的运动安全。

尽管对慢性肺疾病患者进行肌肉耐力训练，已经给予一定的关注，但是，最佳效果的处方指标还没有确切定义。但应该明确的是，在这类患者的力量降低时，可及早介入力量训练，增强骨骼肌，来平衡肺部疾病患者的高消耗，预防患者进一步的肌肉萎缩。

第3节 病例选编

1.一般资料

患者，男，68岁，居住地北京，退休人员。1年前患者出现进行性呼吸困难，伴有咳嗽、咳痰，活动后症状加重。曾行肺CT检查示慢支、肺气肿改变，双下肺间质改变，右肺中叶结节。近2周上述症状加重，伴有胸闷及剑突下不适，以咳嗽和深呼吸后症状明显。运动时（上1层楼梯）出现气短。患者自发病以来饮食及二便可，睡眠可。既往高脂血症病史30年；偶有血压增高病史，最高140～180/70～80 mmHg，未系统诊治；间断心悸、胸闷、胸痛病史1年，含服速效救心丸后好转，未确诊；糖尿病史6个月，口服药治疗；4个月前发现肝功能异常。曾行阑尾手术史。对他汀类药物及头孢类药物过敏（具体不详）。入院诊断：①肺间质纤维化；②慢性支气管炎；③肺气肿；④2型糖尿病；⑤高脂血症；⑥高血压病3级（很高危）；⑦肝功能异常。

2.入院康复评定

（1）心肺运动试验（表8-2）

表8-2 心肺运动试验评定结果

	AT 无氧阈	Max.Load 最大功率
功率（W）	75	112
摄氧量（L/min）	0.82	1.17
公斤摄氧量（ml/kg/min）	10.0	14.3
二氧化碳排出量（L/min）	0.77	1.28
梅脱值（代谢当量）	2.9	—
呼吸交换率（RER）	0.94	1.10
心率（HR）	111	130
氧脉搏（ml/beat）	7.4	9.0

（2）肌力评定

①30秒内坐下起立测试，结果：17次。

②30秒内单手举哑铃测试，结果：左 22次；右 25次（患者右利手）。

③握力，结果：左 35 kg；右 39 kg（患者右利手）。

（3）柔韧性评定

①座椅前伸实验，结果：左 -17 cm；右 -15 cm。

②抓背实验，结果：左 -33 cm；右 -35 cm。

（4）平衡性评定

①单腿直立平衡实验，结果：左　36 s；右　45 s。

②功能性前伸实验，结果：12 cm。

（5）肺功能测定（表8-3）

表8-3　肺功能测定结果

通气功能	预计	实测	实 % 预
吸气肺活量 IVC（L）	4.43	3.92	89%
肺活量（L）	4.43	3.92	89%
流量容积环	—	—	—
一秒用力呼气容积（L）	3.28	1.80	55%
呼气峰值流速（L/ 分）	8.29	3.77	46%

（6）胸部视诊及听诊

①视诊：桶状胸，双侧肋间隙增宽，双侧呼吸运动对称。

②听诊：双肺呼吸音粗，左肺底可闻及吸气末 Velcro 啰音，无胸膜摩擦音。心前区无异常搏动，心界不大，心音有力钝，心率92次/分，律齐，各瓣膜听诊区未闻及病理性杂音。

3. 现存问题

（1）混合型通气功能障碍。

（2）柔韧性差。

（3）平衡功能较差。

（4）运动后气短、胸闷。

4. 康复目标

（1）近期目标：①维持并提高肌力；②提高柔韧性；③提高平衡功能；④提高运动耐力，缓解运动后气短、胸闷等症状。

（2）远期目标：①帮助患者养成运动习惯；②回归家庭、生活自理；③回归社会、参加社交活动。

5. 康复治疗计划（运动处方）

（1）热身：八段锦13分钟/次。

（2）有氧训练

①功率踏车

• 强度：能量值　70～90 W；递增心率　110～130次/分。

• 持续时间：15分/次。

- 频率：5 次 / 周。

②跑台训练

- 强度：功率值　70 ～ 90 W；递增心率　110 ～ 130 次 / 分钟。
- 持续时间：15 分 / 次。
- 频率：5 次 / 周。

（3）力量训练

①肱二头肌屈伸抗阻训练

- 运动项目：身体自然站立位，起始位双手自然下垂，手握 5 磅重量的哑铃，缓慢匀速屈肘至 90°，再缓慢放下，多次重复。
- 运动强度：15 次 ×2 组。
- 运动时间：5 分钟。
- 运动频度：2 次 / 周。

②桥式运动肌耐力训练

- 运动项目：仰卧位，双腿屈曲 90°，然后伸髋、抬臀，并保持多次重复。
- 运动强度：10 次 ×3 组。
- 运动时间：3 分钟。
- 运动频度：2 次 / 周。

③半蹲肌耐力训练

- 运动项目：站立位，上身躯干挺直，背靠墙，匀速下蹲至膝关节屈曲 90°，再恢复直立位，多次重复。
- 运动强度：10 次 ×3 组。
- 运动时间：3 分钟。
- 运动频度：2 次 / 周。

④站立推墙肌耐力训练

- 运动项目：面对墙壁站立位，上身躯干挺直，双手前举至肩高度放置墙壁，匀速屈曲手臂再恢复伸直位，多次重复。
- 运动强度：10 次 ×3 组。
- 运动时间：3 分钟。
- 运动频度：2 次 / 周。

（4）柔韧性训练

①增强肩部柔韧性的训练

- 运动项目：站立位，俯身寻找一个稳定的支持物，面对支持物，手扶一定高度，上体前俯，做下振压肩动作。
- 运动强度：15 ～ 20 秒 / 次 ×2 组。

- 运动时间：2 分钟。
- 运动频度：3 次 / 周。

②增强腰部柔韧性的训练

- 运动项目：坐在椅子上，两腿弯曲与肩同宽、挺胸，向前折体弯腰，两手尽量伸向前方，使胸部贴近腿部，并持续一段时间。
- 运动强度：15 ～ 20 秒 / 次 ×2 组。
- 运动时间：2 分钟。
- 运动频度：3 次 / 周。

③增强腿部柔韧性的训练

- 运动项目：站立位，面对肋木或高的支撑物，单腿提起，脚跟放在上面，两腿伸直、立腰、收髋，上体前屈，向前向下振压，左右腿交替进行。
- 运动强度：15 ～ 20 秒 / 次 ×2 组。
- 运动时间：2 分钟。
- 运动频度：3 次 / 周。

（5）平衡功能训练

①抛接球

- 运动项目：练习者自然站立，伸手去接训练者从不同的角度抛来的球，并逐渐增加抛球的距离和力度。
- 运动强度：20 次 ×3 组。
- 运动时间：10 分钟。
- 运动频度：3 次 / 周。

②单腿站立

- 运动项目：练习者自然站立，左腿直立，右腿抬起至右脚距地面 15 ～ 20 cm，并进行对侧训练。
- 运动强度：左右各 5 次 ×1 组。
- 运动时间：10 分钟。
- 运动频度：3 次 / 周。

（6）放松运动

①肱二头肌牵拉

- 运动强度：左右各 30 秒 / 次。
- 运动频度：5 次 / 周。

②肱三头肌牵拉

- 运动强度：左右各 30 秒 / 次。
- 运动频度：5 次 / 周。

③股四头肌牵拉

● 运动强度：左右各 30 秒 / 次。

● 运动频度：5 次 / 周。

④小腿三头肌牵拉

● 运动强度：左右各 30 秒 / 次。

● 运动频度：5 次 / 周。

⑤背阔肌牵拉

● 运动强度：左右各 30 秒 / 次。

● 运动频度：5 次 / 周。

6. 出院肺康复评定

患者按照上述康复治疗计划进行 6 周后，再次进行评定，各项结果如下。

（1）心肺运动试验（表 8-4）

表 8-4　心肺运动试验评定结果

	AT	Max.Load
Load（W）	90	135
VO_2（L/min）	0.94	1.26
VO_2/kg（ml/kg/min）	11.0	14.9
VCO_2（L/min）	0.79	1.30
METs	3.4	—
RER	1.01	1.15
HR	115	135
O2pulse（ml/beat）	7.6	9.2

（2）肌力评定

① 30 秒内坐下起立测试，结果：20 次。

② 30 秒内单手举哑铃测试，结果：左　25 次；右　26 次（患者右利手）。

③握力，结果：左　38 kg；右　42 kg（患者右利手）。

（3）柔韧性评定

①座椅前伸实验，结果：左　-14 cm；右　-11 cm。

②抓背实验，结果：左　-30 cm；右　-30 cm。

（4）平衡性评定

①单腿直立平衡实验，结果：左　47 秒；右　51 秒。

②功能性前伸实验，结果：15 cm。

（5）肺功能测定（见表8-5）

表 8-5 肺功能测定结果

通气功能	预计	实测	实 % 预
IVC	4.43	3.92	89%
VCmax	4.43	3.92	89%
流量容积环	—	—	—
FEV1	3.28	2.10	64%
PEF	8.29	3.98	48%

（6）胸部视诊及听诊

视诊：桶状胸，双侧肋间隙增宽，双侧呼吸运动对称。

听诊：双肺呼吸音粗，左肺底可闻及吸气末 Velcro 啰音，无胸膜摩擦音。心前区无异常搏动，心界不大，心音有力钝，心率92次/分，律齐，各瓣膜听诊区未闻及病理性杂音。

7. 改善情况

（1）患者无氧阈值、最大功率明显提高。

（2）肌力提高。

（3）柔韧性提高。

（4）平衡功能提高。

（5）运动耐力提高、运动后气短、胸闷症状好转。

参考文献

[1] Dean R Hess. Airway clearance: Physiology, Pharmacology, Techniques, and Practice. Respir Care, 2007, 52(10): 1392–1396 .

[2] Flume PA, Robison KA, O'Sullivan BP, et al: Cystic Fibrosis Pulmonary Guidelines: Airway clearance therapies[J]. Resir Care, 2009, 54(4): 522–537.

[3] Main E, Prasad A, Schans C P V D: Conventional chest physiotherapy compared to other airway clearance techniques for cystic fibrosis[J]. Cochrane Database Syst Rev, 2005, 1(1)：CD002011.

[4] Cantin A M, Bacon M, Berthiaume Y. Mechanical airway clearance using the Frequencer electro–acoustical transducer in cystic fibrosis[J]. Clin Invest Med, 2006, 29(3): 159–165.

[5] T S, Kindel S, Phillips Clar J. Evaluation of Sputum Production with the useof the Frequencer with the Adult Cystic Fibrosis Patients[J]. Respir Care, 2010.

[6] Birring S. Controversies in the evaluation and management of chronic cough[J]. Am J Respir Crit Care Med, 2011, 183(6): 708–715.

[7] Chang A B, Lasserson T J, Gaffney J, et al. Gastroesophageal reflux treatment for prolonged non–specific cough in children and adults[J]. Cochrane Database of Systematic Reviews，2011, 18(1): CD004823.

[8] McGarvey L P A, Edler J. Future directions in treating cough[J]. Otolaryngol Clin North, 2010, Am 43(1).

[9] Donnelly D, Everard M M L, Chang A B. Indoor air modification for prolonged nonspecific cough in children, Cochrane Database of Systematic Reviews, 2006, 6(3): CD005075.

[10] Smith, Jaclyn A. Interrupting the cough reflex in asthma[J]. Curr Opin Allergy & Clin Immunol, 2010, 10(1): 77–81.

[11] Jones R C L, Peng Q, Stoke M, et al. Mechanisms of Pelvic Floor Muscle Function and the Effect of the Urethra during a cough [J]. Eur Urol, 2010, 57(6)：1101–1110.

[12] Donna Frownfelter, Elizabeth Dean. 心血管系统与呼吸系统物理治疗：证据到实践 .5 版 [M]. 郭琪，曹鹏宇，喻鹏铭，译 . 北京：北京科学技术出版社，2017.

[13] 郭兰，王磊，刘遂心.心脏运动康复 [M].南京：东南大学出版社，2014.

[14] Enrico Clini, Anne E. Holland, Fabio Pitta, Thierry Troosters,. 呼吸康复基础教程 [M]. 王辰，译.北京：人民卫生出版社，2019.

[15] John E Hodgkin, Bartolome R Celli, Gerilynn L Connors. 肺康复：成功指南 [M]. 袁月华，解立新，葛慧青，等译.北京：人民卫生出版社，2019.

[16] 纪树荣.运动疗法技术学.第 2 版 [M].北京：华夏出版社.

[17] 文富强，译.心肺运动试验的原理及其解读：病理生理及临床应用.第 5 版 [M].北京：科学出版社，2008.

[18] 黄思贤，谭新洪.心肺运动试验的临床应用 [M].北京：人民卫生出版社，2007.

[19] Anderson L J, Taylor R S. Cardiac rehabilitation for people with heart disease: an overview of Cochrane systematic reviews[J].Interrational Journal of Cardiology, 2014, 177(2):348-361.

[20] McCarthy B, Casey D, Devane D, et al. Pulmonary rehabilitation for chronic obstructive pulmonary disease.Cochrane Database Syst Rev. 2015 10 (2): CD003793.

[21] Killian K J, Leblanc P, Martin D H, et al. Exercise Capacity and Ventilatory, Circulatory, and Symptom Limitation in Patients with Chronic Airflow Limitation[J]. American Review of Respiratory Disease, 1992, 146(4): 935-940.

[22] Bernard, S, LeBlanc P, Whittom F, et al. Peripheral muscle weakness in patients with chronic obstructive pulmonary disease[J]. Am J Respir Crit Care Med, 1998, 158(2): 629-634.

[23] Smith A D, Crippa A, Woodcock J, et al. Physical activity and incident type 2 diabetes mellitus: a systematic review and dose-response meta-analysis of prospective cohort studies[J]. Diabetologia, 2016, 59(12): 2527-2545.

[24] Thomas D E, Elliott E J, Naughton G A. Exercise for type 2 diabetes mellitus[J]. The Cochrane Database of Systematic Reviews, 2006, 3(3): CD002968.

[25] Zanuso S, Jimenez A, Pugliese G, et al. Exercise for the management of type 2 diabetes: a review of the evidence[J]. Acta Diabetologica, 2010, 47(1): 15-22.

[26] 何成奇.吴毅.内外科疾病康复学.第 3 版 [M].北京：人民卫生出版社，2018.

[27] 高素荣.失语症 [M].北京：北京大学医学出版社，2006.

[28] 张玉梅，薛勇.卒中后失语症病例精解 [M].北京：科学技术文献出版社，2019.

[29] 李胜利.言语治疗学 [M].北京：华夏出版社，2004.

[30] 窦祖林.吞咽障碍评定与治疗.第 2 版 [M].北京：人民卫生出版社，2017.

[31] 李胜利.语言治疗学 [M].北京：人民卫生出版社，2008.

[32] 大西幸子，孙启良.摄食、吞咽障碍康复实用技术 [M].北京：中国医药科技出版

社，2000.

[33] Olle Ekberg. Dysphagia Diagnosis and Treatment[M]. Berlin: Spring-Verlag Berlin Heidelberg, 2012.

[34] 周天健，李建军. 脊柱脊髓损伤现代康复与治疗 [M]. 北京. 人民卫生出版社，2006.

[35] NINDS Group. Tissue plasminogen activator for acute ischemic stroke[J]. N Engl J Med, 1995, 333(24): 1581-1587.

[36] NINDS t-PA Stroke Study Group. Generalized efficacy of t-PA for acute stroke: Subgroup analysis of the NINDS t-PA stroke trial[J].Stroke, 1997, 28(11): 2119.

[37] Herzberg V, Ingall T, O'Fallon W, et al. Methods and processes for the reanalysis of the NINDS tissue plasminogen activator for acute ischemic stroke[J]. Clin Trials, 2008, 5(4): 308-315.

[38] Kwan, Joseph, Joseph, Hand, et al. A systematic review of barriers to delivery of thrombolysis for acute stroke[J]. Age Ageing, 2004, 17(9): 116.

[39] De la Ossa, N, mónica millán, Arenillas J F, et al. InAuence of direct admision to comprehen-sive stroke centers on the outcome of acute stroke patients treated with intravenous thrombolysis[J]. J Neurol, 2009, 256(8): 1270.

[40] Barclay L. Acute cerbrovascular care in emergency stroke systems[J].Arch Neurol, 2010, 67(10):1210-1218.

[41] Hacke W. Efects of tissue plasminogen activator Oracute ischemic stroke at one year[J]. N Engl J Med, 1999, 340(16): 1781-1787.

[42] Susan B. O'Sullivan, Thomas J. Schmitz, George D. Fulk, 编. 物理康复 [M]. 励建安，毕胜主，译. 北京：人民卫生出版社，2017.

[43] 苏萍，金荣疆，朱天民等. 周围神经损伤及其中西医结合康复的研究概述 [J]. 按摩与康复医学（中旬刊），2011，02（11）：34-35.

[44] 田德虎. 周围神经急性损伤与康复 [J]. 中国康复医学杂志，2008，23（11）：965-966.

[45] 于昆仑，田德虎，张英泽. 周围神经急性损伤的治疗与康复 [J]. 中国康复医学杂志，2008，23（11）：1051-1053.

[46] 田德虎. 周围神经损伤与康复 [J]. 中国康复医学杂志，2007，22（2）：99.

[47] 蒋斌，杨佩君. 四肢常见周围神经损伤的康复问题 [J]. 现代康复，2000，4（12）：1763-1765.

[48] 陈晓东. 周围神经损伤与修复 [J]. 创伤外科杂志，2004，6（6）：478-480.

[49] 李贝贝，白跃宏. 周围神经损伤评定的研究进展 [J]. 中国康复，2017，32（5）：421-424.

[50] 侯红艳，刘诗翔 . 周围神经损伤康复治疗研究进展 [J]. 临床军医杂志，2012，40（2）：482-483.

[51] 王刚，王彤 . 临床作业疗法学 [M]. 北京：华夏出版社，2005.

[52] 燕铁斌，窦祖林 . 实用瘫痪康复 [M]. 北京：人民卫生出版社，1993.

[53] 张通 . 脑卒中的功能障碍与康复 [M]. 北京：科学技术文献出版社，2006.

[54] 缪鸿石 . 康复理论与实践 . 第 1 版 [M]. 上海：上海科学技术出版社，2007.

[55] 南登昆 . 康复医学 . 第 2 版 [M]. 北京：北京人民卫生出版社，2001.

[56] 励建安，王彤 . 康复医学 [M]. 北京：中国科技出版社，2002.

[57] 欧阳巨波，李明娟 . 手工编织艺术 [M]. 武汉：湖北美术出版社，2006.

[58] 李奎成，唐丹 . 高职高专康复治疗技术专业系列教材・作业疗法 [M]. 广州：广东科技出版社，2009.

[59] 陶泉 . 手部损伤康复 [M]. 上海：上海交通大学出版社，2006.

[60] 王家良 . 循证医学 . 第 2 版 [M]. 北京：人民卫生出版社，2010.

[61] 朱庸连，张皓，何静杰 . 神经康复学 . 第 2 版 [M]. 北京：人民军医出版社，2010.

[62] 唐丹，李奎成 . 作业疗法 [M]. 广州：广东科技出版社，2009.

[63] 窦祖林，敖丽娟 . 作业治疗学 [M]. 北京：人民卫生出版社，2008.

[64] 许立臣 . 颈肩腰腿痛治疗与康复 [M]. 郑州：河南科学技术出版社，2019.

[65] 李平华，王尊亮，秦传江 . 肩周炎 [M]. 郑州：河南科学技术出版社，2016.

[66] JeMe Cioppa-Mosca, Janet B. Cahill, John T. Cavanaugh, Deborah Corradi-Scalise, Holly Rudnick, Aviva L. Wolff, 编著 . 骨科术后康复指南 [M]. 陆芸，周谋望，李世民，译 . 天津：天津科技翻译出版公司，2009.

[67] 关骅，张光铂 . 中国骨科康复学 [M]. 北京：人民军医出版社，2011.

[68] 张卫华，安军明 . 腰腿痛的诊断与非手术治疗 [M]. 郑州：河南科学技术出版社，2017.

[69] 白跃宏 . 下腰痛临床与康复 [M]. 北京：人民军医出版社，2006.

[70] （澳）布拉德 - 沃克 . 运动损伤解剖学 [M]. 罗冬梅，刘晔，赵星，等译 . 北京：北京体育大学出版社，2010.

[71] 胡英清，黄明 . 运动康复实用技术 [M]. 北京：高等教育出版社，2017.

[72] 王茂斌 . 康复医学科诊疗常规 [M]. 北京：中国医药科技出版社，2012.

[73] 邓倩 . 临床康复学 [M]. 北京：人民卫生出版社，2011.

[74] 左雯，姚晋图，王辉 . 股骨头肿瘤患者术后早期康复护理干预 [J]. 山东医药，2011，51（40）：55.

[75] 张景峰，王跃 . WHO 骨肿瘤分类第四版：解读与比较 [J]. 中华骨科杂志，2015，35（09）：979.

[76] 白磊鹏，吕家兴，杨朝昕．骨与软组织肿瘤诊断方法的研究 [J]．医学信息，2019（18）．

[77] 田琴，王春萍．骨肿瘤假体置换术后康复的影响因素及护理对策 [J]．中国医药导刊，2010，12（9）：1621-1621．

[78] 郭卫．肿瘤型人工关节置换术 [J]．北京大学学报（医学版），2013，45（5）：667-672．

[79] 于长隆．骨科康复学 [M]．北京：人民卫生出版社，2010．

[80] 戴闽，帅浪．骨科运动康复 [M]．北京：人民卫生出版社，2016．

[81] 窦祖林．作业治疗学 [M]．北京：人民卫生出版社，2008．

[82] 黄东锋．临床康复医学 [M]．汕头：汕头大学出版社，2004．

[83] 窦祖林，李奎，李鑫．康复治疗记录的撰写．第 1 版 [M]．北京：人民卫生出版社，2016．

[84] 佐桥道广．无障碍改造的设计与实例 [M]．北京：中国建筑工业出版社，2018．